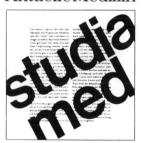

Heidelberger Taschenbücher Band 113

Basistext Medizin

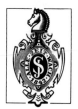

Aloys Greither

Dermatologie und Venerologie

Eine Propädeutik und Systematik

Mit 82 Abbildungen nach Skizzen des Verfassers

Springer-Verlag
Berlin · Heidelberg · New York 1972

Prof. Dr. Dr. *Aloys Greither* ist seit 1962 Ordinarius für Dermatologie an der Medizinischen Akademie bzw. Universität Düsseldorf und Direktor der Universitäts-Hautklinik.

ISBN 3-540-05957-1 Springer-Verlag Berlin · Heidelberg · New York
ISBN 0-387-05957-1 Springer-Verlag New York · Heidelberg · Berlin

Herstellung: Oscar Brandstetter Druckerei KG, 62 Wiesbaden

Vorwort

Jeder Autor eines neuen Lehrbuches hofft, die immer noch spürbaren Lücken in der pädagogischen Literatur seines Faches schließen zu helfen. Dies gilt vor allem in der Dermatologie; denn wohl in keinem anderen Fach ist es so schwierig, den großen und spröden Stoff dem Lernenden in überzeugender Weise zu vermitteln. Auch liegt in der Dermatologie, einem „Augen"-Fach, die Gefahr nahe, sich in die Bebilderung zu flüchten, in der Hoffnung, durch ein großes und womöglich farbiges Angebot den Text vereinfachen oder ersetzen zu können. Dadurch werden jedoch vom Umfang her leicht die Grenzen gesprengt, die einem Lehrbuch gesteckt sind. Schließlich ist auch die ansehnlichste Bildersammlung allein noch kein Lehrbuch: die Auseinandersetzung mit der Materie, der verarbeitende Denkprozeß ist wesentlicher als das Betrachten von Bildern, das oft der Handhabung von Illustrierten gleichkommen mag, in denen man nur mehr Bildunterschriften zu lesen braucht.

Eine langjährige pädagogische Tätigkeit – in Vorlesung, Prüfung und Ausbildung – hat mich davon überzeugt, daß die Hauptschwierigkeiten für die Erlernung des Faches Dermatologie in der mangelnden Begriffsklarheit und in dem fehlenden Verständnis der nosologischen Einordnung der ursächlich verschiedenen Krankheiten liegen. Die Grundlagen und die Zusammenhänge gilt es zu verstehen; und diese Dinge sind nur durch eigene Denkarbeit mit Hilfe eines gerafften und präzisen Textes – mehr als durch Bilder – dem Lernenden zugänglich zu machen. Auch die Alternative der Quiz-Fragen führt – ohne den nötigen Wissensfond – zu keiner begrifflichen Klarheit, sondern zum Raten. Die nichtrichtigen Kombinationen – die für den Experten oft schmerzlich zu hören und zu lesen sind – bahnen falsche Vorstellungen und gefährliche Denkverbindungen.

Es war eine lehrreiche Erfahrung meiner eigenen Studienzeit, daß der redlich um den Stoff „Dermatologie" Bemühte am meisten aus dem Lehrbuch von Leo v. Zumbusch (erschienen im Lehmanns-Verlag in München 1932) lernen konnte; dieses Buch war aber – im Gegensatz zu den wenigen anderen Lehrbüchern jener Zeit – gänzlich unbebildert. Vom Stand der heutigen Forschung her gesehen, ist dieses Buch – auch in Einteilung und Systematik – als überholt anzusehen; seine gedankliche und sprachliche Klarheit zeigen aber, daß der bewältigte, auf ein Mindestmaß reduzierte Text wichtiger ist als die Bebilderung.

Kein Lernender (und Lernende bleiben wir ein Leben lang) wird sich auf ein einziges Lehrbuch beschränken können. Was hier angeboten wird, ist eine Systematik der wesentlichen Voraussetzungen und Grundlagen der Dermatologie ohne Anspruch auf Vollständigkeit hinsichtlich des dermatologischen Stoffes. Es geht hier mehr um die Anleitung zur Begriffsklarheit und zum selbständigen Denken als um die Vermittlung eines – in jedem Falle – „ausreichenden" Wissens. Dieser Text soll demjenigen, der begriffliche Klarheit anstrebt, nicht zuletzt dazu verhelfen, andere, bebilderte und in vielem ausführlichere Lehrbücher, die alle ihre Berechtigung haben, mit mehr Gewinn zu benutzen.

Gesamtkonzeption, Diktion, Auswahl des Stoffes (und vor allem: dessen Beschränkung), Einteilung und didaktische Gestaltung sollten, insbesondere bei einem so gedrängten Lehrbuch, trotz der Gefahr persönlicher Färbung, die Sache eines einzigen Autors bleiben. Das schließt nicht aus, daß ihm in manchen Spezialgebieten der Rat Fachkundiger willkommen ist. In diesem Sinne danke ich meinen erfahrenen Mitarbeitern, den Oberärzten: Prof. Dr. H. Ippen, Prof. Dr. R. Haensch, Priv. Doz. Dr. H. G. Meiers, Priv. Doz. Dr. G. Goerz, Frau Dr. I. Rechenberger und meinem Assistenten Dr. Z. Itani für ihre kritischen Korrekturen und Anregungen, die den Text in vielen Details geprüft und bereichert haben.

Düsseldorf, im September 1972   *Aloys Greither*

Inhaltsverzeichnis

Nicht-pigmentierte, umschriebene, epidermale Mäler 161

Dermatologische Propädeutik

Histologische Grundbegriffe
Klinische Effloreszenzenlehre
Schleimhautspezifische Effloreszenzen
Lokalisation und Ausbreitungstypen der Dermatosen
Untersuchungsgang

Der Sinn der Propädeutik ist es, dem Anfänger die Schlüssel oder auch das fachspezifische Alphabet in die Hand zu geben, die ihn instand setzen, sich das schwer zugängliche Gebiet der Dermatologie zu erschließen und die Bilderschrift lesen zu lernen, aus der die Morphe der Dermatosen zusammengesetzt ist. Kaum ein anderes Fach hat eine so stark eigengeprägte, vom Optischen her zu erfassende Zeichensprache: sie betrifft Form, Farbe und Sitz der verschieden gestalteten, aber meist scharf umrissenen und gut bestimmbaren Einzeleffloreszenzen.

Die Effloreszenzen, die „Hautblüten", sind also das Alphabet und die Zeichensprache der Dermatosen. Fast alle Lehrbücher ergehen sich in langen Ausführungen oder in festen Einteilungen darüber, welche als „Primär"- und welche als „Sekundär"-Effloreszenzen anzusehen seien.

Das ist ein etwas vordergründiges und nicht immer stichhaltiges Vorgehen. Gewiß, ein Geschwür entwickelt sich im allgemeinen langsamer als ein Fleck; doch darf man mit Fug bezweifeln, ob das Geschwür immer eine Sekundäreffloreszenz ist. Auch die Erosion gilt als Sekundäreffloreszenz (z.B. nach Zerstörung einer Blasendecke); sie kann aber ebenso primär (im Rahmen einer Verletzung) auftreten. Sogar ein Fleck kann eine Sekundäreffloreszenz sein: indem er sich durch Rückbildung aus einer andern, etwa einer Papel oder Quaddel – flüchtig oder für längere Zeit – einstellt. Schon diese kurze Analyse zeigt, daß die Einteilung in Primär- und Sekundäreffloreszenzen nur mit Vorbehalt gültig ist und sogar irreführend oder falsch sein kann. Viel wichtiger als die Frage, ob primär oder sekundär, ist die andere, aus welchen Gewebsanteilen (epidermaler und dermaler Art) eine Effloreszenz zusammengesetzt ist, bzw. in welchen Schichten der Haut sie sich abspielt. Dadurch wird auch die „Kinetik" klarer, d.h. der mögliche Übergang der einen in eine andere.

Dieses Verfahren hat einen weiteren Vorteil: durch diese Analyse der beteiligten Schicht und Gewebsart lernt der Untersucher, gewisse Eigenschaften wie Farbe, Form und Konsistenz gleich in das dahinter stehende Gewebssubstrat zu übersetzen.

Unter bewußtem Verzicht auf die Einteilung in Primär-Sekundär-Effloreszenzen sollen die Hautblüten hinsichtlich des möglichen sie bedingenden Gewebssubstrats – zunächst in ihrem histologischen Korrelat – betrachtet werden.

Histologische Grundbegriffe

Im Gegensatz zur Physiologie und physiologischen Chemie der Haut, die sehr aufschlußreich, aber für den ersten Zugang zur Dermatologie nicht unabdinglich sind, können weder die Morphe der Effloreszenzen noch der Krankheitsprozeß vieler Dermatosen ohne gewisse feingewebliche Vorstellungen und Begriffe verstanden werden. Der Aufbau der Haut mit ihren obgleich wenigen Schichten und den spärlichen Abweichungen innerhalb dieser Tektonik schrecken den Anfänger, erschließen ihm aber das Verständnis auch des klinischen Bildes, und zwar in einem Maße, wie es der histologisch Ungeschulte nie erwirbt.

Die Haut setzt sich aus 3 Schichten zusammen:
1. Epidermis (Oberhaut)   – epithelial
2. Corium, Cutis, Derma (Lederhaut) $\Big\}$
3. Subcutis (Unterhaut)   – bindegewebig

Unter der letzteren liegen – je nach Lokalisation – Sehnen, Fascien, Muskulatur, Fettgewebe und Knochen.

Die Epidermis hat in ihrem basalen Anteil einen wellenförmigen Verlauf, der – ins Biologische übersetzt – dem Prinzip der „Zäpfung" (Abb. 1) entspricht: Oberhaut und Lederhaut sind auf diese Weise ineinander „gefugt".

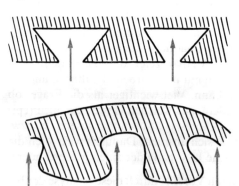

Abb. 1. Prinzip des „Zäpfens" und Verhaftung von Epidermis und Cutis

Die Epidermis als solche ist sehr einfach gebaut und umfaßt nur wenige Zell-Lagen. Betrachten wir die Schichten von unten nach oben (im Sinn der biologischen Proliferation), so wird die untere Schicht, das *Stratum basale*, als einzige von vollvitalen Zellen gebildet. Es sind kubische Zellen, regelmäßig palisadenartig aneinandergereiht, mit großen, gut anfärbbaren, rund-ovalen Kernen, die in der Mitte oder im oberen Pol der Zelle gelagert sind (Abb. 2). An das einzellige Stratum basale, das noch voll vital ist, wird die Blutversorgung unmittelbar durch die Kapillaren herangebracht.

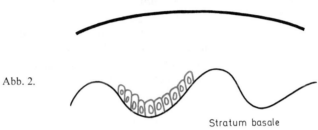

Abb. 2.

Stratum basale

Über dieser einzelligen Schicht folgt das 3–7 Lagen umfassende *Stratum spinosum*, in dem die Zellen schon mehr polyedrisch verformt sind und einen blasser sich tingierenden Kern aufweisen. Die „Stacheln" sind die Ausläufer der Zelle, die in Form von Brücken sich zu der Nachbarzelle ziehen (Abb. 3). In diesem um die Zelle gebildeten Raum kann die ernährende Flüssigkeit fließen, andererseits wird die Verformbarkeit der Epidermis durch das starke Stachelzell-Lager gewährleistet. Diese Stacheln sind möglicherweise vom Derma aufsteigende Bindegewebsfasern, in denen die einzelnen Zellen wie in Faserkörben liegen (Frieboes).

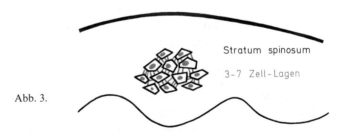

Stratum spinosum

3-7 Zell-Lagen

Abb. 3.

Dem Stratum spinosum folgt das *Stratum granulosum*, die sog. Körnerschicht, die meist wechselnd stark ist, 2–5 (und mehr) Zell-Lagen umfaßt und in den „Granula" die deutliche Entwicklung der Zellen in Richtung Verhornung erkennen läßt (Abb. 4).

Nur an einigen Stellen des Körpers, bei stark entwickelter Hornschicht,

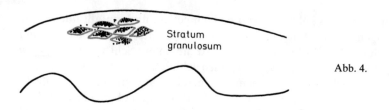

Stratum
granulosum

Abb. 4.

d. h. praktisch nur an Handtellern und Fußsohlen, gibt es das sog. *Stratum lucidum*, eine eleidinhaltige, sehr helle, schmale (aber gleichmäßig breite) Schicht. Darauf folgt das *Stratum corneum*, die Hornschicht, die keine lebenden Zellen mehr enthält, auch keine Kerne. Es finden sich nur mehr übereinander geschichtete, manchmal miteinander verflochtene Hornlamellen sehr verschiedener Stärke. Beim normalen Gesunden ist die Hornschicht – durch kosmetische Pflege und äußere Einflüsse – dünn (Abb. 5).

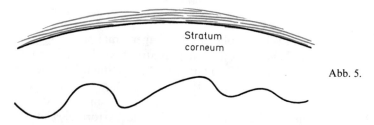

Stratum
corneum

Abb. 5.

Das *obere Corium* umfaßt den Papillarkörper mit dem oberen Teil des Bindegewebslagers und dem oberen Gefäßplexus, der sich in den Papillen netzartig verzweigt. Das Bindegewebe setzt sich aus kollagenen und elastischen Fasern zusammen; die elastischen verbürgen die Flexibilität und Dehnbarkeit der Haut, die kollagenen vermitteln (vor allem ohne die elastischen Fasern) den Eindruck eines kompakten, fast rigiden Lagers.

Das *mittlere und tiefere Corium* und die Subcutis umfassen die tieferen Schichten des Bindegewebes, den unteren Gefäßplexus, Fett und die Substrate der Hautanhangsgebilde: Haarfollikel (die Bulbi sitzen in der Subcutis, der Schaft zieht schräg durch das gesamte Bindegewebslager nach oben und durchstößt die Epidermis). Die Talgdrüsen, im mittleren und tieferen Corium, münden in den Haarschaft. Die Schweißdrüsen befinden sich im tieferen Corium und in der Subcutis und haben eigene Ausführungsgänge, wenn auch wesentlich diskreter, in und durch die Epidermis (Pori) (Abb. 6).

Die melaninbildenden Zellen (Melanocyten) sitzen in der Basalzellschicht; das *Melanin* wandert durch die Epidermis, seltener „tropft" es ab.

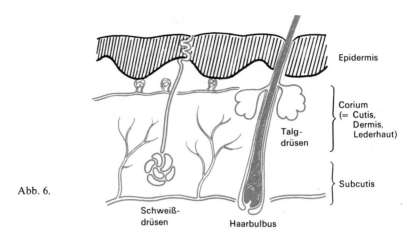

Abb. 6.

Epidermis

Corium
(= Cutis,
Dermis,
Lederhaut)

Talg-
drüsen

Subcutis

Schweiß-
drüsen

Haarbulbus

In der Cutis finden sich ferner: die sensiblen Endorgane (Tastkörper-chen) sowie die Aufzweigung des sympathischen Grundplexus oder „Ter-minalreticulums", das alle Organe wabenartig umfaßt.

Das an sich flexible System der Verlötung der Epidermis mit dem oberen Corium hat gewisse „Fixpunkte", an denen die Epidermis sich einsenkt und in den Papillen fest verankert ist (Papillenstöcke). Diese Fixpunkte bilden klinisch das *Papillarliniensystem*. Infiltrationen der Epidermis oder der Lederhaut müssen an diesen Fixpunkten ausweichen: nur zwischen ihnen kann sich eine verdickte Epidermis stärker vorwölben. Dadurch fallen die Papillarlinien stärker auf, weil sie – eigentlich – noch tiefer ver-senkt sind (Abb. 7). Dieser Prozeß der Hautverdickung und gleichzeitig stärkeren Hautfelderung heißt *Lichenifikation*.

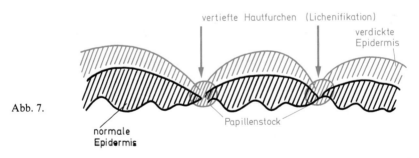

vertiefte Hautfurchen (Lichenifikation)

verdickte Epidermis

Abb. 7.

normale Epidermis

Papillenstock

Betrachten wir noch kurz die möglichen Veränderungen an den 5 Zell-schichten der Epidermis. Der biologische Sinn der Aufeinanderfolge der Zellschichten ist die Entwicklung von der vollvitalen Basalzelle bis zur leblosen Hornzelle. Dieser Prozeß benötigt etwa 20 bis 28 Tage. Bei verschiedenen Krankheiten wie bei der Psoriasis, bei denen der Stoffwechsel der Epidermis erhöht ist, kann diese Zeit auf 4–5 Tage verkürzt sein. Ein verbreitertes Stratum granulosum ist meist das Anzeichen einer pathologischen Verhornung; der Zellstoffwechsel und die Tendenz zur schnellen Verhornung kann so überstürzt sein, daß es überhaupt nicht mehr zur Ausbildung eines Stratum granulosum kommt, wie etwa bei der Psoriasis vulgaris. Finden sich in einer überstürzten und unvollständigen Verhornung noch Kerne in der Hornschicht, so handelt es sich nicht um die normale (kernlose) *Orthokeratose,* sondern um eine (kernhaltige) *Parakeratose.* Die Verbreiterung der Hornschicht, gleich ob sie ortho- oder parakeratotisch sei, ist eine Hyperkeratose (d. h. also ortho- oder parakeratotische *Hyperkeratose).*

Dringt zwischen die Stachelzellen, die durch die Interzellularbrücken voneinander durch eine Art Kanalsystem getrennt sind, vermehrt interzelluläre Flüssigkeit ein, so wird diese Schicht (und damit die ganze Epidermis) schwammartig aufgelockert *(Spongiose);* bricht diese interzellulär gelegene Flüssigkeit durch die Zellwände in einzelne Zellen ein, so kommt es zu einem *intraepidermalen Bläschen.*

Die Verbreiterung der Epidermis geht fast immer, wie bereits ausgeführt wurde, auf das Konto der an sich schon breitesten Schicht, nämlich des Stachelzell-Lagers; sie wird eine *Akanthose* genannt. Die Akanthose kann sich über einer normal geformten Basalzell-Lage befinden; andererseits können auch die Bindegewebspapillen stärker in die verbreiterte Epidermis hinaufrücken, so daß statt dem normalen wellenförmigen Muster der Epidermis-Bindegewebsgrenze eine zapfenartige Verflechtung entsteht; dabei handelt es sich um eine *Papillomatose* (Abb. 8), die fast immer mit einer Akanthose vereint ist.

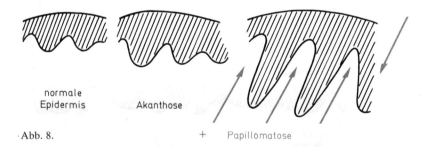

normale
Epidermis   Akanthose

·Abb. 8.   +   Papillomatose

Weitere histologische Details ergeben sich bei der Besprechung der Effloreszenzen und der Klinik einzelner Dermatosen.

Klinische Effloreszenzenlehre

Fleck (Macula)	Kruste (Crusta)
Papel bis Tumor	Erosion (Erosio, Abschürfung)
Schuppe (Squama)	Exkoriation
Bläschen und Blase (Vesicula, bulla)	Rhagade (Schrunde)
	Geschwür (Ulcus)
Pustel (Pustula)	Ekthyma
Quaddel (Urtica) und Seropapel	Narbe (Cicatrix)
Cysten (Cystae)	Keloid (Narbenhypertrophie)

Bei der Besprechung der Hautblüten, die – umschriebene oder ausgedehnte – Veränderungen der Haut in Farbe, Form, Oberflächenrelief, Umriß und Konsistenz darstellen, wird sich zeigen, in welch hohem Maß das klinische Bild durch das histologische Verständnis der an den Effloreszenzen beteiligten Schichten erhellt wird.

Fleck (Macula)

Der Fleck liegt im Niveau der Haut und ist immer nur durch den Farbton von der Umgebung unterschieden. Er kann relativ klein und umschrieben sein, aber sich auch über eine größere Fläche ausdehnen (z. B. Erythem). Je größer die Ausdehnung ist, desto schwieriger wird die Entscheidung darüber, ob nicht doch eine Niveauveränderung (Schwellung, Infiltration), mindestens teilweise, dabei im Spiele ist. Der universelle Fleck wäre neben dem Albinismus die Erythrodermie, bei der noch Infiltration und Schuppung (in verschiedener Stärke) hinzukommen.

Die Farbveränderung eines Flecks, der in sich oft nicht gleichmäßig tingiert ist, kann sich in verschiedenen Schichten der Epidermis und etwas unterhalb von ihr abspielen und durch verschiedene Komponenten zustande kommen.
Von der *Lokalisation und der betroffenen Schicht* her sind folgende Möglichkeiten gegeben:

1. Der Fleck sitzt *corneal*, d. h. in der Hornschicht (Abb. 9), beispielsweise bei der Pityriasis versicolor: die sie bestimmenden Pilze wuchern in der Hornschicht und sind von sich aus Pigment zu bilden imstande,

Abb. 9. Cornealer Fleck

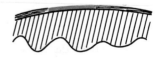

andererseits aber vermögen sie durch ihr Wachstum die Haut vor dem eindringenden UV-Licht im Gegensatz zur Umgebung zu schützen.

2. Der Fleck kann in den *obersten Schichten der Epidermis* lokalisiert sein (Abb. 10). Beispiel: Farbveränderung bei Cignolin, das durch die Hornschicht in die obersten Zellagen der Epidermis einzudringen vermag.

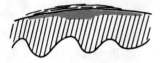

Abb. 10. Subcornealer Fleck

3. Der Fleck kann in der *Basalzellschicht* durch Vermehrung des körpereigenen Melaninpigments (unter sog. Abtropfung in das obere Corium) bedingt sein (Abb. 11).

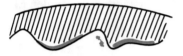

Abb. 11. Basal lokalisierter Fleck

4. Die Lokalisation kann sich im *Corium* finden: durch körpereigenes Pigment oder auch durch eingesprengtes Pigment in Form von Fremdkörpern (Abb. 12).

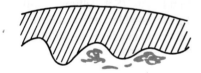

Abb. 12. Subbasal (corial) lokalisierter Fleck

5. Ein Fleck kann durch tieferliegende dermale Veränderungen bedingt sein: Gefäßveränderungen, entzündliche Infiltrate (Abb. 13).

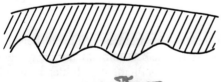

Abb. 13. Cutan lokalisierter Fleck

Betrachten wir das *Substrat*, das einen Fleck zu bilden vermag, so können

8

es sein: 1. körpereigenes oder nicht körpereigenes Pigment, 2. Gefäßveränderungen, 3. Gewebsveränderungen.

1. *Körperfremdes Pigment* kann beispielsweise von Pilzen gebildet werden, die in der Hornschicht sitzen, oder von Medikamenten oder anderen Farbstoffen stammen, die epidermal aufgebracht werden und in die obersten Zellschichten der Epidermis einzudringen vermögen. Das körpereigene Pigment sitzt in der Basalzellschicht und tropft ins obere Corium ab. Beispiele für die Vermehrung des *Melaninpigments* sind der Naevus spilus, das Pigmentmal, die Epheliden, nur z.T. die Naevuszellnaevi und die Melanosis Dubreuilh (beide sind überwiegend erhaben und nur z.T. fleckförmig). Durch Unfälle auf geteerten Straßen usw., durch Explosionen und Pulvereinsprengungen usw. kommen Tätowierungen durch körperfremdes Pigment zustande; nach einer Zeit von etwa 36 Stunden, in der sie mühelos durch bloßes Bürsten beseitigt werden können, werden sie bindegewebig im Corium organisiert und können später nur durch operative Eingriffe (wenn überhaupt) beseitigt werden. Eine stärkere körpereigene Pigmentierung wird nicht nur durch das UV-Licht angeregt, sondern auch durch hormonelle Vorgänge: Stimulation der Nebennierenrinde: Chloasma uterinum, Morbus Addison, bei Stoffwechselstörungen im Zusammenwirken mit dem Licht wie bei der Pellagra und bei verschiedenen Formen der Porphyrie.

2. Die einen Fleck bedingenden *Gefäßveränderungen* können sowohl die Blut- als auch die Lymphgefäße betreffen. Sie können wiederum vorübergehender oder dauerhafter Natur sein. Vorübergehende Gefäßerweiterungen in der Endstrombahn finden sich etwa beim *Erythem* (Erröten), beim *Erblassen* durch Gefäßkrampf. Dauerhaftere Veränderungen finden sich bei den kavernösen Blutschwämmen und den rein fleckigen Feuermälern; die ersteren sind meist über die Oberfläche der Haut erhaben. Die *Lymphgefäße* können durch Entzündung und Bakterienbesiedlung zu einem Erythem führen: Erysipel, Lymphangitis.

3. Schließlich und endlich gehören hierher noch *entzündliche Infiltrate*, die jedoch meist auch die Haut leicht vorwölben, so daß es sich meist nicht mehr um einen reinen Fleck handelt. Die entzündlichen oder gar tumorösen Infiltrate sind oft durch das Phänomen der *Diaskopie* deutlicher zu machen: Durch den Druck des Glasspatels wird die oberste Haut bzw. das obere Corium anämisiert und hier vorhandene Zellinfiltrate treten dadurch deutlicher hervor und werden durch die oberste Haut hindurch sichtbar. Meist ist jedoch auch noch die Epidermis

über solchen entzündlichen oder tumorösen Infiltraten verdünnt, was das Durchscheinen des gewebsfremden Elements erleichtert.

Alle übrigen Effloreszenzen liegen *nicht* im Niveau der Haut; bei zarten Narben trügt der Anschein; bei genauerem Hinsehen kann man erkennen, daß die Haut leicht eingezogen oder sogar verdünnt ist.

Papel bis Tumor

Die *über die Haut erhabenen* Effloreszenzen werden je nach ihrem Kaliber in

Papel, Knötchen, Knoten, Nodus – Nodulus, Tuberculum, Tuber, Tumor.

unterschieden.

Eine flache Papel kann die Haut so wenig überragen, daß der tastende Finger leichter als das unbewaffnete Auge die Erhabenheit wahrnimmt.

Abb. 14. Umrisse einer Papel rund – rundoval – polygonal

Die flachen Papeln sind meist scharf begrenzt, entweder rund, rundoval oder auch mit einer Tendenz zum polygonalen Umriß (Abb. 14). Je größer die erhabene Effloreszenz wird, desto unregelmäßiger wird meist ihr Relief. Meist handelt es sich dann um zusammengesetzte Tumoren. Im Querschnitt kann eine Papel also plateauartig erhaben sein, mit scharf abfallenden, wenn auch wenig über das Hautniveau erhabenen Rändern (Abb. 15); sie kann mehr spitz oder kegelig sein (Abb. 16), oder auch halbkugelig, kalottenförmig (Abb. 17), die Haut überragend. Hier bieten sich Vergleiche aus dem täglichen Leben, wie Linse, Erbse, Kirschkern, Bohnenkern, evtl. auch bis zur Kirsche und Pflaume an. Bei dem Vergleich sollte man im Auge behalten, daß er die gleichen Dimensionen wahrt wie die Effloreszenz. Es ist wenig sinnvoll, eine kreisrunde, flach erhabene Papel, die nur im Durchmesser, aber nicht im Volumen, einer Kirsche gleichkommt, mit einer solchen zu vergleichen. Damit wird eine falsche Vorstellung erweckt. Flache Papeln kann man also nur in der Größenordnung von der kleinen Linse bis etwa Münzgröße annähernd richtig durch Vergleiche beschreiben. Exakter ist immer die Ausmessung, notfalls mit der Schublehre. Da in der Medizin immer noch genügend

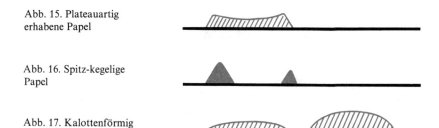

Abb. 15. Plateauartig
erhabene Papel

Abb. 16. Spitz-kegelige
Papel

Abb. 17. Kalottenförmig
erhabene Papel

Befunde ungenau bzw. approximativ sind oder bleiben, sollte man exakt sein, wo und soweit es geht.

Überlegt man sich nun, aus welchen *Gewebsanteilen eine Papel* gebildet werden kann, so ergeben sich wieder folgende Beteiligungen und deren Kombinationen:

1. Die Prominenz kann *corneal* bedingt sein, d. h. durch eine Vermehrung der Hornschicht, wie sie am auffälligsten im Hauthorn (Cornu cutaneum) kenntlich ist. Etwas Ähnliches trifft für die geriffelte, stark keratotische Oberfläche von Warzen zu; bei ihnen ist jedoch meistens noch ein (Abb. 18)

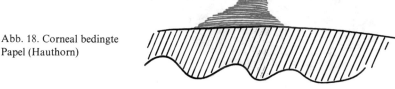

Abb. 18. Corneal bedingte
Papel (Hauthorn)

2. *epidermaler Anteil* vorhanden. Diese Vermehrung der Epidermiszellen betrifft vor allem das Stratum spinosum (Abb. 19) **(Akanthose).** Bei der **Papillomatose** nimmt an einer über die Haut prominenten Effloreszenz

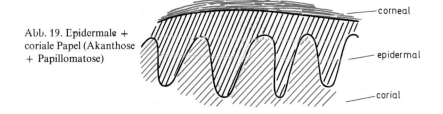

Abb. 19. Epidermale +
coriale Papel (Akanthose
+ Papillomatose)

corneal

epidermal

corial

11

3. auch das *Corium* teil, indem es seine Ausläufer stärker in die verbreiterte Epidermis hinaufschickt. Das typische Beispiel einer solchen kombinierten epidermal-corialen Papel liegt bei der *Psoriasis* vor; hier findet sich sogar das Phänomen, daß trotz der Epidermisverdickung an einzelnen Stellen, nämlich an Stellen der Papillomatose, das Corium der Oberfläche sehr nahe liegt und durch das berühmte forcierte Abkratzen einer Schuppe Gefäße im Corium eröffnet werden können **(blutiger Tau)**;

4. können an der Papel auch noch tiefere, im Corium und in der Cutis liegende Veränderungen wie entzündliche Infiltrate oder Gefäßerweiterungen, Gefäßwucherungen oder auch tumoröse Zellinfiltrate eine Vorwölbung über die Epidermis, von der Papel bis zum Tumor bedingen (Abb. 20). Werden diese corialen Anteile stärker, tritt meist eine *Verdünnung der Epidermis* ein, die von den nach oben rückenden Zellinfiltrationen abgeflacht wird und ihrer Ausläufer verlustig geht. Die Relation zwischen epidermalen und corialen Anteilen ist bei verschiedenen Dermatosen recht charakteristisch, wie etwa bei der bereits genannten Psoriasis, beim Lichen ruber, bei der seborrhoischen Warze, bei der vulgären Warze usw.

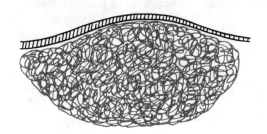

Abb. 20. Cutane Papel (mit Verdünnung der Epidermis)

5. kann an der Bildung einer Papel bzw. anderer prominenter Effloreszenzen auch eine Vermehrung von Bindegewebe, Fett, Muskel- und Nervengewebe beteiligt sein (Sitz: Subcutis).

Bei einer *flächenhaften Verdickung der Haut*, die infolge ihrer Ausdehnung nicht unbedingt mehr den Charakter der Vorwölbung haben muß, handelt es sich um eine **Infiltration** der Haut und oft auch der Unterhaut; man erkennt die Verdickung an dem Phänomen der sog. **Lichenifikation.** Die Hautfurchen fallen stärker auf, weil die Haut einerseits infiltriert ist, andererseits an den Stellen der Verhaftung dieser Furchen und an den Papillenstöcken keine Exkursionsmöglichkeit nach oben zuläßt. Die Infiltration muß also seitlich ausweichen, wodurch in einem solchen infiltrierten Gebiet das facettenartige Muster der stärker eingegrabenen Hautfurchen entsteht.

Die größere Flächen einnehmende, jedoch planerhabene Papel größerer Ausdehnung ist am besten mit dem Begriff *Plaque* zu bezeichnen; irreführend ist, daß im englischsprachigen Schrifttum damit oft eine leicht eingezogene umschriebene Verhärtung wie bei der circumscripten Sklerodermie verstanden wird.

Schuppe (Squama)

Die Schuppe liegt oft einer flachen Papel oder auch einer weit ausgedehnten Infiltration auf. Sie entsteht oft, wie etwa bei der Schuppenflechte, gleichzeitig mit der Papel und ist nur bei Rückgang beispielsweise einer entzündlichen Reaktion der Haut und einer vermehrten Hautregeneration, damit auch einer verstärkten Hornbildung und Abstoßung als eine Sekundäreffloreszenz zu bezeichnen. In solchen Fällen findet sich dann die Schuppe auf einer möglicherweise nur fleckförmig veränderten Haut. Die Schuppe selbst kann sehr zart, feinlamellös sein, sie kann borkenartig dick sein; sie kann *orthokeratotisch* (Abb. 21) sein, d. h. keine Kerne in den Hornlamellen zeigen, ebenso aber auch *parakeratotisch* (Abb. 22),

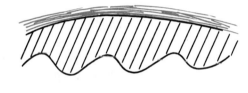

Abb. 21. Orthokeratotische Schuppung

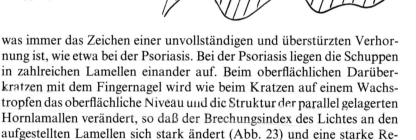

Abb. 22. Parakeratotische Schuppung

was immer das Zeichen einer unvollständigen und überstürzten Verhornung ist, wie etwa bei der Psoriasis. Bei der Psoriasis liegen die Schuppen in zahlreichen Lamellen einander auf. Beim oberflächlichen Darüberkratzen mit dem Fingernagel wird wie beim Kratzen auf einem Wachstropfen das oberflächliche Niveau und die Struktur der parallel gelagerten Hornlamallen verändert, so daß der Brechungsindex des Lichtes an den aufgestellten Lamellen sich stark ändert (Abb. 23) und eine starke Reflexion eintritt. Dieses Phänomen wird als sog. Kerzenfleckphänomen bezeichnet. Entfernt man die Schuppe gewaltsam, dringt der Fingernagel

13

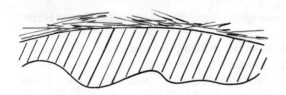

Abb. 23. Aufgestellte parakeratotische Schuppenlamellen

trotz der Verbreiterung der Epidermis (Akanthose) an den Stellen der Papillomatose in das Corium, wobei die ohnedies bei der Psoriasis stark vermehrten Gefäße eröffnet werden; es tritt das Phänomen der punktförmigen Blutung und damit des blutigen Taus auf (Abb. 24).

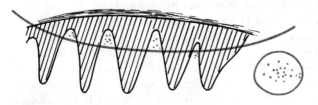

Abb. 24. Phänomen des „blutigen Taus"

Bläschen und Blase (Vesicula, bulla)

Sie bezeichnen Effloreszenzen, bei denen Flüssigkeit in einem nicht vorgeformten, sondern abrupt gebildeten Hohlraum entstanden ist. Die Blasen können verschiedenen Schichten eingelagert sein:

1. das Bläschen kann *intracorneal* liegen, wie z. B. bei der Miliaria cristallina (Abb. 25);

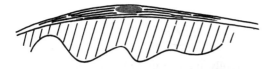

Abb. 25. Bläschen – corneal

2. das *subcorneale* Bläschen findet sich zwischen Hornschicht und eigentlicher Epidermis, z. B. bei der subcornealen Pustulose Sneddon-Wilkinson (Abb. 26);

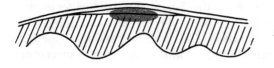

Abb. 26. Bläschen – subcorneal

14

3. das Bläschen liegt *innerhalb der Stachelzellen*. Durch den Druck der zunächst zwischen den Stachelzellen gelagerten Flüssigkeit reißen die Interzellularbrücken an einzelnen Stellen ein, so daß sich im Inhalt einer intraepidermalen Blase die sog. *akantholytischen* Zellen finden können, d. h. vereinzelte Stachelzellen, die ihre abgerissenen Fortsätze erkennen lassen. Darauf beruht der sog. *Tzanck-Test*, der in Blasenausstrichen solche akantholytischen Zellen zeigt. Das klassische Beispiel dafür ist der Pemphigus vulgaris (Abb. 27);

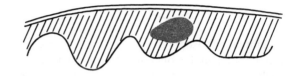

Abb. 27. Bläschen – intraepidermal

4. das Bläschen kann *subepidermal* liegen und mit dem Blasendach an die Basalzellreihe angrenzen: Beispiel: Morbus Duhring (Abb. 28).

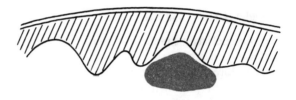

Abb. 28. Bläschen – subepidermal

Der Bläscheninhalt kann Serum sein, meist nach einer interzellulären Spongiose, er kann Schweiß darstellen (Miliaria cristallina), er kann über die Besiedlung mit Keimen und die Einwanderung von Leukocyten schließlich übergehen in Eiter.

Pustel (Pustula)

Eine Pustel ist ein Bläschen, dessen Serum sich in Eiter getrübt hat. Am häufigsten sitzt die Pustel subbasal, oft aber auch epidermal und corneal wie bei der Impetigo contagiosa, bei der die Pustel selbst sehr kurzlebig ist und sehr bald das Sekret zur Borke eintrocknet. Ein Sonderfall ist die follikelständige, d. h. um einen Haarfollikel angeordnete Pustel (Abb. 29).

Die Pusteln können kalottenförmig vorgewölbt, aber auch gedellt sein. Letzteres ist fast immer ein Hinweis auf die Virusgenese der Erreger (Herpes, Varizellen, Zoster, Pocken).

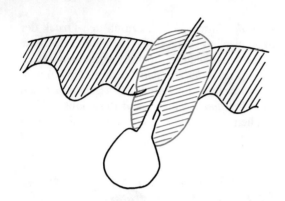

Abb. 29. Pustel (folliculär)

Es gibt eine Blasenbildung, die einerseits so oberflächlich in der Epidermis, nämlich in den obersten Zellagen, entsteht und andererseits so großflächig ist, daß der Blasencharakter klinisch kaum in Erscheinung tritt. Es handelt sich dabei um die intraepidermal lokalisierte sog. *toxische Epidermolyse* Lyell, bei der die in der Hauptsache aus Hornhaut bestehende Blasendecke handtuchartig zusammengeschoben werden kann.

Quaddel (Urtica) und Seropapel

Die Quaddel ist eine plateauartig erhabene, meist scharf umschriebene, an den Rändern stärker rote oder auch porzellanblasse Papel, bei der als einziger Effloreszenz die Pathogenese mitdefiniert ist. Es handelt sich dabei um eine sehr plötzlich entstandene, durch diffusen Serumaustritt im oberen Corium gekennzeichnete Effloreszenz (Abb. 30). Bei der Seropapel ist das Ödem in die Epidermis eingedrungen (Spongiose, Abb. 30), entweder zwischen die Zellen (interzellulär) oder/und in die Zellen selbst eingebrochen (intrazellulär).

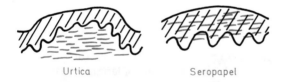

Urtica   Seropapel

Abb. 30. Quaddel mit corialem Ödem, Seropapel mit Spongiose (inter- und/oder intracellulärem Ödem)

Die Urtica ist der Ausdruck einer kutanen Reaktion, die Seropapel (Ekzem) einer epidermalen. Erstere verschwindet schnell (über einen sekundären Fleck), letztere geht meist in eine Papulovesikel über.

16

Cysten (Cystae)

Cysten sind Vermehrungen bestimmter Gewebe und Sekrete in vorgeformten Hohlräumen, d. h. in Hohlräumen mit einer Wand. Eine *Retentionscyste* (Abb. 31) entsteht durch Verlegung des Ausführungsganges einer Talgdrüse bei deren weiterer Sekretion; infolgedessen entsteht eine mächtige Vergrößerung des Talgdrüsensackes. Ein *Atherom* ist eine mit Epidermis ausgekleidete Cyste auf dem Grund einer embryonalen Mißbildung. In einer Cyste können sich auch noch andere Gewebsanteile,

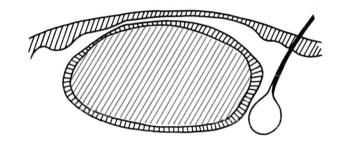

Abb. 31. Cyste

Haare, Schweiß- und Talgdrüsen finden. Schleimcysten sind selten; meistens handelt es sich um sog. Schleimgranulome, d. h. traumatisch ins Gewebe ausgetretenen Schleim, der mit einer Fremdkörperentzündung wallartig umschcidet wird.

Kruste (Crusta)

Die Kruste ist ein Belag, der eingetrocknetes Sekret darstellt (Eiter, Serum, Blut). Mitunter ist es nicht leicht, eine Schuppe von einer Kruste zu unterscheiden; ehe der Sachverhalt nicht geklärt ist, spricht man am besten von einer *Auflagerung*, wobei die Auflagerung beinhaltet, daß sie leicht entfernbar ist. Auch zum Begriff der Schuppe gehört es, leicht entfernbar zu sein; dies trifft nicht für die Hyperkeratose zu, die, ebenso wie die Leukoplakie, der Unterlage fest anhaftet.

Erosion (Erosio, Abschürfung) und Exkoriation (Excoriatio)

Die Erosion entsteht durch den Verlust der oberen Zell-Lagen der Epidermis, die Exkoriation reicht ins Corium. Die Erosion stellt eine Sekundärefloreszenz dar, wenn etwa eine intraepidermal gelegene Blase ihrer Decke verlustig geht und sodann die Stachelzellschicht eröffnet ist (Abb. 32). Ebenso aber kann die Erosion traumatisch, etwa durch eine Abschürfung, verursacht werden und stellt dann eine Primärläsion dar. Kennzeichnend ist eine hellrote Farbe und ein feuchter Glanz, der durch

17

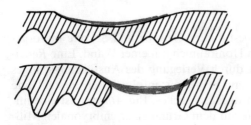

Abb. 32. Erosion und Exkoriation

die nun austretende interzelluläre Flüssigkeit bedingt ist. Dieses tröpfchenweise Nässen wird flächenhaft, wenn die Epidermis ganz fehlt, die Exkoriation also bis in die Papillarschicht reicht.

Schrunde (Rhagade)

Die Rhagade ist eine Sonderform der Erosion: sie ist eine scharfe, jedoch schmale und spaltförmige Durchtrennung aller Schichten der Epidermis, bis ins obere Corium reichend (Abb. 33). Ist der Epitheldefekt noch tiefer und breitbasig (meist schüsselförmig), so entsteht das Geschwür.

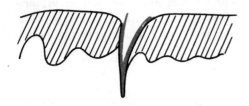

Abb. 33. Rhagade

Geschwür (Ulcus)

Es vermag bis in die Schichten des mittleren und tiefen Bindegewebes zu reichen (Abb. 34). Von traumatisch gesetzten Ulcera abgesehen, ist das Ulcus meist in einer längeren Entwicklung entstanden; sei es nun, daß infiltrative, entzündliche und einschmelzende Gewebsprozesse mit Durchbruch nach außen vorlagen (Beispiel Furunkel) oder auch ein Neoplasma. Die Geschwürsränder können im Niveau der umgebenden Haut liegen, dann spricht man von einem ausgestanzten Ulcusgrund. Die Geschwürs-

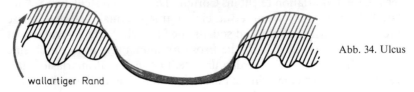

wallartiger Rand

Abb. 34. Ulcus

ränder können jedoch die Haut überragen, dann einen Wall bilden; dies ist bei fast allen neoplastischen Prozessen (Basaliomen, Carcinomen) der Fall. Der Geschwürsgrund kann, was die Seiten anlangt, unterminiert sein, d. h. es ergeben sich Nischen zwischen dem Geschwürsgrund und den seitlichen, überlappenden Teilen der Epidermis (typisches Beispiel: das Ulcus molle) (Abb. 35). Der Geschwürsgrund kann schmierig und mit Nekrosefetzen belegt sein: bei der sog. Granulationsbildung finden sich frische, hellrosafarbene Knötchen, die auf die beginnende Reepithelisierung hinweisen. Eine Sonderform des Ulcus ist das Ekthyma.

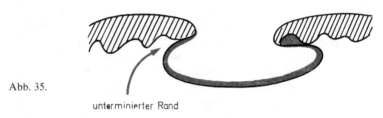

Abb. 35.

unterminierter Rand

Ekthyma

Es stellt ein chronisches, rundovales, meist scharf gestanztes Ulcus im Bereich der Unterschenkel dar und ist als Kombinationsschaden (gestörte Durchblutungsverhältnisse, Kälte, mangelnde Pflege, bakterielle Besiedlung) aufzufassen.

Eine Erosion, vor allem, wenn sie sich auf die Stachelzellschicht beschränkt, heilt narbenlos ab, d. h. die Epidermis ist imstande, den geringen Verlust ohne narbige Residuen zu ersetzen. Sobald bei einem Defekt das obere oder mittlere Corium erreicht ist, entsteht bei der Abheilung die Narbe.

Narbe (Cicatrix)

Sie ist, mag sie noch so unscheinbar sein, dem Auge immer erkennbar (Abb. 36). Mitunter besteht sie nur in einer ganz leichten dellenförmigen Einziehung der Epidermis, mitunter ist die Haut an dieser Stelle dünner

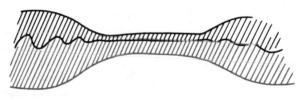

Abb. 36. Atrophie der Epidermis und des Bindegewebslagers (Narbe)

19

oder unterscheidet sich durch ihren Farbton von der Umgebung. Zur Narbe gehören verschiedene, nicht immer in Kombination vorhandene Merkmale: eine *Atrophie* der Epidermis und z. T. auch des Bindegewebslagers, die *Pigmentverschiebung* (Depigmentierung oder Überpigmentierung) evtl. auch noch besenreiserartige *Teleangiektasien*. Letztere treten vor allem bei Röntgennarben auf.

Keloid (Narbenhypertrophie)

Das Keloid stellt den Sonderfall der *überschießenden* Narben dar. Vor allem durch traumatische Einflüsse induziert (der wichtigste ist die ständige Irritation einer Narbe durch den Muskelzug) schießen die Regenerationsprozesse des Bindegewebes über, so daß plateauartig erhabene, derbe, rosafarbene, z. T. mit Teleangiektasien durchzogene Wülste zustande kommen. Die Unterscheidung zwischen Narbenhypertrophie und Keloid ist z. T. akademisch. Eine Narbenhypertrophie hat noch die Chance, von selber zurückzugehen (bis zu einem Jahr); beim Keloid handelt es sich oft um einen definitiven Zustand (Verbrennungen).

Schleimhautspezifische Effloreszenzen

Die Erscheinungen an der Schleimhaut sind denen an der Haut nicht ganz analog. Einmal gibt es verschiedene Effloreszenzen an der Mundschleimhaut nicht (die Pustel, die Quaddel), zum anderen sind die Morphen wesentlich monotoner. Bläschen werden sehr schnell ihrer Decke beraubt und imponieren als Erosionen, wobei mitunter flottierende Randsäume auf den Charakter der ehemaligen Blasen hinweisen. Auch die Papel ist relativ selten, weil der straffe Zug der Muskulatur an vielen Stellen gerade der Mundschleimhaut eine Protuberanz verhindert. Andererseits verfügt die Schleimhaut über Effloreszenzen, die nur ihr eigen sind: es sind hier zu nennen die Aphthen und die Leukoplakie.

Aphthen

Die Aphthen stellen eine der Mund- und Genitalschleimhaut eigene Form eines Geschwürs dar. Voraus geht ein roter Fleck, vielleicht auch eine kleine Infiltration, möglicherweise sogar ein kleines Bläschen, das jedoch sehr kurzlebig ist, oder klinisch gar nicht erkennbar wird. Dann entsteht ziemlich schnell ein mehr polygonales, flaches, scharfgestanztes Ulcus, mit einem mehr speckigen Grund und einem roten Hof. Lieblingssitze sind Zungenspitze und der seitliche Rand der Zunge, die Gegend des Bändchens, die Wangenschleimhaut.

Leukoplakie

Die Leukoplakie ist ein sehr vieldeutiger Begriff, weil er sowohl eine Effloreszenz, als auch verschiedene Formen von echten Krankheiten bezeichnen kann. Gemeint ist damit eine flache, in Sonderfällen jedoch auch stärker erhabene und mitunter geriffelte oder verrucöse Plaque, die sich vorwiegend aus einer stärkeren Verhornung des Schleimhautepithels zusammensetzt. Die Genese der Leukoplakie ist vielfältig: sie kann durch traumatisch-irritative Einflüsse entstehen, als Ausdruck übergeordneter Krankheiten, die eine keratotische Komponente haben (Lichen ruber, Psoriasis, Ichthyosen), auftreten, oder aber als Vorstufe eines späteren Carcinoms aufzufassen sein.

Lokalisation und Ausbreitungstypen der Dermatosen

Eine wesentliche Rolle für die Erkennung von Hautkrankheiten kann der Sitz und die Ausbreitungsform der vorhandenen Effloreszenzen spielen. Nahezu jede der beschriebenen Hautblüten kann an jeder beliebigen Stelle des Körpers einzeln vorkommen; doch gibt es auch bestimmte Sitze (und bestimmte Effloreszenzen), die für bestimmte Krankheiten kennzeichnend sind (z. B. die münzenförmigen Schuppenpapeln über Kniescheiben und Ellenbogen bei der Schuppenflechte). Es können mehrere Effloreszenztypen gleichzeitig vorhanden sein, an verschiedenen Stellen des Körpers und ohne regelmäßigen Bezug zueinander. Finden sich mehrere (meist gleichartige) Hautblüten auf das gleiche Areal bezogen, so nennen wir sie _umschrieben_ angeordnet. Sind sie in einem einigermaßen regelmäßigen Muster auf ein bestimmtes Areal verteilt, so spricht man von _gruppierter_ Anordnung (Abb. 37). Findet sich eine lose Verteilung von im allgemeinen mindestens 20 (wobei die Grenze nach oben viele Hun-

Abb. 37. Gruppierte Anordnung

dert betragen kann), so spricht man von einer _Aussaat_ oder einer _disseminierten Verteilung_ (Abb. 38). Eine solche liegt bei einem _Exanthem_ vor, das die Aussaat bestimmter, meist gleichförmiger, z. T. auch verschiedener oder verschiedene Stadien zeigender Hautblüten über das Integument bedeutet. Zum Begriff des Exanthems gehört auch noch eine gewisse Flüchtigkeit, d. h. ein Bestand von Tagen oder einigen Wochen. Das hängt damit zusammen, daß Exantheme Hauterscheinungen bei

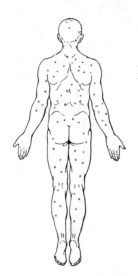

Abb. 38. Disseminierte
Verteilung: Exanthem

Abb. 39. Symmetrisch-
doppelseitige Verteilung

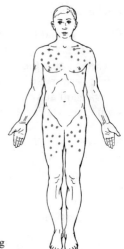

Infektionskrankheiten (mit mehr oder minder akutem Verlauf) darstellen. Man wird also besser daran tun, ehe man sich von dem infektiösen Charakter eines Exanthems überzeugt hat, von einer _exanthematischen Ausbreitung_ zu sprechen. Denn auch Krankheiten mit längerem Bestand und nicht-infektiöser Genese können exanthematisch ausgebreitet sein (z.B. die Psoriasis, der Lichen ruber usw.). Zieht ein Ausschlag auch die Schleimhäute in Mitleidenschaft, so spricht man von einem _Enanthem_.

Typische (und echte) Exantheme, aus Flecken und Papeln zusammengesetzt, finden sich etwa im zweiten Stadium der Syphilis, hier mehr am Stamm als an den Gliedmaßen. Ein Exanthem, das _polymorph_ ist, d.h. aus Flecken, Bläschen, Krusten – dazu verschiedener Größe – besteht, ist für die sog. _Sternkarte_ der Varizellen kennzeichnend.

Das Verteilungsmuster kann noch weitere typische, oft für die einzelnen Dermatosen wichtige Besonderheiten zeigen (Abb. 39). Die Ausbreitung kann _symmetrisch_ sein, also beide Körperhälften annähernd gleichmäßig beteiligen; sie kann _regelmäßig_ sein (Abb. 40), d.h. also annähernd gleichen Abstand zwischen den Effloreszenzen zeigen. Sie kann _unregelmäßig_ sein (Abb. 41), d.h. trotz einer größeren Aussaat manche Areale stärker und dichter befallen als andere. Sie kann schließlich asymmetrisch sein, indem der Befall der einen Körperseite dem der anderen nicht entspricht (Abb. 42).

Nehmen Effloreszenzen (Erytheme, Papeln) eine größere Ausdehnung ein, so sind sie als _flächenhaft_ zu bezeichnen (Abb. 43). Das Extrem ist die _Ausbreitung über den ganzen Körper_, bei dem also kaum Stellen ausge-

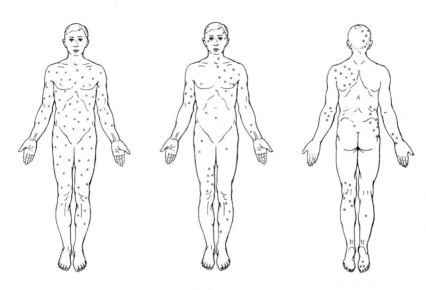

Abb. 40. Regelmäßige
Verteilung

Abb. 41. Unregelmäßige
Verteilung

Abb. 42. Asymmetrische
Ausbreitung

spart werden. Trifft dies für die *Rötung* und die *Infiltration* (mit einem schwachen oder auch starken Grad von *Schuppung*) zu, so spricht man von einer **Erythrodermie** (Abb. 44). Es muß immer wieder darauf hingewiesen werden, daß eine Erythrodermie mehr ist als (wörtlich übersetzt) „Rötung"; die bloße flächenhafte Rötung stellt das *Erythem* dar (bei dem keine Größe oder Größenbeschränkung verabredet ist).

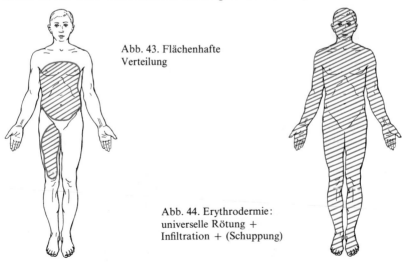

Abb. 43. Flächenhafte
Verteilung

Abb. 44. Erythrodermie:
universelle Rötung +
Infiltration + (Schuppung)

23

Bei der erythrodermatischen Ausbreitung sind oft einzelne Körperstellen *ausgespart* (Abb. 45), etwa die Gegend des Nackens, die Retroaurikulär-Region, die Handteller, die Fußsohlen, oder auch – in oft zwickelartiger Form – einzelne Stellen an Stamm und Gliedmaßen. Es gibt jedoch auch universellen Befall (ohne jede Aussparung, einschließlich der Kopfhaut) bei einer Erythrodermie. Eine Erythrodermie ist immer die Folge der Ausbreitung einer zunächst nicht erythrodermischen, aber erythrokeratotischen Grundkrankheit: einer Psoriasis, eines seborrhoischen Ekzems, einer Soormykose usw. Primäre Erythrodermien gibt es (trotz der gegenteiligen Behauptung mancher Lehrbücher) nicht, wenn man nicht etwa die universelle Ichthyosis congenita dazu zählen will.

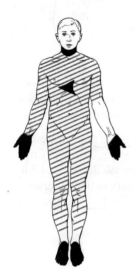
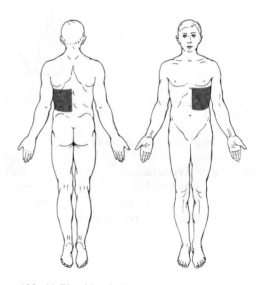

Abb. 45. Aussparungen in einer Erythrodermie

Abb. 46. Einseitige (halbseitige und segmentale) Ausbreitung

Die Ausbreitung kann schließlich nicht nur asymmetrisch, sondern sogar streng *einseitig* sein; diese Form des Befalls findet sich vor allem, wenn das Ausbreitungsgebiet eines Spinalnerven befallen ist, wie dies typisch die Gürtelrose, der Zoster, zeigt (Abb. 46).
Wichtig ist es immer, auf den *Grundriß* einer Effloreszenz (oder von mehreren, die miteinander konfluiert sind), zu achten. Häufig werden die Begriffe scharf (unscharf) und regelmäßig (unregelmäßig) miteinander verwechselt. Scharf oder unscharf bezeichnet die Trennungslinie zwischen gesund und krank; regelmäßig oder unregelmäßig die (einigermaßen) geometrische oder geometrisch nicht zu rubrizierende Umrißlinie (also

rund, rundoval, bogig, polycyclisch usw.). Es gibt also die Gegensatz-
paare:

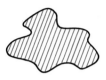

Abb. 47. Scharf
und regelmäßig

Abb. 48. Unscharf
und regelmäßig

Abb. 49. Scharf und
unregelmäßig

Abb. 50. Unscharf
und unregelmäßig

Durch Konfluenz entstandene, girlandäre bzw. mehrbogige Herde sind
zwar unregelmäßig, aber meist scharf begrenzt; auch eine regelmäßige
(z. B. runde) Effloreszenz kann unscharf begrenzt sein, d. h., ihre Grenzen
können fließend in die gesunde Haut übergehen.
Mitunter zeigen Dermatosen mehr als einen einzigen Typ von Grund-
effloreszenzen: es können verschiedene Arten von Effloreszenzen *gemischt* sein. Oder aber, es können an bestimmten Arealen andere Hautblüten vorherrschen als an anderen (z. B. flache, mehr fleckartige Papeln
bei einem syphilitischen Exanthem am Stamm, breite nässende, mehr
wulstartige Papeln in der Genitalgegend). Eine Krankheit, die durch eine
klassische Lokalisation (in deren Beginn) ausgezeichnet ist wie die
Psoriasis vulgaris (Streckseiten der Gliedmaßen, bevorzugt über Ellbogen und Kniescheiben) kann einen sog. *inversen Sitz* haben, also statt
der Streckseiten die Beugeseiten und sogar die Handteller und Fußsohlen
bevorzugen. Daran zeigt sich, daß der Sitz von Hautblüten zwar pathognomonisch, aber auch irreführend sein kann.

Untersuchungsgang

Da in der Dermatologie die sichtbare Körperoberfläche dem Untersucher als Träger der Krankheitszeichen sich anbietet, ist nur eine genaue
Inspektion der gesamten Körperoberfläche imstande, relativ schnell und
oft ohne Zuhilfenahme weiterer Untersuchungsmethoden des Laboratoriums eine sichere Diagnose zu stellen. Der Verteilungstyp der Effloreszenzen, die Art der befallenen Areale, die Effloreszenzen als solche:
diese und andere Kriterien fügen sich bei genauer Betrachtung des
Integuments oft schon zu einer Schnelldiagnose zusammen. Es gibt Krankheiten, bei denen die *Mundschleimhaut* zuerst, überwiegend oder allein
befallen sein kann; es gibt andere, bei denen der Befall der *Genito-Anal-*

Gegend, der *Fußsohlen* oder der *Interdigitalräume* (der Finger und Zehen) weitgehend pathognomonisch ist.

Krampfadern sind in Stärke und eigentlicher Ausdehnung nur am stehenden Patienten mit vollständig entblößten Beinen zu diagnostizieren; Hämorrhoiden (oft werden Schleimhautduplikaturen, Papillome, Feigwarzen, auch breite Condylome der Syphilis, ohne Inspektion für Hämorrhoiden gehalten) lassen sich nur durch genaue Inspektion, oft auch erst durch rektoskopische Untersuchung, feststellen. Zu der genaueren Untersuchung gehört die Inspektion der *Mundhöhle*, der *Achsel-* und *Schambehaarung* (Scabies, Filzläuse), der *Nägel* (Mykosen), der *Interdigitalfalten* (Mykosen, vor allem Soor) und des *behaarten Kopfes*, vor allem bei Kindern. Die genaue Untersuchung des Körpers nimmt nicht solange in Anspruch, als allgemein angenommen wird. Heutzutage sind die Patienten meist imstande, sich in großer Schnelligkeit auszukleiden; auch ist die Abwehr gegen die Entkleidung des ganzen Körpers nicht mehr so groß, wie noch vor Jahrzehnten. Schließlich ist noch zu erwähnen, daß zum Abschluß der allgemeinen Untersuchung das Tasten nach den wichtigsten *Lymphknotengruppen* gehört: entlang dem Sternocleidomastoideus, in der Achselhöhle, die Untersuchung der cubitalen Lymphknoten (früher wichtig für die Erkennung einer alten, zwar nicht mehr floriden, aber unausgeheilten Syphilis latens), insbesondere der inguinalen Lymphknoten. Abgesehen von seltenen oder schwer zu rubrizierenden Dermatosen kann die allgemeine Untersuchung in weit mehr als der Hälfte der Fälle ohne weitere Hilfsmaßnahmen des Laboratoriums zu einer sicheren Diagnose führen. Die Ausbeute ist so groß wie in keinem anderen Fach. Es lohnt sich daher, diesen Gang der dermatologischen Untersuchung zu einer festen Gepflogenheit zu machen.

Systematik der Dermatosen

Vorbemerkung

Ein didaktisches Grundproblem, das in vielem noch als ungelöst zu betrachten ist, stellt die befriedigende, rational begründete und den ganzen Stoff erfassende Systematik der Dermatosen dar. Einzig befriedigend ist die kausalgenetische Einteilung, d. h. die Rückführung von Hautkrankheiten auf Erreger bzw. verständliche Grundgegebenheiten. So bleibt nach wie vor das übersichtlichste Kapitel in jeder Krankheitslehre das der erregerbedingten Krankheiten, seien sie durch banale oder besondere Keime einschließlich der Viren (hierher gehören dann auch die Geschlechtskrankheiten), durch Pilze oder durch Parasiten (Epizoonosen) verursacht. Die Fortschritte auf dem Gebiet der Mykologie haben manches aus dem Topf des Ekzems herausnehmen lassen (so z. B. das sog. Ekzema marginatum). Das Ekzemkapitel ist dort am plausibelsten, wo es sich mit dem der Allergie deckt. Einigermaßen verständlich sind ferner die Erbkrankheiten, seien es nun die Keratosen oder benigne oder mehr maligne Systemkrankheiten, auch dann, wenn der genetische Code der zugrunde liegenden Störung, meist in Form eines Enzymdefektes, noch ungeklärt ist. Hier wird zwar das Verständnis sozusagen um eine Dimension zurückverlegt, aber die Umstände der Verursachung sind plausibel, wenn auch der Grund, warum es zu solchen Genstörungen kommt, vor allem im Falle der plötzlichen Mutationen, ungeklärt bleibt. Dies trifft auch für viele solitäre und systemische Tumorkrankheiten zu. Gerade die Störungen der Immunglobuline in der breiten Skala von klinischen Erscheinungen verschiedenster Ausprägung (z. B. Purpura, Ulcera, Ablagerungen, Tumoren usw.) hat viele bislang ungeklärte und nicht rubrizierbare Zustände unserem Verständnis und auch einer kausalen Betrachtung nähergebracht. Andererseits können manche Dermatosen durch mehrerlei Faktoren ausgelöst werden, sie sind also nach dem Sprachgebrauch der französischen Dermatologie als „*Réactions cutanées*" anzusehen, wobei zu den auslösenden Faktoren auch gewisse psychosomatische Konstellationen gehören. Gerade hier hat die Forschung der letzten Jahre wichtige Erkenntnisse für das Verhältnis von Physio- und Psychogenese erbracht.

Trotz dieser kausalgenetisch orientierten, in manchen Bereichen durchführbaren nosologischen Einteilung verbleiben eine Reihe von Dermatosen, die vorläufig nur nach *morphologischen* Merkmalen, d. h. nach äußerlichen Gesichtspunkten geordnet und rubriziert werden können. Dieser nicht unbeträchtliche Rest wird zweifellos durch die naturwissenschaftliche Forschung immer kleiner werden, aber wir müssen uns vor der Illusion hüten, daß sich alle Gebiete der Medizin, vor allem in der Dermatologie, naturwissenschaftlich erhellen ließen. Dies liegt nicht so sehr in der Langsamkeit unserer vom Labortechnischen her gesehen immer schwieriger werdenden Fortschritte, sondern vielmehr in der nur bedingten naturwissenschaftlichen Verankerung der Medizin. So selbstverständlich die Medizin auf der Basis der Naturwissenschaft steht, so wenig ist die Ausübung des ärztlichen Berufes mit den Erfordernissen und Maximen der Naturwissenschaft vollständig zur Deckung zu bringen. Vom ärztlichen Tun her gesehen, gehorcht die Medizin nur approximativ den Gesetzen der Naturwissenschaft. Der menschliche Organismus ist nicht nur den Gegebenheiten der exakten Naturwissenschaften affin, sondern er verfügt auch, dazu in einer recht erheblichen Breite, über eine eigene Dynamik, die zwar nicht ungesetzlich ist, sich aber der naturwissenschaftlichen Methodik weitgehend entzieht. Dieser Bereich macht immer noch den – oft mißverstandenen oder mißbrauchten – „magischen" Charakter der Heilkunde aus. Er erfordert – neben gediegenen naturwissenschaftlichen Fachkenntnissen, die nach wie vor das Fundament der ärztlichen Ausbildung darstellen – Einfühlung, Takt, Fingerspitzengefühl (nicht nur manuelles Geschick), eine nahezu künstlerische Intuition und die Begabung zur Menschen- und Seelenführung.

Dies alles freilich kann man aus einem pädagogischen Grundriß der Dermatologie nicht lernen. Hier sei nur das methodisch Erlernbare, ohne Anspruch auf nur annähernde Vollständigkeit, als eine – freilich nicht willkürliche – Auswahl angeboten. Manches Kapitel ist mehr im Telegrammstil gehalten, es beschränkt sich auf die übersichtliche Darbietung von Fakten. Bei anderen schien der geformte Satz zur Erzielung des Verständnisses unentbehrlich; insofern erklärt sich eine gewisse Ungleichheit des Stils, der sich jedoch stets um eine knappe und klare Diktion bemüht.

I. Geschlechtskrankheiten

1. Gonorrhoe (Blennorrhoe, Tripper)
2. Ulcus molle (weicher Schanker)
3. Lymphogranuloma inguinale (Lymphopathia venerea)
4. Granuloma venereum
5. Syphilis (Lues venerea, Lustseuche)

Der Begriff Geschlechtskrankheiten ist willkürlich und inkonsequent. Eigentlich müßte er ausschließlich Krankheiten umfassen, die sich an den Genitalorganen manifestieren, auf letztere beschränkt sind und mehr oder minder (sinngemäß) durch geschlechtlichen Kontakt übertragen werden. Diese Kriterien treffen eigentlich nur für das Ulcus molle und die heutige blande Form des Trippers zu. Bei der Syphilis erfolgt die Ansteckung zwar meist im Rahmen eines intimen Kontaktes, aber die Erscheinungen sind nicht auf das Genitale (falls dort der Primär-Affekt sitzt) beschränkt. Möglich ist die Ansteckung durch intimen und geschlechtlichen Kontakt bei der Scabies, der Trichomoniasis und der Soormykose des Genitalbereichs, doch werden diese Krankheiten nicht als Geschlechtskrankheiten gewertet, ebenso wenig wie ein genitaler oder prägenitaler Herpes.

1. Gonorrhoe (Blennorrhoe, Tripper)

Auf wenigen Gebieten der modernen Medizin ist der Wandel einer Krankheit infolge des chemotherapeutischen Fortschritts so deutlich wie beim Tripper, der bis zur Aera der Sulfonamide eine langwierige, mit vielen Komplikationen behaftete und nicht immer folgenlos zu beherrschende Krankheit war. „Jeder Tripper ist heilbar bis auf den ersten" hieß es noch vor 3 Jahrzehnten in einer etwas aphorismatischen Überspitzung. Der langwierige Prozeß einer Urethritis posterior, einer Prostatitis und Epididymitis mit der Möglichkeit einer mechanisch bedingten Infertilität (durch Verlegung der Samenkanälchen im Nebenhoden) beim Mann, der Cervicitis, Salpingitis, Adnexitis (mit Möglichkeit der Verlegung der Eileiter) bei der Frau, die Methoden der örtlichen, oft sehr schmerzhaften Behandlung, die Provokation (lokal und allgemein), schließlich die Methode der unspezifischen Umstimmung, gehören weitgehend der Medizingeschichte an. Selbst die gonorrhoische Blepharitis, von der alle Neugeborenen beim Passieren des Geburtskanals einer gonorrhoischen Mutter (und jeder Partus konnte eine alte Gonorrhoe mobilisieren) bedroht waren, und die zur Credé'schen Prophylaxe (Einträufeln einer 1%igen Arg.nitr.-Lösung in den Bindehautsack) führten, ist – wie die

Monarthritis gonorrhoica – so gut wie ausgestorben. Nur die Gonorrhoe des Mastdarms spielt bei männlichen Homosexuellen noch eine gewisse Rolle.

Über das eigentliche Ausmaß der wieder im Zunehmen begriffenen Krankheit fehlt ein genauer Überblick, da die wenigsten Fälle exakt diagnostiziert werden und die Pflicht der namentlichen amtlichen Meldung nicht mehr besteht.

Erreger: Die für die Krankheit verantwortlichen, meist in Semmelform angeordneten, achsengerecht gelagerten und zu Vierer-Gruppen gehäuften Diplokokken (Abb. 51) wurden im Jahr 1879 von dem damals erst 22jährigen Albert Neisser entdeckt. Sie heißen heute: *Neisseria gonorrhoeae.* Sie färben sich leicht mit Anilinfarbstoffen an, beweisender ist die Gram-Färbung. Da sie – entgegen vielen anderen Diplokokken – die bläulichrot tingierenden Farbstoffe der eigentlichen Gramfärbung nicht annehmen, sind sie *gramnegativ.* Gefärbt werden sie durch eine zusätzliche Fuchsinfärbung, sind also in der Gramfärbung leicht rot. Heute genügt auch die Gramfärbung für die klinische und forensische Diagnostik nicht mehr: dazu kommen die Kultur und die verschiedenen Zucker-Vergärungsproben. Die Gonokokken vergären nur Dextrose, nicht die anderen Zuckerarten (Maltose, Laevulose, Lactose, Galaktose, Saccharose, Mannit). Die Täuschungsmöglichkeit durch andere Diplokokken (Diplokokkus crassus und catarrhalis, Bazillus crassus, Herelleae und Mimien) ist groß. Die exakte Diagnose ist heute die Sache eines spezialisierten Laboratoriums.

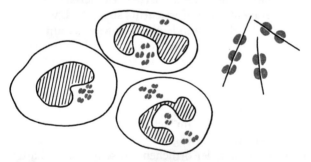

Abb. 51. Gonokokken in (achsengerechten) Diplokokkenpaaren

Inkubation: Zwischen Stunden und etwa 15 Tagen. In der Regel 48 Std. Die Inkubationszeit hängt von der Art und Menge der Erreger, der örtlichen Bereitschaft u. a. ab und kann durch Medikamente (Antibiotica, Nebennierenrindenhormone) verzögert und durch örtliche Reize beschleunigt werden.

Ansteckungsart: Meist genital beim Geschlechtsverkehr. Mittelbar (vor allem auf kleine Mädchen) durch infizierte Badeschwämme, Handtücher usw.

Klinische Erscheinungen: Beim Mann beschränken sich heutzutage die Erscheinungen auf einen mehr oder minder starken, gelblich-rahmigen Ausfluß, verbunden mit Kitzeln in der Harnröhre, Brennen, Schmerzen beim Wasserlassen. Der Tripper des Mannes ist kaum zu übersehen, wohl aber bei der Frau, bei der etwas Ausfluß auch aus der Scheide stammen kann. Erst bei Befall der hinteren Harnröhre (nicht vor der 2. Woche) stellen sich schwerere Symptome (vermehrter Harndrang, Tenesmen, Druck in der Blase usw.) ein.

Therapie: Trotz geringerer Empfindlichkeit der Gk ist das Mittel der Wahl nach wie vor das Penicillin. Um einer möglichen gleichzeitig erworbenen, aber später sich manifestierenden Syphilis vorzubeugen, verabreicht man heute im allgemeinen 4–6 Mega Penicillin mit ausreichender Depotwirkung, in 2–3 Injektionen. Die Sero-Reaktionen auf Syphilis sind sofort und 6 Wochen später zu kontrollieren.

Komplikationen: Sind heute kaum mehr zu beobachten. Gefährdet ist die Scheide junger Mädchen *(Vulvovaginitis infantum)*, die noch kein Pflasterepithel trägt und nicht den im sauren pH-Bereich liegenden Selbstschutz hat. *Monarthritiden* kommen so gut wie nicht mehr vor. Die Mundschleimhaut wird extrem selten befallen. Im jüngsten Schrifttum ist jedoch über (oral übertragene) Tonsillen-Gonorrhoe berichtet worden. Ob dies ein Anzeichen dafür ist, daß die seit Jahrzehnten nahezu ausgestorbene Gonorrhoe der Mundschleimhaut wieder zunimmt, bleibt abzuwarten. Die Kombination: Keratosen, Arthritis, Exantheme, Augenerscheinungen sind Symptome des sog. *Reiter*-Syndroms, nicht der Gonorrhoe.

Die Komplementbindungsreaktionen auf Gonorrhoe, die früher bei chronischem Verlauf noch eine gewisse Rolle spielten, haben keine Bedeutung mehr, da sie erst nach etwa 6 Wochen positiv werden. Solange besteht heute keine Gonorrhoe mehr; denn sie würde, auch nicht diagnostiziert, so doch in jedem Fall behandelt.

2. Ulcus molle (weicher Schanker)

Erreger: Hämophilus Ducreyi, ein Streptobazillus, wurde 1889 von Ducrey im Geschwürseiter entdeckt, 1892 auch im Gewebe von Unna nachgewiesen.

Färbung: Fixierung mit Methylalkohol, Giemsa oder Methylenblau oder Methylgrün-Pyronin in der Verdünnung 1:10 in einer Cuvette, in der das fixierte Präparat eine Stunde steht. Die Erreger sind kokkenähnliche

Stäbchen, die fischzugartig in Bündeln durch das Präparat ziehen (Abb. 52).

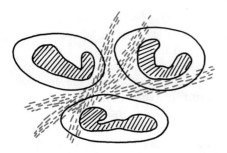

Abb. 52. Streptobazillen in fischzugartiger Anordnung

Inkubation: 36–48 Stunden. *Schanker:* Fleck, Papel, Ulcus, mit weichen, unterminierten Rändern, oft in der Mehrzahl. Schmerz bei Berührung oder Untersuchung. Da die Erreger schwer färbbar sind, andererseits der Körper gegen sie keine Antikörper entwickelt, ist die *Autoinokulation* das diagnostische Mittel der Wahl. Skarifikation einer Stelle der Bauchhaut nach Desinfektion, Einbringung von infektiösem Material (unter den Rändern des Schankers entnommen) in die skarifizierte Stelle, Abdekken mit einem Uhrglas (zur Verhütung einer banalen Infektion im Sinn einer Impetigo contagiosa). Innerhalb von 36–48 Stunden entwickelt sich über die genannten Phasen ein typischer weicher Schanker.

Zum Ulcus molle gehört der *Bubo,* die knotenartige Schwellung des im Abflußgebiet liegenden Lymphknotens oder mehrerer solcher: ein Tumor, mit Rötung und Schmerzhaftigkeit, oft Einschmelzung. Dann finden sich im Eiter auch die herausgeschwemmten Erreger: Umwandlung in einen schankrösen Bubo.

Cave: Ein länger bestehendes Ulcus molle kann sich – bei gleichzeitiger Infektion mit den Erregern der Syphilis – in einen harten Schanker, d. h. in ein Ulcus mixtum verwandeln.
Mit der Abheilung des Bubo (und des/der Schanker) ist die Krankheit abgeheilt, Immunität entsteht nicht, Neuinfektion ist möglich.

Behandlung: Die Aera des Jodoforms, die früher auch für die Umgebung durch den Geruch erkennbar war, ist lange vorbei. Gutes Ansprechen auf Sulfonamide, auch auf Penicillin. Letzteres kann – in zu geringer Dosierung – eine Syphilis verschleiern oder unterdrücken, aber meist nicht völlig verhindern. Deshalb sind Sulfonamide (Sulfadiazin ca. 3 g für 6–10 Tage) einer Penicillinbehandlung vorzuziehen. Wegen der möglichen Überlagerung mit Syphilis sind die Seroreaktionen sofort und 6–8 Wochen später zu kontrollieren.

3. Lymphogranuloma inguinale (Lymphopathia venerea)

ist eine in tropischen Ländern vorkommende Geschlechtskrankheit, die ausschließlich auf den Genitoanalbereich bezogen ist.

Erreger: Filtrierbares Virus (Myagawa 1935) von etwa 150 nm Durchmesser (und mehr).

Diagnose: KBR auf L.i., Frei-Test (1927) i.c.: injizierter hitzeinaktivierter Buboneneiter, Reaktion nach etwa 4 Wochen positiv. Nachweis der Erreger (im Eidotter oder nach intracerebraler Verimpfung auf Mäuse). KBR auf Ornithose.

Ersterscheinungen: Nach einer *Inkubationszeit* von 3 Tagen bis 3–6 Wochen unspezifisch, meist mit einem Herpes genitalis verwechselt. Auffälliger ist die Lymphopathie: brettharte örtliche Lymphknotenschwellung, mit möglicher Lymphstauung (Elephantiasis). Die gefürchtetsten Erscheinungen entstehen durch den Befall der Beckenlymphknoten, vor allem bei Frauen, die die Primärläsion im Beckenbereich zeigen, und führen oft zum *Spätstadium,* das durch fistulierende Abszesse, elephantiastische Schwellungen, Stenosen und Strikturen von Vagina oder Mastdarm ge kennzeichnet ist (sog. *genito-analer Symptomenkomplex*).

DD* im Spätstadium: Sporotrichose, gangränöse Pyodermien, ev. kalte Abszesse (Tb).

Therapie: Tetracykline, ev. chirurgisch.

4. Granuloma venereum

Vor allem in den Tropen und vorwiegend bei farbigen Patienten vorkommende, in einem einzigen Stadium verlaufende Geschlechtskrankheit mit ausschließlichem Befall des Genitale und der Leistengegend.
Inkubation: Einige Wochen.
Erreger: Kapselkokken nach Donovan 1905: Donovania granulomatosis (Kalymnobacterium granulomatis).
Diagnose: Mikroskopischer Erregernachweis. Die Kultur ist schwierig, scheint neuerdings aber gelungen zu sein.
Klinisches Bild: Knötchen und Knoten, Pusteln, schmerzlos, mit geschwürigem Zerfall. Sie entleeren eine übelriechende Flüssigkeit, bilden oft mehr phagedänische Formationen, mit blumenkohlartigen Wucherungen. Daraus können Verstümmelungen entstehen. Schließlich narbige Abheilung. Hämatogene Ausbreitung kann zu zerebralen Erscheinungen führen: aufsteigenden schlaffen Lähmungen (Zwerchfellparese).

---

* Beachte für den weiteren Text: DD = Differentialdiagnose, dd = differentialdiagnostisch, Dd = Differentialdiagnostisch.

Behandlung: Antimon (früher). Jetzt Streptomycin, Tetracykline über 1–2 Wochen in den üblichen Dosen.

5. Syphilis (Lues venerea, Lustseuche)

Auch heute noch ist diese, weit über den Rahmen einer Geschlechtskrankheit hinausgehende Infektionskrankheit, trotz der inzwischen zu verzeichnenden atypischen Verläufe, von entscheidender Wichtigkeit. Der Name „Syphilis" entstammt dem berühmten Lehrgedicht von Fracastoro (1521); bei „Lues" muß das Epitheton ornans „venerea" dazukommen, obgleich heute allgemein nur von „Lues" gesprochen wird.

Die Geschichte der Erforschung dieser seit dem Ausgang des Mittelalters seuchenartig in Mitteleuropa umsichgreifenden Infektionskrankheit, ihre Konfusion mit der Gonorrhoe u.a.m. kann hier nicht dargestellt werden. Erst im Anfang dieses Jahrhunderts wurden entscheidende Erkenntnisse gewonnen, die zu den Großtaten der medizinischen Forschung überhaupt gehören. Das sind:

1. Die *Entdeckung des Erregers,* der Spirochaeta pallida (Treponema pallidum), einer sich mit gewöhnlichen Farbstoffen nicht anfärbenden, 8–10 Windungen aufweisenden Spirille (Fritz Schaudinn und Erich Hoffmann 1905). Die Spirochaete zeichnet sich durch ruckartige Abknickungen und eine gleichzeitig in korkzieherartigen Windungen erfolgende Fortbewegung aus (Abb. 53). DD im Mund (Pseudopallidae): Spirochaeta dentium, Sp.buccalis und Sp.media oris.

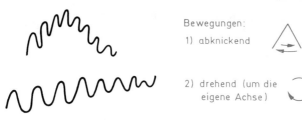

Abb. 53. Treponema pallidum

2. Erfolgreiche Verimpfung der Syphilis auf Affen durch Metschnikoff und Roux 1903 und 1905.

3. Die Entwicklung eines *serodiagnostischen Verfahrens,* der sog. Wassermannschen Reaktion durch Wassermann, Neisser und Bruck 1906 mit Hilfe der 1903 von Bordet und Gengou entdeckten Komplement-Ablenkung. Einige Jahrzehnte später folgten die sog. Flockungs- oder Nebenreaktionen (Meinicke, Kahn, Citochol usw.).

34

4. Die Einführung der *Arsenobenzol-Präparate* (Ehrlich 606 und 909), des späteren Salvarsan und Neosalvarsan (ab 1909, Neosalvarsan ab 1914). Diesen Präparaten ist, trotz einer gewissen Toxizität, die eigentliche Eindämmung der Seuche zu danken. Bis nach dem Zweiten Weltkrieg beherrschten sie zusammen mit dem 1922 von Levaditi eingeführten Wismut (Bismogenol, Casbis) die Therapie.

5. Die 1943 von Mahonay, Arnold und Harris erstmals bei der Frühsyphilis angewandte *Behandlung mit Penicillin* (das sich seit Fleming 1929 in einer fast 20jährigen Entwicklung befand). Inzwischen hat das Penicillin, wenn auch in nicht einheitlichen Dosierungen, die frühere Behandlung fast vollständig ersetzt.

6. Die Entwicklung des *Treponema-Immobilisationstestes* durch Nelson und Mayer (1949). Dieses diagnostische Verfahren ist neben den noch moderneren fluoreszenzimmunologischen Verfahren (FTA) der einzige spezifische Nachweis auf Antikörper bzw. Immobilisine gegen Sp. pallida: das sie enthaltende Patientenserum „immobilisiert" (im Kaninchenhoden gezüchtete) Syphilisspirochäten. Hier wird die Stärke der Reaktion nicht in verschiedenen Kreuzen (+, + +, + + +) wie bei den „klassischen" Seroreaktionen ausgedrückt, sondern die Menge der immobilisierten Erreger angegeben: 0–25% negativ, 25–50% zweifelhaft, mehr als 50% positiv. Der Nelson-Test wird später als die Nebenreaktionen (letztere ab 4. Woche) positiv, nämlich meist erst nach 8 Wochen. Vorbedingung: mindestens 14 Tage vorher keine Penicillinbehandlung!

Auch heute teilen wir in Mitteleuropa die Syphilis noch nach dem Schema von Ricord in 3 Stadien ein, während das englischsprachige Schrifttum nur mehr Früh- und Spätsyphilis unterscheidet. Die 3-Stadien-Einteilung hat – neben den Begriffen der 1. und 2. Inkubation – didaktische Vorteile.

Frühsyphilis

An der Stelle des Eindringens der Spirochäten (meist im Genitalbereich, aber auch extragenital, sogar mittelbar durch infizierte Überträger-Medien möglich) entwickelt sich *spätestens* nach 3 Wochen der sog. *Primäraffekt.* Als kleinstes, bald erodiertes Knötchen kann er schon nach wenigen Tagen sichtbar sein, nach 3 Wochen ist er quasi nicht mehr zu übersehen! Dieses Stadium der klinischen und serologischen Unauffälligkeit (in der jedoch auf dem Blutweg, z. B. durch Transfusion, eine Syphilis übertragen werden kann) stellt die *erste Inkubation* dar. Spätestens nach 3 Wochen hat sich der volle Primäraffekt ausgebildet: ein meist rundovales, wie ausgestanzt erscheinendes Geschwür von etwa Linsengröße, mit leicht erhabenem wallartigem Rand und einem oft speckigen oder schmierigen Geschwürsgrund. Das *Ulcus durum* ist hart, indolent, beim Betasten spürt man die Härte, über die Zirkumferenz des Ulcus hinaus, wie einen unter die Haut eingelagerten Karton, als eine flache Induration (Abb. 54). Die Zeit vom Auftreten des Primäraffektes bis zum Aufschießen von Allgemeinerscheinungen (ab 8. Woche) heißt die *zweite Inkubation*. In ihr finden sich mehrere wichtige Daten:

a) die örtliche Lymphknotenschwellung (im Abflußgebiet des Primäraffektes) bis spätestens zur 6. Woche;

b) das Positivwerden der klassischen Seroreaktionen und zuletzt des Nelson-Testes.

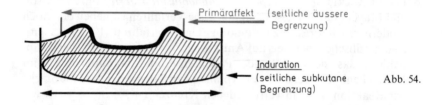

Abb. 54.

Am Ende der 8. Woche, mit dem Auftreten der Allgemeinerscheinungen, ist das Sekundärstadium erreicht.

Schema:

			Syphilis I					Syphilis II
↓	1	2	3	4	5	6	7	8 Wo

Infektion ↔	PA	Allgemeinerscheinungen
1. Inkubation		(Eruptionsstadium) →

örtl. Lymphknotenschwellung
WaR- u. Nebenreaktionen
Nelson-Test

2. Inkubation

Das *Zweitstadium* bedeutet (gegenüber dem örtlich umschriebenen Primäraffekt und der regionalen Lymphknotenschwellung) eine Generalisierung der Erscheinungen (nicht etwa nur der Treponemen; letztere sind, nach einer einige Tage anhaltenden Bakteriämie – in diesem Zeitraum ist die Übertragung der Krankheit durch Bluttransfusion möglich – im Gefäßbindegewebe des ganzen Organismus angesiedelt). Das Sekundärstadium ist gekennzeichnet

a) durch exanthematische und örtlich gruppierte Hauterscheinungen;

b) durch eine Polyskleradenitis (systemischer Befall der Lymphknoten);
c) durch möglichen Befall innerer Organe (Leber, Milz, Hirnhäute).

Das *Erstlingsexanthem* stellt – wenn typisch ausgeprägt – die klassische *Roseola* dar, ein Fleckenausschlag vor allem am Stamm, weniger an den Gliedmaßen. Die hellen Makeln sind im Umriß undeutlich, gehen also unmerklich ins Gesunde über; sie sind, wie die alten Syphilidologen sagten, „wie unter die Haut gespritzt". Bei längerem Bestand wird der Farbton dunkler, oft schmutzigbraun; an einer mehr unregelmäßigen, angedeutet gruppierten Verteilung erkennt man das sog. *Rezidivexanthem*. Der rein makulöse Charakter ist trügerisch; der Finger kann fast immer eine leicht papulöse Komponente feststellen (die ja histologisch immer vorhanden ist); auch klinisch kann das Exanthem deutlich papulössquamös, nur selten pustulös werden. Die Exantheme von der Roseola bis zum teilweise gruppierten Spätexanthem ziehen sich ohne kontinuierlichen Bestand einige Monate hin.

Örtlich umschrieben sind die Erscheinungen an Genitale und After, Mundschleimhaut, Fußsohlen, Kopf, Stirn und Hals. Am auffälligsten, auch für die Weiterverimpfung am gefährlichsten, sind die *breiten, beetartigen Condylome oder nässenden Papeln;* sie werden durch Reibung (intertriginöse Stellen), Mazeration und physiologische Sekrete provoziert, auch verschlimmert und können dabei (als Ausnahme bei der Syphilis!) Beschwerden verursachen. Durch Serumaustritt und Mazeration haben sie einen stechenden, unverkennbaren Geruch. Im Mund sind festzustellen: *Angina specifica* (mit oft knödeliger Sprache), *Plaques opalines* (zarte, flache Papeln, die nur wie Trübungen der Mundschleimhaut wirken). Auch diese Erscheinungen sind infektiös und erregerhaltig, nur sind beim Spirochätennachweis die übrigen Mundspirochäten ein Hindernis. *Schuppende Papeln* sitzen auch (nach mindestens 3 Monate während der Infektion) an den *Fußsohlen* (oft mit Psoriasis verwechselt) oder, bei Seborrhoikern, im *Gesicht* (dort meist als Akne verkannt). **Seborrhoische Papeln sind also syphilitische Papeln bei Seborrhoikern.** Sind solche seborrhoischen Syphilide an der Stirne lokalisiert, heißen sie „Corona veneris". Alle diese genannten Erscheinungen der Sekundärsyphilis spielen sich in den ersten 4–5 Monaten ab; etwas später treten dann noch zwei Charakteristica auf: das sogenannte „Halsband der Venus", d. h. ein *syphilitisches Leukoderm*, meist nur im seitlichen Hals- und Nackenbereich. (Es handelt sich um eine Depigmentierung früher exanthematischer Herde). Analog dazu findet sich im Haarbereich, aber auch an den Wimpern und seitlichen Augenbrauen, ebenfalls an Stelle früherer – oft unbemerkter – Papeln ein sehr typischer *kleinfleckiger Haarausfall*, der mit einem Mottenfraß verglichen wird. Leukoderm und spezifische

Alopecie, sind – abgesehen von noch späteren, aber seltenen Rezidiv-exanthemen – die spätesten Erscheinungen der Sekundärsyphilis und treten etwa 6–8 Monate post infectionem auf. Eine sorgfältige Analyse der Erscheinungen des Sekundärstadiums läßt meist den Zeitpunkt der Infektion recht genau ermitteln.

Die *allgemeine Lymphknotenschwellung* braucht nicht alle Lymphknotengruppen zu betreffen; wichtig ist die Palpation der Nacken- und Hals-, Achsel-, Kubital-, der Leisten- und Poplitea-Lymphknoten. Besonders hartnäckig halten sich die in der Ellbeuge, besonders bei unbehandelter Syphilis. Der berühmte „**Schwiegervatergriff**" (unauffällige Palpation der medialen Cubitalgegend bei der Begrüßung mit zwei Händen) orientierte sich früher sehr schnell über evtl. Zeichen einer unbekannten und unbehandelten Syphilis. Bei längerem Bestand und bei unterbleibender Behandlung werden eine Reihe *innerer Organe* in Mitleidenschaft gezogen. Es gibt schwere spezifische Hepatitiden, Nephritiden u. a. m. Wichtig ist eine frühe *meningeale Reizung*, die sich im mittleren Sekundärstadium (10.–20. Woche) in Kopfschmerzen, Schlaflosigkeit, Abgeschlagenheit bemerkbar machen kann. Im Liquor finden sich dann immer Zellvermehrung, Rundzellen, Erhöhung der Eiweißkonzentration.

Auch ohne Behandlung verschwinden diese meningitischen Zeichen wieder; selbst dann, wenn später eine Neurosyphilis auftreten sollte. Die Beteiligung des *Knochensystems* zeigt sich in dumpfen, oft bohrenden oder klopfenden Schmerzen (Dolores osteokopi), die oft nachts auftreten und zusammen mit einer Frühmeningitis die Schlaflosigkeit steigern können.

Auch ohne Behandlung tritt dann, im Laufe von einigen Monaten bis etwa einem Jahr, eine klinische Latenz ein: d.h. die noch bestehende Syphilis ist z. Z. klinisch erscheinungsfrei (oft bleiben nur umschriebene Lymphknotenschwellungen nachweisbar); sie besteht aber weiter, und ist sowohl serologisch als auch oft neurologisch (vor allem durch Liquorpunktion) zu erfassen. Dieses Stadium ist die *Syphilis latens seropositiva*.

Tertiärsyphilis

Die Tertiärsyphilis tritt nach einer Latenz von 5 bis etwa 30 Jahren ein. Sie ist heute selten geworden. An der Haut zeigt sie sich in zweierlei Formen:

a) dem *tubero-serpigino-ulcerösen Syphilom* (als „**Syphilide**" werden am besten Erscheinungen des **Sekundärstadiums,** als „**Syphilome**" solche des **Tertiärstadiums** bezeichnet), einer umschriebenen, gruppierten oder in einem Herd bestehenden Veränderung, die je nach dem Anteil, der sie prägt, papulös-knotig, oder ulcerös ist. Das *serpiginöse* betrifft den äußeren Umriß des bogig konturierten, weitere Wachstumstendenz zeigenden zusammengesetzten Knotens (Abb. 55). Die Farbe der knotig-ulcerösen Infiltrate ist oft düsterrot braun, der Sitz kann überall vorkommen. Erst bei längerem Bestand, bei Verkennung oder falscher Behandlung kann es zu Mutilationen kommen, meist aber nicht so stark wie bei dem klinisch in manchem verwandten Lupus vulgaris.

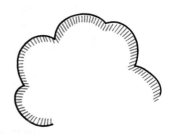

Abb. 55. „Serpiginöser" Umriß

b) als *Gummen* werden erweichende, tiefliegende Knoten bezeichnet, die nach außen eine farblose, zähe, gummiartige Flüssigkeit entleeren. Sie sitzen in tiefen Muskelschichten, oder im Bereich des Gaumens, wo sie auch perforieren können.
Die klassischen Seroreaktionen und der Nelsontest sind überwiegend oder durchgehend positiv, selten negativ. Der Liquor ist meist normal.

Die *Tertiärsyphilis der inneren Organe* kann zahlreiche Manifestationen haben; am gefürchtetsten (und am häufigsten) sind Aneurysmen der aufsteigenden Aorta (Perforationsgefahr mit Verdrängungserscheinungen im Mediastinum). Die tertiäre Gefäßsyphilis kann auch das Gehirn betreffen und klinisch gewisse Züge der Metasyphilis zeigen, wenn auch die Ausfallserscheinungen im allgemeinen mehr denen eines Hirntumors als einer Taboparalyse entsprechen. Selten sind Hauterscheinungen des Tertiärstadiums mit solchen innerer Organe koordiniert, das gleiche gilt für tertiäre Hautsyphilome und metasyphilitische Erscheinungen.

Metasyphilis

Die Metasyphilis umfaßt Tabes und Paralyse. In den vollausgeprägten klinischen Bildern sind diese Formen der Syphilis IV selten geworden. Sie finden sich meist nur mehr abortiv und verlangen diagnostisch das Rüstzeug subtiler neurologisch-psychiatrischer Untersuchung. Für die erste Orientierung sind am wichtigsten die Befunde der reflektorischen Pupillenstarre mit fehlender oder abgeschwächter Reaktion auf Konvergenz (Zeichen von Argyll-Robertson) und das Fehlen der Patellar- und Achillessehnenreflexe.

Konnatale Syphilis

Die Konnatale Syphilis wird im Fötalleben (durch Übertreten von Spirochäten aus der mütterlichen Placenta in die keimende Frucht) erworben, sie ist nicht kongenital (d. h. kein Erbleiden). Der Großteil der Erscheinungen geht also im Fötalleben vor sich; je früher (in der Schwangerschaft) die Infektion erfolgte, desto größer war die Rate der Tot- und Frühgeburten. Die Mutter eines konnatal-syphilitischen Kindes ist also immer krank; allmählich schwächt sich die Krankheit ab, so daß – bei noch bestehender Krankheit – nach den Totgeburten schließlich lebende, wenn auch kranke Frühgeburten oder auch ausgereifte kranke Früchte zur Welt kommen. Je später die Infektion in der Schwangerschaft erworben wird, desto mehr gleicht die Krankheit einer normalen erworbenen postfötalen Syphilis.

Die frühfötale Syphilis ist eine solche der inneren Organe: der Milz, der Leber, der Knochen. An der Haut ist es vor allem die Koryza syphilitica, eine schwere syphilitische Rhinitis, die hochinfektiös ist. In der späten Schwangerschaft erfolgte Infektionen gleichen vom Exanthem her der Sekundärsyphilis. (Ein PA entsteht wegen der diaplazentaren Übertragung, wie bei der Transfusionssyphilis, nicht).

Da die konnatale Syphilis sich im Embryonalleben an *inneren Organen* (vorwiegend) abspielt, können Residuen erst im spätnatalen Leben sich zeigen. Bekannt sind: die *Säbelbeine*, das *Caput quadratum* mit *starken Stirnknorren*, die *Sattelnase* (als Zeichen von schweren Infiltraten im Knochenbereich); letztere gehört zu der sog. *Trias von Hutchinson*, zu der (außer der Sattelnase) die *Keratosis parenchymatosa* und die *Innenohrschwerhörigkeit* gehören. Die sog. *Parrotschen Narben* sind tabaksbeutelförmig radiär um den Mund angeordnet; sie gehen auf massive syphilitische Infiltrate der Mundumgebung (oft bei Coryza syphilitica) zurück; Saugen und Schreien führte zu Einrissen und sekundären Narbenbildungen.

Diagnose der Syphilis

In der *1. Inkubation* ist weder klinisch noch serologisch die Erfassung der sich entwickelnden Krankheit möglich.

In der *2. Inkubation*, vor dem Positivwerden der Seroreaktionen (ab Ende der 4. Woche bis 8. Woche) besteht die Diagnose **ausschließlich im Spirochätennachweis** aus dem PA oder aus den Lymphknoten (Randsinus anstechen!) im Dunkelfeldverfahren. Gegen Ende der 2. Inkubation und im Sekundärstadium besteht die Diagnose sowohl im Erregernachweis als in den positiven *Seroreaktionen.* Am frühesten positiv werden die sog. Flockungs-(Neben-)Reaktionen, ab Ende der 4. Woche post infectionem. Die klassische Wassermann-Reaktion (in verschiedenen Modifikationen) erst Ende der 5., meist in der 6. Woche. Noch später der sog. Nelson-(und FTA-)Test: in der 8. Woche. Diese beiden Reaktionen sind allein spezifisch. Spirochäten lassen sich nachweisen: aus dem PA, den breiten Papeln, der Angina specifica und den Plaques muqueuses (cave: Verwechslung mit den normalen Mundspirochäten und Spirillen), d. h. aus allen Erscheinungen, die des Epithelüberzugs beraubt sind und bei denen das spirochätenhaltige Serum an die Oberfläche tritt. (Den Serumfluß fördert man durch Reizung mit H_2O_2.) Schwieriger ist der Spirochätennachweis aus Lymphknoten und den geschlossenen Makeln und Papeln des Sekundärstadiums (Syphilide). Bei großer Erfahrung und nach Eröffnung der Papel gelingt er dennoch. Im Tertiärstadium gibt es – klinisch – keinen Spirochätennachweis mehr.

Differential-Diagnose

PA: Furunkel, Karbunkel, Milzbrand, banale (schankriforme) Pyodermie

Syphilide: andere infektiöse Exantheme (Masern, Scharlach, Fleckfieber, Röteln usw.), exanthematische Psoriasis (bei Schuppen), vor allem an Palmae und Plantae

Breite nässende Papeln: spitze Condylome. *Angina specifica:* gewöhnliche Angina, Diphtherie. Plaques muqueuses: Lichen ruber,

Leukoplakien: idiopathisch, symptomatisch, präcancerös

Alopecie: Mikrosporie und andere Pilzkrankheiten (bei Kindern)

Leukoderm: psoriatisches Pseudoleukoderm, Vitiligo.

Syphilome: Lupus vulgaris, Pyoderma gangraenosum, Basaliome (knotige und ulcerierend-cicatrisierende), eine Reihe von symptomatischen Ulcera (Ulcus hypertonicum, postthromboticum, U. bei Thalassämie, Paraproteinämien usw.) Trichophytie

Gummen: kalte Abscesse, Osteomyelitis, Sporotrichose usw.

Therapie der Syphilis

Kaum ein Gebiet der Therapie ist so wenig festgelegt wie die Behandlung der Syphilis, die früher durch die festen Kurschemen (1 Kur = 12 Injektionen Neo-Salvarsan, 5–6 g Bismogenol oder Casbis [6–10 g]) absolut fixiert war (Pausen zwischen 4–8 Wochen während der einzelnen Kuren,

2 Kuren nach Negativierung der Sero-Reaktionen). Beim Penicillin ist das Kurschema an sich nicht mehr indiziert, doch muß wohl (bei der Chronizität der Krankheit) eine längere Zeit behandelt werden, d. h. mindestens zwei Wochen. Ebenso wichtig wie die Dauer der Behandlung ist die Art des (Depot-)Präparates, das einen permanenten Blutspiegel von 0,03 E Penicillin/ml gewährleisten muß. Vom Präparat und der Dauer seiner Depotwirkung wiederum ist das Intervall zwischen den einzelnen Injektionen (Stunden bis höchstens 3 Tage) abhängig. Um eine bei Infektion mit Go erworbene Syphilis nicht unterschwellig zu behandeln, empfehlen sich auch bei ersterer Dosen von mindestens 4 Mega. Kontrolle (auch des Blutes): sofort und in 6 Wochen. Bei seroresistenter Syphilis latens eventuell viel höhere Dosen (20–50 Mega E i. v. täglich).

Abschlußuntersuchung und Beurteilung der Ausheilung

Auch heute noch sollte nach Abschluß einer antisyphilitischen Behandlung eine Generaluntersuchung (ophthalmologisch, neurologisch, internistisch, röntgenologisch, serologisch) neben der dermatologischen Kontrolle erfolgen. Vor allem erscheinen unerläßlich die Untersuchung des Augenhintergrundes und des Liquors. Nicht jede – auch ausreichend behandelte – Syphilis wird seronegativ: nur, wenn die Behandlung spätestens in der frühen Sekundärperiode beginnt. Dies gilt sowohl für die klassischen Seroreaktionen, aber noch mehr für den empfindlicheren und spezifischen Nelson-Test. Negativer Nelson-Test und/oder Reinfektion sind absolute Beweise für die erfolgte Abheilung, umgekehrt sind teilweise oder schwach positiv gebliebene Seroreaktionen, vor allem bei ausreichender Behandlung und sonstiger Erscheinungsfreiheit, kein Gegenbeweis für die Ausheilung. Da letztere indessen – bei nicht ganz negativierten Seroreaktionen – fraglich bleibt, spricht man besser von einer *Syphilis satis curata*, *partim seropositiva* im Gegensatz zu der *Syphilis seronegativa curata*.

II. Pyodermien

1. Oberflächliche, epidermale Formen der Pyodermien
   Impetigo contagiosa
   Staphylodermia bullosa neonatorum
   Dermatitis exfoliativa Ritter v. Rittershain (Lyell-Syndrom)
2. Staphylo- und Streptodermien des Follikelapparates
   Folliculitis simplex
   Perifolliculitis abscedens et suffodiens
   Furunkel und Karbunkel
3. Staphylo- und streptogene Infektionen der Schweißdrüsen
   Periporitis
   Hidradenitis suppurativa
4. Infektionen der Lymphbahnen
   Erysipeloid Rosenbach
   Lymphangitis staphylo(strepto)genes
5. Pyodermien der tiefen Bindegewebsschicht
   Abszesse und Phlegmonen

Pyodermien sind von banalen Keimen verursachte Infektionen der Haut und ihrer Anhangsgebilde. Die vielen Einzelformen werden übersichtlich, sobald man sich an die Schicht der Haut (und ihrer Anhangsgebilde) hält, an der sich die Pyodermien abspielen. Die Erreger sind fast ausnahmslos Staphylokokken und Streptokken, wobei dem klinischen Bild (trotz gegenteiliger Behauptungen) nicht zu entnehmen ist, welcher Erreger die Ursache darstellt.
Es sind zu unterscheiden (Abb. 56):

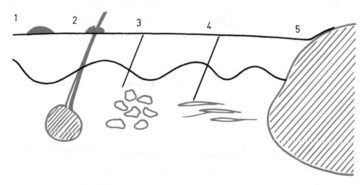

Abb. 56. Pyodermien: 1. Epidermis, 2. Follikel, 3. Schweißdrüsen, 4. Lymphgefäße, 5. Abszeß

1. Oberflächliche, epidermale Formen der Pyodermien

Am häufigsten ist die sog. *Impetigo contagiosa*, eine in schnell aufschießenden meist gelblichen Eiterblasen bestehende Staphylo- oder Streptodermie. Das Blasen- bzw. Pustelstadium dauer nur kurz, das Bild wird beherrscht von gelblich-rötlichen Krusten auf oder umgeben von einem rötlichen Fleck. Die nach Abfallen der Krusten ausschließlich vorhandenen Flecke bestehen einige Zeit weiter; die Abheilung erfolgt aber stets ohne Narben. *Lokalisation:* Gesicht, vor allem die Mundumgebung und die Gegend der Augen, aber auch Stamm und Gliedmaßen, d.h. vor allem die Gegenden, die von den übertragenden Fingern vorzugsweise berührt werden. Befallen sind vor allem Säuglinge und Kleinkinder. Die Impetigo kommt indessen nicht nur in sozial niederen Schichten vor!

Die *Staphylodermia bullosa neonatorum*, auch – recht unglücklich – „Pemphigoid der Neugeborenen" genannt, ist nichts anderes als eine generalisierte Impetigo contagiosa mit flächenhafter Ausdehnung auf der Säuglingshaut, bei der freilich – im Gegensatz zu der Impetigo contagiosa – die schlaffen Blasen und Pusteln (oft in Form eines Hypopyons) stärker ausgeprägt sind und das klinische Bild weitgehend bestimmen, während die Krusten zurücktreten.

Eine weitere Steigerung des Krankheitsbildes ist die *Dermatitis exfoliativa Ritter v. Rittershain,* bei der sich die Haut flächenhaft ablöst. Das Bild gleicht einer schweren Toxicodermie bzw. einer flächenhaften Verbrennung 2. Grades. Beim Erwachsenen wird das gleiche Krankheitsbild meist als Lyell-Syndrom bezeichnet (Toxic epidermal Necrolysis, Toxicodermia combustiformis generalisata), doch ist wichtig, daß nur im Kindesalter Staphylokokken die häufigste Ursache dieses Syndroms darstellen. Beim Erwachsenen spielen Überempfindlichkeiten gegen Arzneimittel (bei wohl gleichzeitiger bakterieller Sensibilisierung) die größte Rolle. Vor der Ära der Antibiotica und Steroidhormone war diese Krankheit (gleich welcher Genese) meist tödlich.

2. Staphylo- und Streptodermien des Follikelapparates

Staphylo- und Streptokokken können vorwiegend den *Bereich des Follikels* befallen. Es kommt dann zur Ausbildung an den Haarbalg gebundener Pusteln, also eitriger Follikulitiden. Hier sind zu nennen: *Folliculitis simplex,* (barbae, capitis, letztere nur bei Kindern). Bei der Bartflechte ist zu unterscheiden die tiefe Trichophytie (in der alten Nomenklatur: Sykosis parasitaria) im Gegensatz zur Sykosis non parasitaria mit banalen Keimen. Letztere sind kleiner als die Pilzelemente und konnten zur Zeit der Entdeckung der Mykosen mit den Mikroskopen noch nicht erfaßt werden. Der *Impetigo Bockhart* kommt wohl keine Eigenstellung zu, zumal sie ungenügend definiert ist.

Eine *chronische* Form stellt die therapeutisch schwer zu beeinflussende *Perifolliculitis* abscedens et suffodiens dar: eine keloidartige Folliculitis der Nackenregion. Dringen die Erreger tiefer in das Corium und in die Cutis ein, so entsteht der *Furunkel* oder auch der (aus mehreren solchen zusammengesetzte) *Karbunkel*. Furunkel im (vor allem mittleren) Gesichtsbereich gehören wegen der Gefahr der Sinusthrombose in stationäre Behandlung und Überwachung.

3. Staphylo- und streptogene Infektionen der Schweißdrüsen

Auch an den *Schweißdrüsen* können sich *Staphylo- und Streptodermien* abspielen. Bei schlecht ernährten Säuglingen stellt die sog. *Periporitis* eine diffuse Schweißdrüsenentzündung mit kleinen, in Pusteln übergehenden Bläschen dar. Bei älteren Jugendlichen und Erwachsenen kann die sog. *Hidradenitis suppurativa* in Form von multiplen Abszessen der apokrinen Schweißdrüsen eine chronische Erkrankung darstellen.

4. Infektionen der Lymphbahnen

Beim *Befall der Lymphbahnen* entsteht das meist streptogene Erysipel, das durch eine flächenhafte, scharf umschriebene Rötung der Haut mit hoher Temperatur gekennzeichnet ist. DD ist das meist milder verlaufende *Erysipeloid Rosenbach*, das von dem Schweinerotlaufbazillus verursacht wird, zu unterscheiden (Erysipelothrix rhusiopathiae): siehe Zoonosen.

Eine *Lymphadenitis* ist eine entzündliche Schwellung eines Lymphknotens, bei der es – auch bei Infektion mit Strepto- oder Staphylokokken – zu einer Einschmelzung und einem Durchbruch nach außen kommen kann. Der Bubo (= der entzündlich vergrößerte Lymphknoten) wird jedoch auch nach anderen Keimen sich eitrig umwandeln (Gonorrhoe, Ulcus molle, Lymphogranuloma inguinale, seltener bei der Syphilis, bei der nur durch Superinfektion mit Strepto- oder Staphylokokken eine Einschmelzung stattfindet).

5. Pyodermien der tiefen Bindegewebsschicht

Wird die *tiefe Bindegewebsschicht* infolge – primär meist follikelgebundener, dann aber sich ausweitender und – einschmelzender Prozesse erreicht, so entstehen *Abszesse und Phlegmonen*, deren klinisches Bild hinreichend bekannt ist. DD: bei den oberflächlichen Pyodermien sind meist nur die einzelnen Formen untereinander abzugrenzen. Bei der Folliculitis kommen Akne vulgaris, artefizielle Akneformen (Chlor-, Schmierölakne), auch der Lichen scrofulosorum und – selten – ein follikelgebundenes papulo-pustulöses Exanthem der sekundären Syphilis in Frage. Die Pyodermia ulcerosa ist oft eine Begleiterscheinung von systemischen Grundkrankheiten, z. B. Paraproteinämien und Colitis ulcerosa.

Behandlung
Für die äußere Behandlung der Impetigo contagiosa genügen meist heiße Kompressen, ferner milde Desinfizienzien, wie etwa Chinosolsalbe (mit oder ohne Glycerin 10,0, Solutio Chinosoli 1%, Eucerin.anhydr.aa ad 100,0). Bei äußerer Behandlung mit Sulfonamiden muß auf die mögliche Sensibilisierung geachtet werden. Keinesfalls darf Penicillin äußerlich in Salben- oder anderer Form verwendet werden.
Bei schwereren Fällen sind zur Abwendung innerer Komplikationen (z. B. Nephritis) Antibiotica innerlich angezeigt.

III. Tuberkulose

Die Tuberkulose ist in den letzten Jahrzehnten selten geworden. Die langwierigen Verläufe chronischer Formen mit Mutilation und Entstellung, die schmerzhafte äußere Behandlung mit ätzenden Salben (Pyrogallus), die Behandlung mit der Kromayer-Lampe und viele andere gehören der Vergangenheit an. Heute sehen wir oft atypische und blande Verläufe. Die Erstinfektion entgeht meist der Beobachtung. *Erreger:* Tuberkelbakterien, entdeckt von R. Koch 1882.

1. Primäraffekt und örtliche Lymphknotenschwellung = Primärkomplex
2. Tuberculosis cutis luposa (Lupus vulgaris)
3. Tuberculosis cutis verrucosa
4. Tuberculosis miliaris ulcerosa et mucosae
5. Tuberculosis cutis colliquativa
6. Tuberkulide
   Lichen scrofulosorum
   Tuberculosis papulo-necrotica
   Tuberculosis miliaris disseminata faciei (Lupus miliaris faciei)
   Tuberculosis indurata cutanea et subcutanea

1. Primäraffekt und örtliche Lymphknotenschwellung = Primärkomplex

Die exogen entstehende Erstlingsläsion an der Haut sitzt vorwiegend im Gesicht und am Hals. Sofern sie erkannt wird, stellt sie ein rotbraunes, weiches Knötchen dar, das zu einem kleinen Ulcus, mitunter mit weichen, unterminierten Rändern führt. Die örtliche Lymphknotenschwellung kann die Erstlingsläsion überdauern. Mit dem Primärkomplex (der häufig im Bereich des Respirationstraktes absolviert wird) erwirbt sich der Körper seine nicht immer dauerhafte Immunität gegen die Krankheit, oder, wenn ihm diese nicht gelingt, das Schicksal der Krankheit.

2. Tuberculosis cutis luposa (Lupus vulgaris)

Diese Form ist immer noch die häufigste Manifestation der Hauttuberkulose. Sie äußert sich in flacherhabenen, randständig gyrierten Plaques. Nach einigem Bestand kommt eine ulceröse Komponente dazu, verschiedene Formen und Stadien mischen sich im gleichen Herd. Der dunkelrote Farbton hellt sich bei Glasspateldruck durch die Kompression des papillären Gefäßplexus und die dadurch erfolgte Anämisierung auf: man erkennt dann mehr braune oder apfelgeleefarbige gruppierte Stippchen. Da die tuberkulösen Granulome auch leicht exophytisch wachsen, ist die Epidermis (insofern nicht schon ein flaches Ulcus besteht) oft druckatrophisch, also sehr dünn und leicht lädierbar: eine Knopfsonde bricht auch auf leichten Druck ein und bleibt dann, von den Granulomen festgehalten, recht steil stecken. *Diaskopie und Sondenversuch sind wichtige diagnostische Kriterien!*
Der Sitz kann überall sein, doch ist das Gesicht bevorzugt. Früher kamen durch Verkennung und unzulängliche Behandlung nicht nur entstellende Narben, sondern Mutilationen (Nase, Ohrmuscheln, Lider) vor.

DD: im Gesicht Rosacea, Erythematodes; überall: Mykosen, Syphilis, Basaliome. *(Faustregel: denke bei der Spätsyphilis immer auch an die Tuberkulose und umgekehrt, und bei flächenhaften (papulösen oder ulcerierenden) Prozessen im Gesicht immer an das Basaliom!)*

Alle anderen Formen der Tuberkulose sind selten. Zu nennen sind noch die

3. Tuberculosis cutis verrucosa, die u. a. der Ausdruck einer Infektion durch Leichentuberkel ist und fast nur an den Handrücken in warzenartigen Formen vorkommt.

4. Die Tuberculosis miliaris ulcerosa et mucosae mit weichen, schnell zerfallenden schmerzhaften Geschwüren im Mund und Analbereich ist eine

Autoinokulation durch intrakanikuläre Fortleitung bei inneren Organtuberkulosen. Sie kommt indessen auch bei Patienten in gutem Allgemeinzustand vor und kann sehr unscheinbare Veränderungen (Faulecken, aphthöse Geschwüre) verursachen.

5. Die Tuberculosis cutis colliquativa entsteht auf dem Lymphweg und stellt eine erweichende Tuberkulose des Lymphknotens oder des subkutanen Gewebes dar. Der knotigen, meist blassen Anschwellung folgt der Durchbruch; der Eiter ist, wie beim Gummi, hell und zäh. Durch den Durchbruch nach außen wird meist die Epidermis lupös infiziert: es handelt sich dann um die sog. *Etagen-Tuberkulose.* Die tuberkulösen Abszesse heilen mit unschönen, brückenartigen Narben ab; die Fisteln bestehen meist lange. Vorzugssitz: seitlicher Hals.
DD: Aktinomykose, vegetierende Pyodermie, Gumma.

Unter **6. Tuberkuliden** versteht man exanthematische Formen, die auf einer immunologischen Reaktion auf die meist nicht mehr nachweisbaren Tbc-Bakterien beruhen. Die Prognose ist gut.

Der – selten gewordene – *Lichen scrofulosorum* ist ein Exanthem mit follikulär angeordneten, blassen, oft spinulösen Papeln. Meist besteht eine Organtuberkulose.
DD: Andere follikuläre (idiopathische oder toxische Keratosen), Lichen ruber follicularis, Ölakne.
Die *Tuberculosis papulo-necrotica* zeigt vorwiegend an den Gliedmaßenstreckseiten ebenfalls follikuläre Papeln, die freilich durch eine zentrale Nekrose (meist mit Schorf oder Schuppe) kompliziert sind. Befallen ist das mittlere Lebensalter.
DD: Verschiedene Formen der Parapsoriasis und Prurigo, Akne vulgaris.
Die *Tuberculosis miliaris disseminata faciei (Lupus miliaris faciei)* ist nach Schuermann eine Lebensversicherung gegen eine Organtuberkulose. Ihr tuberkulöser Charakter ist nicht unbestritten; die DD gegenüber Rosacea (sog. Rosacealike Tuberkulid Lewandowsky) ist histologisch schwierig, der Erfolg bei tuberkulostatischer Behandlung meist sehr bescheiden.
Das sog. *Erythema induratum Bazin (Tuberculosis indurativa cutanea et subcutanea)* ist hinsichtlich seiner tuberkulösen Genese mehr als fragwürdig geworden. Bei diesen torpiden Prozessen an der Beugeseite des Unterschenkels mit indurierten, dann lochartig perforierten Knoten handelt es sich immer um die Kombination einer Vasculitis mit einer Panniculitis, ohne daß (trotz Annäherungen im histologischen Bild) der tuberkulöse Charakter ausgemacht wäre (Röckl).

DD: Ein Erythema nodosum sitzt 1) an der Streckseite, 2) schmilzt nicht ein. Wichtig sind Gummen, Ekthymata, postthrombotische und traumatische Ulcera usw.

Diagnose: Tuberkelbakteriennachweis im Schnitt (Färbung nach Ziehl-Neelsen) oder in der Kultur (dauert 6 Wochen). Tuberkulinreaktion i.c. (10^{-4}—10^{-6} = 0,01—1 TE) positiv bei Lupus vulgaris und Tuberkuliden, negativ bei Tuberculosis ulcerosa cutis et mucosae.

Behandlung: INH (Isonicotinsäurehydracid), PAS (Paraaminosalicylsäure), Streptomycin (cave: Innenohr) und eine Reihe neuerer Tuberkulostatica.

IV. Sarkoidose und Lepra

Sarkoidose	*Lepra*
Klein- und großknotige Plaques	Lepra indeterminata
Gruppiert	Lepra maculo-anästhetica (tuber-
Kleinknotig-exanthematisch	kuloide L.)
	Lepra tuberosa (lepromatöse
	Lepra)
	Borderline-Typ
Anhang: Leishmaniase	

Es hat sich eingebürgert, die Sarkoidose in unmittelbarem Zusammenhang mit der Tuberkulose abzuhandeln. Andererseits aber haben verschiedene klinische Formen der Sarkoidose wiederum eine große Ähnlichkeit mit der Lepra (neben dem dd wichtigen epitheloidzelligen Fremdkörpergranulom), und gewisse Formen der Lepra zeigen wiederum eine gewisse Annäherung an die Tuberkulose. Es empfiehlt sich also, Sarkoidose und Lepra (zumal mit letzterer in unseren Breiten infolge des gestiegenen Verkehrs und der zahlreichen Gastarbeiter aus südlichen und südöstlichen Ländern zu rechnen ist) gemeinsam und in unmittelbarem Zusammenhang mit der Tuberkulose zu besprechen.

Sarkoidose (M. Boeck, M. Besnier-Boeck-Schaumann)

Gewisse Gemeinsamkeiten zwischen der Tuberkulose (vor allem dem Lupus vulgaris) und der Sarkoidose liegen auf der Hand: auch bei letzterer handelt es sich klinisch meist um papulöse Infiltrate, die unter Glasspateldruck ein ähnliches Phänomen zeigen, nämlich eine apfelgeleeartige, stippchenförmige, mehr gelbe als braune Verfärbung. Wesentlicher als diese klinische Analogie (die nicht für alle Fälle zutrifft), sind indessen die Unterschiede:

1. *klinisch:* Es handelt sich um *kaum ulcerierende,* mehr *papulös-knotige Plaques,* willkürlich angeordnet, meist in der Mehrzahl, bis zu *disseminierter Aussaat* reichend. *Klein- und großknotige Formen* können unterschieden werden, die letzteren sind indessen nie so großflächig wie bei einem Lupus vulgaris. Im klinischen Bild herrscht mehr ein satter braunroter Farbton vor.

2. *histologisch:* Hier herrschen reine, in sich abgekapselte Epitheloidzellinfiltrate vor, der Anteil an Lymphozyten und Riesenzellen ist gering. Die Riesenzellen sind mehr vom Fremdkörpertyp, das histologische Bild erinnert einerseits an *Fremdkörpergranulome,* andererseits an die Lepra.

3. *mikroskopisch:* Es lassen sich keine Tuberkelbakterien, weder vom humanen, noch vom bovinen Typ in den klinischen Veränderungen nachweisen.

4. *immunologisch:* Die Abwehrlage ist gegenüber der Tuberkulose durch eine weitgehende Anergie gekennzeichnet (Tuberkulinschwelle bis zu $10^{-2} = 100\,\text{TE}$, einer sehr starken Konzentration, negativ).

5. *Organbefall:* Die Lungenveränderungen bei der Sarkoidose sind, außer den Hilus-Lymphknotenschwellungen, gänzlich anders, sie erinnern an eine Schneeflockenlunge. Ferner kommen in schweren Fällen neurologische Veränderungen, und cystische Knochenaussparungen, meist an den Endphalangen, vor.

6. *therapeutisch:* Im Gegensatz zu der Hauttuberkulose wirken Tuberkulostatica (sei es Streptomycin, PAS oder andere mehr) kaum oder gar nicht bei der Sarkoidose. Hier sind am wirksamsten (so nicht durch primäre Symptome kontraindiziert) Steroidhormone. Im Gegensatz zu der Hauttuberkulose kann die Sarkoidose auch spontan heilen.

Will man also die Sarkoidose überhaupt noch mit der Tuberkulose in Zusammenhang bringen, so könnte es nur eine Tuberkulose bei veränderter Abwehrlage, genauer: bei einem Immundefekt sein. Dagegen aber sprechen wieder die immunologischen Untersuchungen; ferner müßten trotzdem, wenn auch seltener, Tuberkelbakterien nachgewiesen werden können. Man wird also gut daran tun, die sehr schillernde Sarkoidose als eine eigene nosologische Entität anzusehen.

DD: bei umschriebenen Herden: Lupus vulgaris, Lepra, Rhinophym, leukämische Infiltration bei disseminiert exanthematischen Herden: Syphilide, Urticaria pigmentosa adultorum, Erythema elevatum diutinum, Mykosis fungoides.

Diagnostisch wichtig ist der sog. *Kveim-Test*, eine i.c. Reaktion auf einen aus Sarkoidose-Lymphknoten gewonnenen Impfstoff, der bei uns allerdings schwer erhältlich ist.

Lepra

Erreger: Die nach A. Hansen (1873) benannten Bakterien sind plumpe, in der Mitte etwas dickere (etwa zigarrenförmige) Stäbchen. Sie werden nach Ziehl-Neelsen gefärbt und sind in Ölimmersion zu suchen. Nasenabstrich und Gewebssaft sind erregerhaltig; Bakterien sind zu erwarten nur bei der tuberösen (lepromatösen) und mitunter bei der sog. Borderline-Form. Die Erreger sind nicht in der Kultur züchtbar; für die Diagnose wichtig ist auch der Lepromin-(Mitsuda) Test, der bei der tuberkuloiden Lepra regelmäßig positiv ist, bei der Lepra indeterminata und beim Borderline-Typ positiv sein kann und bei der lepromatösen Form negativ ist.

1. *Lepra tuberosa (lepromatöse Lepra):* bei geschwächter Abwehrlage finden sich klinisch unscharf begrenzte Flecken und Knoten verschiedenen Kalibers, vor allem im Gesicht.
   DD: Leukämische Tumoren, Mykosis fungoides, Reticulosarkomatose Gottron.
   In der *Histologie* finden sich fettspeichernde Histiocyten = Virchow-sche Schaumzellen.

2. *Lepra maculo-anaesthetica (tuberkuloide Lepra):* bei guter Abwehrlage finden sich klinisch dunklere Flecken, oft auch flache Papeln, vor allem am Rand. *Histologisch* zeigen sich Granulome mit tuberkuloidem Aufbau, mit Epitheloidzellen, Riesenzellen, Lymphocytenwall. Hyp- und anästhetische Zonen finden sich vor allem im Bereich des N. peronaeus und N. ulnaris.

3. Bei der *Lepra indeterminata* findet sich klinisch ein Fleck, der selten erythematös, meist hypochrom oder gar weitgehend pigmentfrei ist. Die *Histologie* ist uncharakteristisch.

4. Der Übergang von 1–2 = *Borderline-Typ.* Klinisch finden sich Infiltrate ohne scharfe Begrenzung. *Histologisch* finden sich Schaumzellen ohne Fettanteil.

Therapie: Eine Reihe von Sulfonamiden, vor allem das Diaminodiphenylsulfon mit dem Thalidomid. Dosierung: 50–100 mg/Tag über Jahre,
mit genau zu bestimmenden Pausen (Lebertests).

Anhang: Leishmaniase

Als eine weitere Tropenkrankheit, die auch dd gegenüber der Lepra (wie
Syphilis und Tuberkulose) wichtig werden kann, ist die Leishmaniase zu
nennen. Die *orientalische* (Orientbeule) ist harmloser als die *südamerikanische*, mucocutane Leishmaniase.
Leishmanien sind geißellose Flagellaten, die Trypanosomen ähneln. Die
(solitären oder multiplen, ja exanthematischen) Hauterscheinungen spielen in allen Varianten vom Fleck zur Papel; Ulcerationen und wuchernde
Vegetationen sind seltener.

V. Viruskrankheiten der Haut

Die virusbedingten Dermatosen, die zahlreiche Krankheiten umfassen,
zeigen sich an der Haut unter verschiedenen klinischen Bildern:

a) in Form gedellter Bläschen;
b) in Form fleckiger und papulöser Exantheme;
c) als epithelial-hypertrophische Formen.

a) Virusdermatosen in Form (gedellter) Bläschen

1. Herpes simplex und Aphthoid Feyrter
2. Zoster
3. Varizellen (Windpocken)
4. Variola (Pocken)
5. Variolois (= durch Impfung mitigierte Pocken)
6. Vaccination und Vaccinia
7. Melkerknoten
8. Maul- und Klauenseuche
9. Katzenkratzkrankheit

b) Virusdermatosen mit fleckigen und lichenoiden Exanthemen

1. Masern (Morbilli)
2. Röteln (Rubeolen)
3. Scharlach (Scarlatina)

c) Epidermale Virusdermatosen

1. Verrucae vulgares
2. Verrucae planae juveniles
3. Condylomata acuminata
4. Mollusca contagiosa (Dellwarzen)

a) Virusdermatosen in Form (gedellter) Bläschen

Die hier einschlägigen Dermatosen reichen von umschriebenem, mehr oder minder harmlosem Befall bis zu lebensgefährlichen Krankheiten. Bei den Primäreffloreszenzen handelt es sich um einzelne, meist gruppierte Bläschen, die schnell in Pusteln übergehen und eine zentrale Delle zeigen. Im einzelnen:

1. Herpes simplex (von ἔρπειν = kriechen)

Virus: 100–150 nm (Grüter 1920). Der Herpes simplex ist in nosologischem Sinn nur bedingt eine Krankheit, da er keine vollständige immunologische Abwehr auslöst. Bei der Erstinfektion (im Kindes-, aber auch oft noch im frühen Erwachsenenalter) ist ein Titeranstieg der Antikörper im Serum feststellbar, meist aber nicht bei Rezidiven, die einander, mangels spezifischer Abwehr, sehr häufig folgen können: = *Herpes recidivans*, und wenn an der gleichen Stelle: H.r. *in loco*. Diese ausbleibende Immunität bedingt auch die Therapieresistenz. Dazu kommt, daß das – offenbar ständig im Körper verbleibende – Virus durch eine Reihe von Faktoren stimuliert werden kann: Sonne, Menstruation, körperliche und seelische Stress-Situationen, Fieber usw.

Die schwerste Form der Herpes-Erstinfektion im Bereich des Mundes ist das sog. *Aphthoid Pospischill-Feyrter*, meist beim Kleinkind auftretend. Den gruppierten Bläschen geht eine Rötung bzw. ein umschriebenes Ödem voraus, in dem ein pelziges Gefühl vorherrschen kann. Diese Veränderung fühlt sich derb an. Beim Betasten sind dann meist schon einige Knötchen fühlbar, die sich dann schnell in Bläschen umwandeln. In diesem Stadium kann es zum Stillstand kommen. In klassischen Fällen findet sich eine Gruppe von 5–10 Bläschen auf gerötetem Grund. Die Bläschen platzen und trocknen zu Krusten ein. Örtliche, z.T. schmerzhafte Lymphknotenschwellungen sind möglich! Die Abheilung dauert (wobei die Behandlung nicht viel ändert) 5–10 Tage.

Nach der Lokalisation unterscheidet man: *Herpes labialis, genitalis, progenitalis, facialis*, nach der Art der Provokation: *Herpes traumaticus* (z.B. nach der Behandlung beim Zahnarzt), *febrilis, menstruationis, solaris* usw.

Virologie: Mit dem Filtrat ist an der Kaninchencornea ein Herpes auszulösen. Bei Rückimpfung auf die Hornhaut eines Erblindeten entsteht wieder Herpes, beim Kaninchen Encephalitis.

Komplikationen: Ekzema herpeticatum Kaposi 1893 = Varicelliform eruption. Dabei handelt es sich um eine generelle Herpes-Aussaat auf dem Boden eines (meist endogenen) Ekzems oder um ein mit Herpes-Virus beimpftes, meist generelles Ekzem. Hochfebriler, lebensgefährlicher Zustand mit möglicher Encephalitis.

Behandlung: Der Herpes simplex, vor allem der rezidivierende (und genital lokalisierte; bei letzterem sind aber so gut wie immer genitale Konfliktsituationen, wenn auch nicht bewußt, am Weiterbestand beteiligt) ist therapeutisch undankbar. Virostatica (örtlich und innerlich) helfen nur bedingt. Meist kommt die Behandlung zu spät. Oft hilft, im Stadium der Rötung und Infiltration, das Betupfen mit folgender Lösung:

Hydrargyri bichlorati	0,01
Phenoli liquefacti	0,015
Ichthyoli	0,1
Tincturae benzoes	
Spirit. vini diluti aa ad	20,0

In chronischen Fällen versucht man Pockenimpfung, unspezifische Umstimmung, Gammaglobuline, Röntgenstrahlen. Von der Behandlung mit Herpesvirus-Vaccine haben wir bisher nur Verschlimmerungen und schwerere Verläufe, keine anhaltenden Besserungen gesehen.

Dennoch sollte die Vakzinationsbehandlung mit dem Herpes-Antigen (Lupidon) weiterhin erprobt werden. Das Antigen muß, da das Herpes-Virus ein schwaches Antigen ist, häufig injiziert werden: alle 8 Tage 10–20 mal, dann alle 14 Tage 5–10 mal und später nur mehr einmal im Vierteljahr. Die Erfolge werden noch unterschiedlich beurteilt.

2. Zoster (ζωστήρ = Gürtel)

Zostervirus Paschen 1917–1934. 200 nm Durchmesser. Das Zostervirus ist vom Herpes simplex-Virus verschieden, aber wohl mit dem Varizellen-Virus identisch. Die Immunität ist dauerhaft; bemerkenswert bleibt immerhin, daß Zoster nach Varizellen möglich ist, Varizellen nach Zoster jedoch nicht beobachtet werden.

Der Zoster befällt die Spinalganglien (oder ihre Homologen) und ist deshalb im Ausbreitungsgebiet eines sensiblen Nerven lokalisiert. Der Gürtel ist immer halb, die strenge Halbseitenanordnung (im Gesicht spricht man indessen nicht von einem Gürtel) ist pathognomonisch und diagnostisch wichtig.

Im *Prodromalstadium* bestehen Müdigkeit, Abgeschlagenheit, Störungen im Magen-Darm-Trakt, Halsschmerzen, Nackensteifigkeit, Fieber. Oft gehen – recht unerträgliche – Neuralgien voraus (sie können auch lange nach klinischer Abheilung bestehenbleiben): *Klinisch* findet sich eine Rötung, mit papulösen Erhebungen; bald zeichnen sich die zunächst wasserklaren perlartigen Bläschen ab. Das Ausbreitungsgebiet des betroffenen Nerven ist nicht kontinuierlich und flächenhaft, sondern arealweise befallen, wobei Rötung, Bläschen, Infiltration und sekundäre Krusten, ja nekrotische Bezirke nebeneinander vorkommen. Die oft gekammerten, hämorrhagischen Bläschen schießen innerhalb einiger Tage auf; sie trocknen dann aus, es folgt eine mehr oder minder tiefe Nekrose. Auch ohne Ausbildung gangränöser Formen hinterläßt der Zoster stets Narben: zusammen mit der Lokalisation (halbseitig, Ausbreitungsgebiet eines sensiblen Nerven) bleibt ein *lebenslängliches Stigma* bestehen. Der Zoster kann mehrere Metamere nebeneinander (aber immer in lückenloser Folge) betreffen (z. B. Th 4–8), oder – ausnahmsweise – beide Seiten, dann aber mit verschiedenen Segmenten *(Zoster multiplex unilateralis, duplex bilateralis)*.

Eine Sonderform (bei geschwächter Immunität) ist der exanthematisch ausgebreitete *Zoster generalisatus*. Störungen der Immunabwehr sind fast immer durch konsumierende Krankheiten, Neoplasien (oft systemisch), Paraproteinosen usw. bedingt. Der Zoster (sowohl lokalisiert, als auch generalisiert) kann ein *Symptom* solcher allgemeinen Prozesse sein; infolgedessen ist jeder Zoster, vor allem in der 2. Lebenshälfte, die Indikation zu genauester allgemeiner Untersuchung!

Besonders schwer verlaufen die Zosteren im Kopfbereich: Trigeminus 1, 2 und 3; bei V 1 und 2 ist der Augenbefall (Cornea!) gefürchtet; die Mundschleimhaut ist bei V 2 (und seltener 3) befallen.

DD: Bei klassischer Lokalisation unverkennbar. Bei aberrierenden Bläschen (meist finden sich einige, die die Mittellinie etwas gegen die unbefallene Körperseite hin überschreiten) und bei Zoster generalisatus ist an Varicellen, Variolois, eventuell sogar an echte Pocken zu denken.

Behandlung: Die örtliche Behandlung ist trocken, mit antibakteriellen Pudern (cave: Steroidhormone). Im Vordergrund steht die Schmerzbekämpfung (Analgetica, Vit. B_{12}) und die Abklärung einer möglichen allgemeinen Ursache (Zoster als Symptom).

3. Varizellen (Windpocken)

Die Ersterkrankung mit dem Zoster-Varizellen-Virus führt zu den Windpocken. Inkubation: 14–20 Tage.

Klinik: Bei Kindern kaum Prodromi, etwas Abgeschlagenheit, Fieber. Bei älteren Kranken: Gelenkschmerzen. Zunächst schießen – noch unter Bestand des Fiebers – Flecken auf, die sich schnell in Papeln und dünnwandige Bläschen umwandeln. Die Eruption geht in Schüben vor sich, es finden sich nebeneinander verschieden große und verschieden alte Effloreszenzen verschiedener Stadien (sog. *Sternkarte*). Die Bläschen haben einen roten Hof und sind – zu Anfang – leicht gedellt.

Lokalisation: Stamm, von da Ausbreitung nach den Extremitäten (zentrifugal). Beteiligung von Mundhöhle, Inguines, Kopfhaut. Geringer Juckreiz. Kaum Lymphknotenschwellung; Leukopenie.

DD: siehe Schema Pocken.

Behandlung: Bettruhe, keine Antibiotica, vor allem keine Steroidhormone. Örtlich desinfizierende Puder, Schüttelmixturen, keine Salben.

4. Variola (Pocken)

Erreger: Variola-Virus, Paschen 1907, 150–260 nm groß, Quadervirus. Verimpfbar auf Kaninchenhornhaut, findet sich in den Guarneri'schen Körperchen.

Inkubationszeit: 10–18 Tage (bei der Quarantäne werden 3 Wochen gerechnet).

Klinik: 3tägiges Initialstadium, mit febril-grippösen Beschwerden, Glieder- und Kreuzschmerzen. Das dabei vorhandene Initialexanthem mit flüchtigen Flecken ist diskret und wird kaum einmal bemerkt. Dann fühlt sich der Kranke 2 Tage wohl: „Stille vor dem Sturm". Nach Abfieberung Umwandlung der bislang unbemerkten Flecken bzw. Entstehung der eigentlichen Eruption, Papeln mit Bläschen. Ab 8. Tag Eintrübung der Pusteln mit deutlicher Eindellung. In diesem Stadium ist das typische Bild der Blattern ausgeprägt. Ab 12. Tag Eintrocknung und Abstoßung der Borken in weiteren 10 Tagen. Auch die Pocken heilen unter Narben ab.

Lokalisation: Gesicht, dann Stamm und Gliedmaßen (zentripetal). Die Mundhöhle kann (wie bei den Varizellen) in schweren Fällen ebenfalls befallen werden, auch die Kopfhaut. Auch Handteller und Fußsohlen werden betroffen, doch bleibt die Inguinalgegend frei.

Exanthem **nach** Allgemeinsymptomen	Exanthem **bei** Allgemeinsymptomen
Alle Effloreszenzen haben das gleiche Stadium	Schübe mit verschiedenen Stadien (= Sternkarte)
Ausbreitung vom Kopf zur Peripherie	Ausbreitung vom Stamm zu den Gliedmaßen
Inguinalgegend bleibt frei	Inguinalgegend befallen
Palmae + Plantae befallen	Palmae + Plantae bleiben frei
Mundhöhle selten befallen	Mundhöhle fast immer befallen
Blasen mehrkammerig, größer, ohne Hof	Bläschen klein, mit rotem Hof, nicht mehrkammerig

Die *Diagnose* der Pocken erfolgt elektronenmikroskopisch sowie durch Verimpfung des Erregers auf die Kaninchencornea und die Chorionallantois.

Die Pocken gehören zu den ansteckendsten Krankheiten, der Verlauf ist bei Ungeimpften oft tödlich, und kann auch bei Geimpften noch schwer sein. *Meldepflicht, Isoliermaßnahmen.* Epidemien in Heidelberg, Düsseldorf, Aachen, Kulmbach, Meschede, Hannover in den letzten zwölf Jahren.

5. *Variolois* (= durch Impfung mitigierte Pocken)

Die Schwere der Pockenkrankheit, der oft tödliche Verlauf und die bleibende Entstellung (vor allem im Gesicht) führten nach vielen Vorversuchen, die bis auf Jenner 1798 zurückgehen, zur gesetzlichen Pockenschutzimpfung. Sie wurde in Deutschland im Jahr 1874 gesetzlich, ein Jahr nach der letzten schweren Pockenepidemie. Die Pockenschutzimpfung, die im ersten und im 10.–12. Lebensjahr durchgeführt wird, hinterläßt eine für einige Jahre (wohl nur $1\frac{1}{2}$ Jahre) andauernde Immunität. Beruflich pockengefährdete Personen werden deshalb am besten alle 1–2 Jahre nachgeimpft. Für die Impf-Lymphe verwendet wird das Kuhpockenvirus, das je nach Passage, Stamm und Serum verschieden virulent bzw. aktiv ist.

Bei erfolgreich Pockengeimpften geht eine Infektion mit Pocken überhaupt nicht an, oder sie verläuft – je nach der Stärke der Immunität – abgeschwächt. Dabei entstehen Formen, die mitunter klinisch sehr schwer zu erkennen sind:

Dd können Varizellen (losere Aussaat, kleinere, atypische Bläschen), ein Zoster generalisatus oder auch (bei wenigen und umschriebenen Effloreszenzen) ein Herpes simplex oder ein umschriebener Zoster in Frage kommen, ferner Parapsoriasis varioliformis, Strophulus, Akne. Schwierig werden die Verhältnisse, wenn unbekannt ist, ob der Befallene die Windpocken in seiner Jugend durchgemacht hat. Für die Diagnose

Pocken sind bei genauer Erhebung der Vorgeschichte Beziehungen zu eben abgeschlossenen Reisen in ferne Länder oder Kontakte zu Erkrankten oder Gefährdeten erkennbar.

Therapie: Die Behandlung schwerer Pockenfälle unter Quarantäne-Bedingungen erfordert alle Umsicht und Kunst erfahrener Ärzte. Schon die äußere Behandlung stellt (infolge der Isolierung, und der Schutzanzüge des Wartepersonals) oft ein Problem dar. Zu achten ist auf Kreislauf, Infektionsschutz, Stärkung der Immunabwehr (Gammaglobuline). Die Wirksamkeit der Chemotherapie (Thiosemicarbazonabkömmlinge) ist noch nicht eindeutig erwiesen.

6. Vaccination und Vaccinia

Die Pockenschutzimpfung mit dem verwandten Kuhpockenvirus hat das Ziel, unter Ausbildung weniger, durch die Impflanzette gesetzter Effloreszenzen (an unscheinbarem Ort und bei vollem Wohlbefinden des Geimpften) das Immunsystem zu der Ausbildung ausreichender Antikörper anzuregen (= aktive Immunisierung). Beim Erstimpfling und beim erfolgreich Wiedergeimpften machen die Impfreaktionen die gleichen Stadien durch wie die Pockeneffloreszenzen. Nach einigen Tagen entsteht an der Impfstelle ein Erythem, das sich (etwa am 4.–5. Tag) in eine Papel, dann in ein zentral gedelltes Bläschen bzw. Pustel (5.–7. Tag) umwandelt. Der rote Hof kann infiltriert sein. Die Eintrocknung erfolgt in der 2., das Abfallen der Borke in der 3. Woche.

Vaccinationsfolgen

a) *postvaccinales Exanthem.* Es entspricht dem Exanthem des 9. Tages (wie bei der Serumkrankheit). Es ist selten und harmlos.

b) *Vaccinia secundaria:* darunter versteht man die Übertragung der Impflymphe auf eine andere Stelle des Körpers, die jedoch ebenfalls einen kleinen epidermalen Defekt tragen muß (z.B. eine Verletzung oder Pyodermie).

c) *Vaccinia generalisata* ist eine hämatogene Streuung mit einer allgemeinen Impfaussaat.

d) Die schwerste Komplikation ist die *postvaccinale Encephalitis*, die zum Tode oder zu bleibenden Hirnschäden führt. Sie kommt gelegentlich immer wieder vor und wird von den Impfgegnern als wichtiges Argument gegen die Pockenschutzimpfung ins Feld geführt.

e) *Ekzema vaccinatum:* die von außen erfolgte Beimpfung oder hämatogene Vaccinationsausbreitung in einem (meist generalisierten) Ekzem. Deshalb keine Impfung von Kindern mit frischen Ekzemen bzw. Vorimpfung mit Vakzine-Antigen.

f) *Vaccinia inoculata.* Betrafen die bisherigen Komplikationen den Geimpften selbst, so sind bei der V.inoculata andere Personen gefährdet. Durch Schmierinfektion überträgt der Geimpfte seine Lymphe auf epidermale Läsionen eines anderen. Wir beobachteten den Fall eines revakzinierten Mädchens, das seine Impfpustel mit einem Taschentuch betupfte. Das gleiche Taschentuch verwendete ihre 19jährige Schwester, um einen ausgedrückten „Pickel" in der Gegend des Kinns abzutupfen. Sie bekam darin (da sie ohne ausreichenden Impfschutz war) eine Impfpustel (V. inoculata) mit nachfolgender vakzinaler Meningitis, der sie erlag.

7. Melkerknoten

Er wird verursacht durch das sog. Paravaccinevirus, das zwar ebenfalls ein Quadervirus darstellt, aber nicht auf Allantois züchtbar ist und keine Immunität hinterläßt. Klinisch handelt es sich um derbe Knoten, meist an den Fingern von Melkern. (Die Melkerknoten gehören also eigentlich in die Gruppe c) der epithelialen Viruskrankheiten, sie werden hier jedoch aus Gründen der Systematik erwähnt).
Dd sind zu unterscheiden:

a) der Vaccine-Knoten: = eine Vaccinia inoculata durch Vakzinevirus vom Rind auf den Menschen übertragen
b) Melkerschwielen = tylotische Knötchen, traumatisch bedingt
c) Melkergranulations-Knoten = Fremdkörpergranulome durch Tierhaare
d) Tuberculosis verrucosa cutis = aus Leichentuberkeln übertragene verruköse Form der Hauttuberkulose

8. Maul- und Klauenseuche

MKS-Virus hat geringe Affinität zum Menschen. Sichere Fälle gehen auf Gerlach 1924 und Trautmann 1929 zurück.
Zur Sicherung der Diagnose ist nötig:

a) unmittelbarer Kontakt mit virushaltigem Material (Speichel usw.). Nicht allein Genuß von Milch, Butter, Rahm usw.
b) Befall nicht nur der Mundhöhle, sondern auch der Gliedmaßen
c) Nachweis durch Impfung auf geeignete Tiere
d) Nachweis neutralisierender Antikörper im Serum von Rekonvaleszenten

Inkubation: 2–6 Tage. Allgemeinerscheinungen mit Fieber, Kopf- und Kreuzschmerzen, Trockenheit im Mund. Oft schon zu Beginn der Erkrankung morbilliformes Exanthem, dem Schleimhauterscheinungen folgen: diffuse Rötung, entzündliche Rötung, dann Bläschen mit rotem Hof. Umwandlung in Aphthen. Die gleichen Erscheinungen an den Akren und am Genitale. Gastrointestinale Erscheinungen.

DD: Habituelle Aphthen, Aphthoid Pospischill-Feyrter (= schwere Primärläsion des Herpes simplex).

9. *Katzenkratzkrankheit* (Maladie des griffes des chats, Debré et al. 1950)

Das Virus dieser seltenen Krankheit gehört der Ornithose-Psittakose-Gruppe an. Inkubationszeit: 2 Wochen bis 2 Monate.

Klinisch: Typischer Primäraffekt, mit einem entzündlichen, bald geschwürig zerfallenden Knötchen mit örtlicher Lymphknotenschwellung. Gelegentlich kommt Abszedierung vor. Subfebrile Temperaturen, Leukopenie + Eosinophilie. Lokalisation: Hände, Kieferwinkel, Beine. Die übertragende Katze ist selbst gesund, sie vermittelt das im Pflanzenreich häufige Virus, das intrazelluläre Einschlußkörperchen erzeugt. Aus Lymphknoteneiter wird eine antigenhaltige Vakcine gewonnen, die beim Erkrankten zu einer positiven Intracutanreaktion führt (Mollaret-Antigen).

DD: Tuberkulose, Syphilis, eventuell Granuloma inguinale.
Behandlung: unspezifisch.

b) Viruskrankheiten mit fleckigen und lichenoiden Exanthemen

1. *Masern (Morbilli)*

Erreger 140 nm im Durchmesser, wächst auf Hühnerembryonen. Sehr contagiös. Übertragung durch Tröpfcheninfektion während des katarrhalischen und exanthematischen Stadiums. Inkubation: 11 Tage (katarrhalisches Stadium), 14 Tage (Exanthem).

Katarrhalisches Prodromalstadium: Fieber bis 40°, Rhinitis, Conjunctivitis, Lichtscheu, Pharyngitis und Tracheitis mit trockenem Husten. Am 2.–3. Tag entstehen die *Koplik-(1898)-Flecke:* gegenüber den Backenzähnen finden sich punktförmige weiße Flecken mit rotem Hof. Sie sind nicht wegwischbar, und bestehen 1–2 Tage. Dann tritt ein Exanthem aus roten Flecken an Gaumen, Tonsillen und Uvula auf. Inzwischen ist das katarrhalische Stadium abgeklungen, die Temperatur sinkt, steigt aber dann von neuem.

Exanthematisches Stadium: Rote, rundovale Flecken, erst blaß, dann dunkelrot. Beim Betasten spürt man eine leicht papulöse (lichenoide) Komponente, manchmal hämorrhagische Umwandlung. Das Exanthem beginnt hinter den Ohren, greift auf Hals, Rumpf und Gliedmaßen über. Durch Zunahme und Vergrößerung der Effloreszenzen Konfluenz. Nach 3–4 Tagen: lytischer Abfall, Abblassen des Exanthems, kleinförmige Abschilferung. Komplikationen: Pneumonie, eventuell Tuberkulose.

DD: Röteln, Scharlach, Syphilis; im Stadium der Abschilferung lichenoidsquamöse Exantheme (Parapsoriasis, Psoriasis, eventuell Lichen ruber).

2. Röteln (Rubeolen)

1942 gelang Habel die Züchtung auf Hühnerembryonen und die Übertragung auf Malakusaffen. Inkubationszeit: 2–3 Wochen, Übertragung durch Tröpfcheninfektion. Kontagiosität geringer als bei Masern.

Bei erwachsenen und schwangeren Frauen können Rubeolen auf den Föten übertragen werden; $1/3$ der Neugeborenen, deren Mütter in der Frühschwangerschaft Rubeolen durchmachten, zeigt eine *Embryopathia rubeolica* mit späteren Mißbildungen.
Prodromi wenig ausgeprägt, leichtes Fieber, Katarrh. Das Exanthem kommt schnell und ist nach 2 Tagen verschwunden. Es beginnt schmetterlingsförmig im Gesicht, retroaurikulär, geht auf Rumpf und Gliedmaßen über. Es handelt sich um kleinste Papeln mit leicht anämischem Hof. Lymphknoten cervikal und okzipital sowie Milz geschwollen. Am Processus mastoideus: Theodor'scher Lymphknoten. Leukopenie, später Leukozytose und Eosinophilie.

DD: Masern, Scharlach, Syphilis II.

Therapie: Bei frühschwangeren Frauen Interruptio. Sonst: Gammaglobuline, Bettruhe, indifferente Maßnahmen.

3. Scharlach (Scarlatina)

Die Ursache des Scharlachs bilden (nach Bingel) Viren *und* Streptokokken. Inkubation: 2–5 Tage, Tröpfcheninfektion.
Erstsymptome: Fieber, Kopfschmerzen, Erbrechen, Halsschmerzen. Rachenring gerötet. Weicher Gaumen: fleckiges Exanthem. Zunge belegt, Hals-Lymphknoten leicht geschwollen. Das Exanthem befällt das Gesicht wenig. Immer ausgespart ist die Perioralregion (Kinn, Mundumgebung, Oberlippe). Der Ausschlag erscheint zuerst in den Leistenbeugen, am Schenkeldreieck, dann an den Beugeflächen der Arme und Gelenke, zuletzt an Brust, Bauch, Rücken.
Bei dem Ausschlag handelt es sich um follikuläre Papeln mit kleinsten Hämorrhagien. Rumpel-Leede-Versuch wird positiv. *Zunge:* sie verliert

nach 2–3 Tagen ihren Belag, es entsteht eine diffuse Rötung mit geschwollenen Papillen *(Himbeerzunge)*. Dazu kommt die Scharlachangina.

Diagnostisch wichtig ist das Auslöschphänomen nach Schultz-Charlton: 0,5–1,0 menschliches normales oder Scharlachrekonvaleszentenserum i. c. verabreicht löscht nach 7 Stunden in einem handtellergroßen Bezirk den Ausschlag aus. Dasselbe tritt nach i. c. Injektion von Pferdeserum, das mit Dick'schen Streptokokken vorbehandelt wurde, ein.

Die typische, kleinlamellöse Abschuppung bezeichnet oft die „zweite Krankheit": mit Otitis, Glomerulonephritis, Polyarthritis usw. Es handelt sich dabei um toxische Folgen oder um die Auswirkung des Neuerwerbs anderer Streptokokken aus der Umgebung.

c) Epidermale Virusdermatosen

Bei der 3. meist umschriebenen Form handelt es sich um solide, verruköse oder halbkugelige Papeln in umschriebener Anordnung oder exanthematischer Aussaat.
Das Warzenvirus (50 nm) kann drei verschiedene Formen auslösen:

1. Verrucae vulgares

Ihr Erscheinungsbild ist geläufig: harte, grauweiße, zerklüftet verhornte Papeln, einzeln oder zahlreich, mit Vorzugssitz an den Händen, aber auch an anderen Stellen des Körpers.

2. Verrucae planae juveniles

sind flache, nicht stärker verhornte, mehr gelbliche, längliche oder runde Papeln. Sie treten multipel auf, oft fast flächenhaft und bevorzugen Gesicht und Handrücken.

3. Condylomata acuminata

sind mächtige, oft hahnenkammartige Wucherungen, oft zerklüftet, aber meist mit schmaler Basis, im Bereich des Genitale und Anus. Es kann zu blumenkohlartigen Gebilden kommen; das Auftreten wird begünstigt durch Ausfluß, Geschlechtskrankheiten, homosexuellen Verkehr.

DD: bei 1. Schwielen, Tuberculosis verrucosa, eventuell Carcinom
bei 2. Lichen ruber planus, Dyskeratosen (Lewandowsky-Lutz)
bei 3. Condylomata lata, Analpolypen, Hämorrhoiden, Carcinome
(vor allem am Penis)

Therapie

zu 1 und 2: Betupfen mit flüssigem Stickstoff oder virostatischen Salben oder Lösungen (Joddesoxyuridin = IDU-Tropfen® oder Synmiol-Salbe®, Betupfen mit Phenol. liquefactum), eventuell elektrochirurgische Abtragung. Rezidive sind häufig, oft ist indifferent-eintrocknende Behandlung (4% Tannin, 5–10% Resorcin) bzw. Psychotherapie erfolgreicher als allzu häufiges Manipulieren.

4. *Mollusca contagiosa (Dellwarzen)*

Bei den vom Poxvirus mollusci verursachten Erscheinungen handelt es sich um hautfarbene, leicht rotgelbe halbkugelige Papeln von Stecknadelkopf- bis Kleinerbsengröße, die in der Mitte genabelt sind. Sie sind meist gruppiert, oft unregelmäßig verstreut; eine exanthematische Aussaat mit mehreren hundert oder tausend Exemplaren kann sich bei Systemkrankheiten und unter fortgesetzter Wirkung von Steroidhormonen finden. Das Aussehen ist sehr typisch. Zur Sicherung der Diagnose kann man einen Herd anstechen und mit dem schmalen Skalpell ein bröckeliges Gebilde ausheben.

Diese infektiöse Epitheliose ist bei Kindern häufig (häufiger, als sie erkannt wird). Befallen können alle Gegenden des Integuments sein, der Stamm aber mehr als die Gliedmaßen.

DD: Warzen, Milien, Xanthome, Naevoxanthoendotheliome, Strophulus.

Therapie: Aushebeln mit Lanzette, eventuell in Kurznarkose (bei Aussaat). Vitamin A-Säure-Salbe.

VI. Dermatomykosen – Dermatophytien – Tinea

Mycel und Sporenbildung
Nachweisverfahren für Pilze
1. Dermatophytien
   Epidermophytien
   Trichophytien
   Mikrosporien einschl. Favus und Pityriasis versicolor
2. Hefemykosen
3. Tiefe, viscerale Mykosen
4. Strahlenpilz-Mykosen
   Aktinomykose
   Erythrasma

Pflanzliche Parasiten in Form niedriger Pilzarten (Faden- und Sproß-pilze) vermögen Dermatosen und Krankheiten in teils umschriebener, teils disseminierter, teils generalisierter oder auch viszeraler Form hervorzurufen. In klinischer Hinsicht kann man, ehe die Art des Pil-zes bestimmt ist, indifferent von *Tinea* = Pilzflechte sprechen, doch sollte nach Vorliegen des kulturellen Ergebnisses die Art der Mykose näher definiert werden (z.B. Trichophytie durch Trichophyton mentagro-phytes). Nicht alle Pilze sind hautpathogen: *Schimmelpilze* (z.B. Asper-gillus und Penicillium) sind fakultativ dermato-pathogen.

Mycel- und Sporenbildung

Sproßpilze (zu denen vor allem die Blastomyceten und Soor = Candida albicans gehören), wachsen in aneinanderhängenden, jeweils abgerun-deten Einzelzellen. Diese Folge von Zellen hieß bislang *Pseudomycel* (Mycel ist das Geflecht aus Pilzfäden), weil man annahm, durch die Einschnürung trete in die abgeschnürte Tochterzelle kein Protoplasma über. Durch neuere elektronenoptische Untersuchungen ist indessen der Übertritt von Protoplasma in die Tochterzelle so gut wie sicher; auch hier wird man also künftig von Mycel sprechen müssen. (Abb. 57)

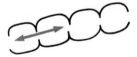

Abb. 57. „Pseudo"-Mycel bei Sproßpilzen

Fadenpilze bilden septiertes Mycel. Sie finden sich bei Epidermophytien, Trichophytien und Mikrosporien. Der Mycelschlauch wird von Querverbindungen, den Septen, durchbrochen (Abb. 58); durch eine Pore in der Mitte der Septen kann Protoplasma von einer Mycelzelle in die andere fließen.

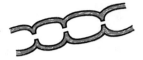

Abb. 58. Myzel bei Fadenpilzen

Hyphen = Mehrzahl von Mycel, d.h. also einige Fäden von Mycel oder „Pseudo"-Mycel.
Nicht immer sind die Teilungen und Abzweige in Schlauchform bzw. im Zusammenhang mit der Mycelkette. *Sporen* sind abgetrennte Einzelzellen, die meist rundlich zusammenschrumpfen (*Arthrosporen* bei Fadenpilzen); sie haben also den Zusammenhang mit der Mycelkette verloren. (Abb. 59)

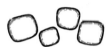

Abb. 59. Arthrosporen

In der *Kultur* finden sich andere Formen von Sporen, die noch den Zusammenhang zu der Mycelkette bewahrt haben, und astförmig oder traubenförmig vom Hauptast sich abzweigen. Diese Sprossen heißen *Conidien*, wobei die einzelligen *Mikrokonidien* und die mehrzelligen *Makrokonidien* genannt werden. (Abb. 60 und Abb. 61)

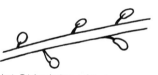

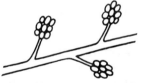

bei Trichophyton rubrum

Abb. 60. Mikroconidien

bei Trichophyton mentagrophytes

Abb. 61. Makroconidien bei Tr. gypseum

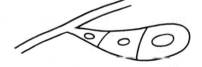

Neben dem makroskopischen Aspekt der Gesamtkultur sind es vor allem die Wuchsformen der Conidien, die eine Identifizierung der Pilz-Spezies gestatten.

Nachweisverfahren für Pilze

1. Mikroskopisch: Pilzhaltiges Material wird mit Kalilauge (15%ig für Hautmaterial, 40%ig für Nägel) und Deckglas bedeckt, und vorsichtig angewärmt. Der Zellverband löst sich unter dieser Einwirkung auf, die Pilzfäden werden deutlich. Eine Unterscheidung der Arten ist bei diesem Verfahren nicht möglich, dazu bedarf es der

2. Pilzkultur. Sie wird in Nährböden, die Peptone und Zucker enthalten (benannt nach Sabouraud, Grütz usw.) angesetzt. Neuerdings enthalten die Nährböden, um die Überwucherung durch Bakterien und Schimmelpilze zu steuern, auch antibiotische Zusätze. Nach 3–4 Wochen hat die Kultur in ihrer Makroform ein kennzeichnendes Aussehen und erlaubt, zusammen mit der mikroskopischen Untersuchung, eine exakte Diagnose.

3. Tierversuch

4. Serologisch (Komplementbindungsreaktionen): nur bedingt möglich.

5. Intracutanreaktionen, z.B. Trichophytin (1 : 10 bis 1 : 200): diagnostisch nur bedingt, mehr therapeutisch verwendbar.

1. Dermatophytien

im engeren Sinn sind diejenigen Mykosen, die durch die Species

    Epidermophyton
    Trichophyton
    Mikrosporon

verursacht werden.

Die Unterscheidung Epidermophytie – Trichophytie ist nur von bedingtem Wert: nur selten beschränkt sich bei der Epidermophytie das Wachstum auf das Stratum corneum. Im übrigen sind die Epidermophytonarten (z.B. Kauffmann-Wolf) selten, fast immer sind es Trichophyton-Arten (Tr.rubrum, Tr.mentagrophytes usw.). Man spricht also besser nur von Trichophytie.

Das *klinische Bild* der Trichophytien ist wechselnd und hängt nicht nur von der Lokalisation, sondern auch von der Art der betroffenen Gewebe ab (Haut, Haare, Nägel).

Bei der *oberflächlichen Trichophytie* handelt es sich um scheibenförmige, hellrote, peripher weiterwachsende Papeln, die eine zarte Schuppung zeigen (sie wird durch Kratzen mit einem Holzspatel deutlich). Mitunter kommen am Rand einige Bläschen vor.

DD: Psoriasis vulgaris, Parapsoriasis, sog. seborrhoisches Ekzem.

Die *Trichophytie der Haare* kann follikulär (Unterschenkel) oder knotig bzw. areär sein (Barthaare, Kinderkopf). Die tiefe Trichophytie des Bartes entspricht der früheren Sykosis parasitaria, die des Kinderkopfes dem sog. Kerion Celsi. Vor allem im Barthaar kommen knotig-abszedierende Formen vor.

Bei der *Nageltrichophytie* finden sich glanzlose, in der Oberfläche unregelmäßige, gefurchte und gerillte, oft durch subunguale Verhornung abgehobene Nägel. Sie stellen oft das Reservoir für Rezidive oder für den Befall der Haut dar. Der Pilznachweis gelingt vor allem aus dem subungualen Hornmaterial leicht.

Neben den Nägeln sind es meist die *Interdigitalräume*, die – in Form von Schuppung, Maceration, Erosionen – zuerst ergriffen werden. An Händen und Füßen kommt neben der trockenen und plaques-artigen keratotischen Form auch die bullöse, die sog. *dyshidrotische* Form vor. Aus dem Bläscheninhalt ist der Pilz schwerer nachweisbar als aus Schuppen, Bläschendecke oder Nägeln.

DD: Akutes oder chronisches Ekzem, Cheiro-Podopompholyx nichtmykotischer Genese, bullöse Pyodermien, Psoriasis inversa.

Zu den Dermatophytien gehört auch die *Mikrosporie*, die vor allem den behaarten Kopf von Kindern im Schulalter befällt. Erreger: Mikrosporon Audouin, canis, gypseum. Die Verbreitung und Ansteckung erfolgt bei Mikrosporon Audouin durch den Menschen, bei Mikrosporon canis durch Hunde, Katzen und Meerschweinchen; bei Mikrosporon gypseum durch die Erde.

Die Mikrosporie ist meldepflichtig!

Klinisch: Kreisrunde Herde, in denen die Haare einige mm über dem Haarboden abgebrochen sind. Die Herde haben eine leichte weißliche Schuppung, es fehlen Zeichen stärkerer Entzündung. Die Haarstümpfe sind von Pilzsporen umsäumt. Im Wood-Licht (Quarzlampe mit Kobaltfilter) leuchtet die Mikrosporie bläulich-grünlich auf. Das Zeichen ist *nicht* spezifisch, bzw. Irrtümer sind möglich.

Eine weitere Sonderform der Trichophytien ist der *Favus* (Erbgrind), verursacht vom Trichophyton Schönlein. Der Pilzrasen bildet – auch auf der Haut – kleine, gelbliche Scutula, die auf dem Haarboden nach Mäuse-Urin riechen. Im Gegensatz zur Mikrosporie führt der Favus zu bleibender Alopecie. (DD: Alopecia areata.) Meldepflicht!

Als letzte Form der Dermatophytien, die weder Griseofulvin-empfindlich noch kulturell züchtbar ist, ist die *Pityriasis versicolor* zu besprechen. Der Pilz vermehrt sich in der Hornhaut (er ist also der oberflächlichste Dermatophyt). Die klinischen Erscheinungen sind linsen- bis fingernagelgroße Flecken verschiedener Farbe. Die weißlichen sind als sog. Pseudoleukoderm aufzufassen: der Pilzrasen schützt die Haut vor der bräunenden Wirkung der Sonne, deshalb treten die weißen Flecken nach der Sonnensaison stärker hervor. Unabhängig davon hat der Pilz eine offenbar farbstoffbildende Wirkung. Das *klinische Bild* mit den verschiedenen Schattierungen zwischen weißlich und dunkelbraun, fleckartig gemustert, ist sehr kennzeichnend. Die *Behandlung* besteht in keratolytischen Maßnahmen. Relativ einfach ist die mehrmalige (an 3 Tagen aufeinanderfolgende) Einreibung mit Selsun (Bad erst nach dem 2. Tag!), die zwar eine leichte Reizung verursacht, aber die Pilze beseitigt. Die Repigmentierung dauert auch danach noch Monate.

Therapie der übrigen Dermophytien
Bei allen anderen Formen wirkt das Griseofulvin (Likuden M®, Fulcin S®), allerdings in regelmäßiger und monatelanger Verabreichung von tgl. 100–150 mg. Außerdem ist die äußere Behandlung: mit Farbstoffen, Teerderivaten, keratolytischen Maßnahmen unerläßlich. Immer noch bewährt ist die adstringierend-desinfizierende Behandlung mit Tannin-Schwefel-Paste (sie ist nur schwach antimykotisch, aber erschwert den Pilzen die Vermehrung): Acid. tannic. 2,0, Sulf.praecip. 4,0, Ol.Oliv. 15,0, Past.Zinc.ad 100,0.

2. Hefemykosen

Unter den *Hefemykosen* spielt Candida (Soor) eine zunehmend wichtige Rolle. *Soor* findet sich nicht nur in den Schwimmhautfalten bei Hausfrauen, Bäckern und Diabetikern, sondern vor allem beim Säugling und Kleinkind. Die Infektion kann schon auf dem Geburtsweg erfolgen (häufige Candida-Besiedlung der Scheide, vielleicht im Gefolge der Ovulationshemmer). Außer den typischen weißen, wegwischbaren Belägen des Soors im Mund ist der ganze Darm-Trakt befallen. Die Lokalisation bestätigt die von der Mund- und Analregion her erfolgte Ausbreitung: sie kann, unterstützt durch Verkennung und den Reiz des Urins, der Waschungen und der Windeln, nahezu erythrodermatische Ausbreitung annehmen. Diese generalisierten Fälle von Candidasis sind in den bisherigen, vor allem den älteren Lehrbüchern überhaupt kaum beschrieben. Wichtig ist für die Erkennung die hochrote, erythematöse Entzündung (die meist eine ganz flache Papel ist) mit Spuren einer feinen Schuppung, aber auch mit Erosionen, vor allem an den intertriginösen Stellen. Am Rand finden sich dann gruppierte Papeln als sog. Satelliten, die den Beginn neuer, bald konfluierender Kolonien sind.

Behandlung: Die Behandlung der Wahl ist das Nystatin (Moronal® und

Amphomoronal®), in Dragées (innerlich 2–6 pro Tag), als Vaginalzäpfchen (2 pro Tag) und als Salbe. Die Behandlung wird gewöhnlich 6 Tage durchgeführt; bei massivem Befall des Darmes und ausgedehnten Hauterscheinungen, vor allem bei Säuglingen, ist mehrere Monate lange Behandlung, innerlich als Suspension und äußerlich mit Farbstoffen (am besten 1–2% wässeriges Brillantgrün) notwendig. Rezidive sind häufig, auch bei Scheidenbefall (infolge Umstimmung des Milieus und der Flora der Scheide).

Die übrigen Hefemykosen, Kryptokokken und Trichosporose spielen in unseren Breiten kaum eine Rolle.

3. Tiefe, viscerale Mykosen

Sie werden vorwiegend durch Hefen (aber nicht ausschließlich) verursacht. Zu ihnen gehören: Histoplasmose, Sporotrichose, nordamerikanische Blastomykose (Gilchrist) und südamerikanische Blastomykose (Lutz). Sie kommen vorwiegend in heißen außereuropäischen Gegenden vor. Sie verursachen systemische Haut- und Schleimhauterscheinungen, vor allem knotig-zerfallender und fistulöser Natur.

4. Strahlenpilz-Mykosen

Am wichtigsten ist die *Aktinomykose,* bei der die Aktinomyceten – meist über Gräser und Grannen – in den Mundbereich gelangen und zu derben Knoten, geschwürigen Abszessen und chronischen Fisteln führen. Befallen ist immer das subcutane Gewebe; Aktinomyceten wachsen anaerob. Man findet sie als *Drusen* = strahlenförmig angeordnetes Mycel im Eiter der blanden Abszesse und Fistelgänge.

Behandlung: Lange verabreichte und hochdosierte Sulfonamidgaben, Penicillin, Jodkali.

Das *Erythrasma* wird durch Nocardia minutissima verursacht. Die Erreger fluoreszieren rot im Wood-Licht, sind in Ölimmersion sicht- und nicht züchtbar. Klinisch finden sich braunrote, fast kupferrote Flecken ungleicher Färbung, mit dunklerer Randbetonung. Lieblingssitze sind die Inguines und die angrenzenden Partien der Oberschenkel, ferner die Achselhöhlen. Männer sind viel häufiger betroffen als Frauen.

DD: Inguinale Trichophytie, insbesondere das sog. Ekzema marginatum Hebra, letzteres ist entzündlicher, zeigt dann auch meist Nagelbefall oder Herde interdigital; Skrofuloderm.

Behandlung: Die Mykose ist sehr resistent und besteht, da sie keine Beschwerden verursacht und auch gegen äußere Einflüsse (Seife, Schweiß) unempfindlich ist, oft jahrzehntelang. Am zuverlässigsten sind noch immer keratolytische Salben, Farbstoffe und 2 : 4 Tannin-Schwefel-Zink-paste, innerlich Erythromycin. Die meisten Kranken verlieren jedoch vor der Abheilung die Geduld und geben sich mit ihrem Zustand zufrieden.

VII. Zoonosen und Epizoonosen

Zoonosen sind durch Bakterien oder Viren verursachte Hautkrankheiten, die von infizierten Tieren auf den Menschen übertragen werden. Epizoonosen sind Dermatosen, bei denen die menschliche Haut durch tierische Parasiten befallen wird.

Zoonosen

1. Milzbrand (Pustula maligna)
2. Malleus (Rotz)
3. Brucellosen
4. Tularämie
5. Erysipeloid Rosenbach (Schweinerotlauf)

1. Milzbrand (Pustula maligna)

Erreger : Milzbrandbazillen. Übertragung durch infizierte, oft importierte Felle und Häute.

Inkubationszeit : Nur wenige Stunden.

Klinisches Bild : Am Ort der Ansteckung, meist an den Gliedmaßen, entsteht unter Fieber ein rotes Knötchen, das von einem Ödem der Umgebung begleitet ist. In der Mitte der Schwellung folgen eine mit Blut gefüllte Blase, in deren Umgebung ein nekrotischer Schorf, eventuell auch Pusteln. Die ganze Veränderung, die sehr hart ist, juckt. Örtliche Lymphknotenschwellung. Bei Übergang der Bazillen ins Blut entsteht die Milzbrandsepsis, vor allem, wenn die Pustula in der Lunge oder im Darm lokalisiert war.

Therapie : Keine Incision (Kunstfehler!), Milzbrandserum, Ruhigstellung, Antibiotica.

2. Malleus (Rotz)

Erreger: Actinobacillus mallei. Überträger sind Einhufer oder andere Haustiere. Der akute Rotz mit primärem Nasen- eventuellem Mundbefall, schweren Allgemeinerscheinungen und wenig kennzeichnenden Exanthemen verläuft letal, der chronische Rotz mehr schleichend. Hier kommt es außer zu Infiltraten zu geschwürigen Zerstörungen im Nasen- und Mundhöhlenbereich, mit lupusartigen Verstümmelungen. Auch bei chronischem Rotz können die Erkrankten einer hämatogenen Aussaat oder einer komplizierenden Pneumonie oder Lungentuberkulose erliegen.

3. Brucellosen

Malta-Fieber (Brucella melitensis)
Morbus Bang (Brucella abortus)
Febris undulans (Brucella suis)
Bei allen Brucellosen, die durch verseuchte Rinder übertragen werden, können neben aphthösen Munderscheinungen und erythematösen „rashs" der Mundhöhle skrofulodermartige, besonders im Kieferwinkelbereich gelegene brucellöse Gummen vorkommen. Auch an anderen Stellen und Organen können Geschwüre und Lymphknotenschwellungen auftreten.

4. Tularämie

Pasteurella tularensis befällt Nagetiere und ist auch auf den Menschen übertragbar. Es bildet sich ein meist unscheinbarer Primäraffekt mit zugehöriger Lymphknotenschwellung (= Primärkomplex). Unabhängig von dem Sitz des Primärkomplexes kommt es zu bronchopneumonischen und exanthematischen Erscheinungen (Tularämiden). Diese – nicht obligaten – Ausschläge sind sehr verschiedenartig, sie bevorzugen Stamm, Gesicht und Gliedmaßen.

5. Erysipeloid Rosenbach (Schweinerotlauf)

Erreger: Erysipelothrix rhusipathiae
Die Infektion stammt meist nicht von bakteriell verseuchtem Schweinefleisch, sondern von Wild und Fischen. Bei der Manipulation mit solchem Fleisch entsteht an Verletzungsstellen, meist an den Fingern, eine umschriebene Rötung und Schwellung, die einem Erysipel (wenn auch auf kleinerer Fläche) gleicht. Allgemeinerscheinungen kommen kaum vor.
DD: Erysipel, beginnende Phlegmone.
Behandlung: Sulfonamide, Tetracykline (soweit nötig).

Epizoonosen

1. Scabies (Krätze)
2. Pediculosis (Verlausung)
3. Pulicosis (Flohstiche)
4. Verwanzung durch Cimex lectularius (Bettwanze)
5. Erythema migrans durch Holzbock (Ixodes rizinus)
6. Verwurmung
7. Dermatosen durch Protozoen
   Toxoplasmose
   Trichomoniasis

1. Scabies (Krätze)

Die Krätze kommt auch heute wieder vor. Medizinhistorisch spielt sie, als Ausdruck des Suchens nach Erregern, gegen den Widerstand der Wissenschaft, eine wichtige Rolle. Die Krasenlehre, die falsche Säfte als Ursache aller Krankheitserscheinungen ansah, schien unerschüttert; bis der korsische Student François Renucci im Jahr 1834 in der Klinik Alibert in Paris öffentlich eine Krätzemilbe demonstrierte. Er selbst hatte diese Kenntnis, die im Volk schon lange Zeit geläufig war, von den alten Weibern seiner Heimatinsel. Vorher hatte Paré das Entfernen der Krätzemilbe durch eine Nadel bereits beschrieben; nun erschien, nach Renucci's Demonstration, die Arbeit des bekannten Naturforschers François Vincent Raspail „Histoire naturelle de l'insecte de la gale" und 1844 veröffentlichte Hebra (1816–1880) seine klassische Arbeit „Über die Krätze". Darin steht: „Ohne Sarcoptes gibt es keine Krätze. Die Milbe ist zuerst vorhanden, durch sie werden die Effloreszenzen hervorgerufen".

Erreger: Sarcoptes scabiei hominis oder Acarus scabiei.

Die *Übertragung* erfolgt durch befruchtete weibliche Milben oder Pärchen. Die Milben sitzen in den Milbengängen, 1–10 mm langen, schmalen, schwärzlichen, leicht erhabenen Papeln. Das Ende ist birnenförmig erweitert; hier sitzt die Milbe, davor sind die Kotballen und Eier. Die Gänge sind so oberflächlich, daß sie mit einer Nadel auszuhebeln sind oder noch besser, mit einem Skalpell oder einer Rasierklinge, die parallel zur Haut geführt wird, abgetragen und der mikroskopischen Untersuchung zugänglich gemacht werden können.

Lokalisation: Die Milben befallen Stellen mit ausgesprochen weicher Haut: Achselfalten, Handgelenke, Interdigitalfalten, Leistengegend, Penisschaft. Kopf und Rücken bleiben frei.

Das *Bild* der Krätze ist bald durch Sekundärerscheinungen kompliziert: auf den nächtlichen Juckreiz (nachts arbeiten die Milben in den Gängen) erfolgt mehr oder minder starkes Kratzen mit Irritation der Milbengänge und möglicher Sekundärinfektion: Impetiginisierung und Ekzematisierung komplizieren das durch die Lokalisation weitgehend klassische Bild. In lange bestehenden Fällen können die Milben fehlen (bereits untergegangen sein), und dennoch besteht ein postscabiöser Zustand. Da die Krätze nicht mehr so geläufig ist wie früher, ist die Diagnose nicht einfach. Der Ausspruch von Zumbusch's „Wer bei der Diagnose der Krätze den Milbennachweis benötigt, ist als Anfänger entlarvt" trifft heute sicher nicht mehr zu.

Dd sind andere Epizoonosen (siehe unten), gewisse Formen der Prurigo, unspezifische Hauterscheinungen bei M. Paltauf-Sternberg und eine Reihe anderer Zustände auszuschließen. Deshalb ist heute auch für den Erfahrenen der Milbennachweis von größter Bedeutung.

Therapie: Mehrstündige Anwendung von Kontaktinsekticiden (Jacutin®), dann Nachbehandlung der Sekundärerscheinungen (antiekzematös und antibakteriell). Desinfektion der Kleider und Behandlung der Umgebung. Der Juckreiz kann die Milben oft lange überdauern!

2. *Pediculosis (Verlausung)*

Verlausung kann durch Kopf-, Kleider- und Filzläuse erfolgen.

Die **Pediculi capitis** sitzen im Bereich des behaarten Kopfes, ihr Biß erzeugt Juckreiz. Die von einer Laus gelegten Eier (zwischen 100 und 200) sind als Nissen fest an den Haarschaft geklebt.

Nissen, massive Verlausung, Krusten und Impetiginisierung können zu einer Verfilzung des Kopfhaares führen (Plica polonica, Weichselzopf). Eiterkrusten und Ekzematisation können auch hier das Bild komplizieren, vor allem im Nackenbereich. Die Nackenlymphknoten können vergrößert und schmerzhaft sein.

Behandlung: Kopfkappe mit einem Insekticid an 3 aufeinanderfolgenden Tagen. Auskämmen der Haare mit einem Nissenkamm.

Pediculi vestimentorum, Kleiderläuse (die Überträger des Fleckfiebers) leben in den Duplikaturen und Falten der Wäsche, vor allem der Unterwäsche, die gleichzeitig eng an der Haut anliegen (Gürtel, Büstenhalter). Ihr Biß verursacht eine stark juckende Quaddel, die mit bräunlichem Farbton abheilt (der Speichel der Parasiten zersetzt das Hämoglobin).

DD: Andere Insektenbisse (Floh, Wanze). Der Rücken ist (wie bei der Scabies) im allgemeinen frei; eventuell verschiedene Prurigoformen.

Therapie: Suchen der Läuse, Desinfektion der Kleider, milde äußere Behandlung.

Phthirii (Filzläuse) bevorzugen die Gegend der Duftdrüsen, Genital-, Anal- und Achselgegend. Sie können jedoch auch an Augenbrauen und Wimpern zu finden sein. Auch ihr Biß hinterläßt pigmentartige Flecken, die sog. Maculae coeruleae = Taches bleues. Die Übertragung erfolgt im allgemeinen beim Geschlechtsverkehr.

DD: Bei stärkerem Befall des Unterbauches Typhus, Flecktyphus, syphilitisches Exanthem.

Behandlung: Mehrstündige Anwendung von Insekticiden, antiekzematöse Nachbehandlung.

3. Pulicosis (Flohstiche)

Flöhe kommen von Hühnern, Hunden oder vom Menschen. Ihre Affinität zu den einzelnen Menschen ist verschieden, auch deren Reaktion auf Stiche. Auch die Flöhe beißen nachts, ihre Stiche können, da die Tiere durch das Kratzen verscheucht werden, an sehr distanten Stellen des Körpers erfolgen. *Klinisch* findet sich meist eine kleine, rote Papel oder Papulovesikel, mit einer mitunter in der Mitte erkennbaren Stichstelle. Durch das Kratzen wird der Juckreiz zwar anfänglich betäubt, kehrt dann aber stärker wieder und führt oft zu Aufkratzen und bei Kindern zur Impetiginisierung.

DD: Bisse durch Wanzen, Kleiderläuse, Strophulus infantum.

Therapie: Das Fangen der Flöhe ist meist äußerst schwierig. Desinfektion der Wäsche hilft nicht, weil die Flöhe entkommen und in die neue Wäsche (Bett, Kleider) finden. Beherrschung des Juckreizes bzw. Unterdrücken des Kratzens ist wichtiger als antipruriginöse oder sonstige Therapie!

4. Verwanzung durch Cimex lectularius (Bettwanze)

Wanzen sitzen meist, oft untätig über Monate, in gut geschützten Ritzen alter Betten. Auch sie beißen nachts. Die Reaktion ist eine oft mächtige Quaddel mit gut erkennbarem zentralem Stich. Auch hier ist die Stärke der individuellen Reaktion verschieden.

DD: Flohstiche, Kleiderläuse, Strophulus.

Therapie: Aufsuchen der Wanzen, Desinfektion alter oder lange nicht benützter Betten und Räume, milde äußere Behandlung.

5. Erythema migrans durch Holzbock (Ixodes rizinus)

Der Holzbock bohrt sich in die Haut ein und wächst durch die Blutfüllung zu einem über 1 cm langen birnenförmigen Sack aus. Vor seinem Entfernen muß er mit Äther betäubt werden, damit die Bißwerkzeuge erschlaffen und ohne Residuen herausgezogen werden können. Bleiben Reste in der Haut, kommt es zu einer meist schmerzhaften Entzündung. Des öfteren beherbergt der Holzbock ein Virus oder Spirochaeten, die er mit seinem Biß auf den Menschen überträgt und das zu dem ringartig sich vergrößernden *Erythema migrans* führt. In diesem Fall handelt es sich um eine Zoonose und Epizoonose gleichzeitig!

6. Verwurmung

Würmer verursachen zwar meist keine allgemeinen, aber doch umschriebene Hauterscheinungen. So entstehen durch *Oxyuren* (Madenwürmer) heftiger Juckreiz und ekzemartige Veränderungen am After, möglicherweise auch urticarielle Erscheinungen. *Askariden* (Spulwürmer) können nicht nur den gesamten Darm befallen, sondern bis in die Mundhöhle gelangen; urticarielle Papeln kommen vor, dagegen scheinen solche bei *Nematoden* (Bandwürmern) unbekannt zu sein. *Echinokokken*-Cysten können an vielen Stellen des Körpers, auch in der Mundhöhle, vorkommen.

7. Dermatosen durch Protozoen

Erwähnt sei hier die **Toxoplasmose** (Toxoplasma gondii) mit wenig charakteristischen exanthematischen Erscheinungen und Lymphknotenschwellungen. Diagnose durch Kompl. Bindungs-Reaktion. Als umschrieben lokalisierte Protozoen sind die **Trichomonaden** zu erwähnen, die selten eine Urethritis, meist eine Vaginitis mit weißlich schaumigem Ausfluß verursachen. Die Erkennung der etwa leukozytengroßen, einen beweglichen Protoplasmaleib und kommaartige Geißeln am Vorderteil aufweisenden Protozoen im Mikroskop bei mittlerer Vergrößerung ist einfach.

Therapie bei Trichomoniasis: Clont® innerlich und vaginal.

VIII. Ekzem – Dermatitis – Urticaria (einschl. Allergie)

Dermatitis – Ekzem
Grundzüge der Allergie
Kontaktekzem
Testverfahren
Lichtsensibilisierung (Photo-Allergie und phototoxische Reaktion)
Urticaria, Quincke-Ödem, allergischer Schockzustand
Die übrigen Ekzeme
Endogenes (atopisches) Ekzem
Seborrhoisches Ekzem, Ekzema in Seborrhoico, Dysseborrhoische
   Dermatitis
Mikrobielles Ekzem

Das Ekzem ist keine nosologische Einheit; es umfaßt eine Mehrzahl
morphologischer Formen und ätiologischer Faktoren. Der Inbegriff des
Ekzems i.e.S. ist das auf einem allergischen Vorgang beruhende *Kontaktekzem*, bei dem das Allergen von außen, am Ort des Ekzems einwirkt,
bzw. eingewirkt hat. Dem Kontaktekzem steht die mehr toxisch ausgelöste *Kontakt-Dermatitis* gegenüber. Die *Urticaria* ist, soweit sie nicht
exogen toxisch ist, der Ausdruck einer endogen ausgelösten Allergie.

Dermatitis – Ekzem

Die Begriffe Dermatitis und Ekzem werden heute, vor allem im englischsprachigen Schrifttum, weitgehend synonym verwendet. Das ist
indessen nicht ganz richtig. In den Extremvarianten sind beide Zustände
sehr wohl unterscheidbar, wenn auch in einem Mittelbereich die Übergänge fließend sein können.

Das *Ekzem* ist eine überwiegend epidermale Reaktion, die – klinisch und
histologisch – im intraepidermalen Bläschen ihren Höhepunkt hat. Bei
der *Dermatitis* spielt sich die wesentliche Reaktion im Derma, also
subepidermal ab (in Form gefäßbedingter, exsudativer Vorgänge, die
sekundär auch die Epidermis in Mitleidenschaft ziehen können). Man
müßte also der ,,Dermatitis'' die ,,Epidermitis'' gegenüberstellen. Da
jedoch häufig, wenn auch nicht primär, beide Schichten beteiligt sind,
könnte man – nach Lutz, und in Anlehnung an die französische Schule –
von einer ,,*Dermo-Epidermitis*'' sprechen. Dieser Begriff trifft die späteren Stadien der ,,Dermatitis'' besser als des Ekzems.

Will man, vielleicht didaktisch etwas überspitzt, die Begriffe ,,Dermatitis'' und ,,Ekzem'', bezogen auf die toxische oder allergische Auslösung, auf den verschiedenen Ansatzpunkt des Reizes, auf das verschiedene klinische Bild und den verschiedenen Verlauf unterscheiden, so könnte man folgende Merkmale einander gegenüberstellen:

Dermatitis	*Ekzem*
Reiz im Corium (von außen oder innen)	epidermaler Reiz (Kontakt)
Reaktion von der Reizstärke abhängig	Reaktion von der Reizstärke weitgehend unabhängig
keine eigentliche Primäreffloreszenz	Primäreffloreszenz: Papulovesikel
Eintöniges klinisches Bild:	Polymorphes klinisches Bild (Stufen)
Rötung	Rötung
	Papulovesikel
Nässen	Nässen und Erosion
Schwellung	Krusten und Schuppen
	Lichenifikation
Nach Aufhören des Reizes: abheilend	Nach Aufhören des Reizes: entweder langsam abheilend oder: Verselbständigung Streuung
Histol. Substrat: Entzündung	Histol. Substrat: exsudativ mit Tendenz zum proliferativen Verlauf:
Verlauf: immer akut	akut, subakut, chronisch
Therapeutisch: gut beeinflußbar	Therapeutisch: oft resistent

Ein klassisches Beispiel für eine Kontakt-Dermatitis ist die *Dermatitis solaris:* sie ist eine phototoxische Reaktion, die im Gefolge von Strahlen des UVB im Bereich von 297 nm ohne vorherige Sensibilisierung, bei jedem Menschen, unabhängig von Hautfarbe, jedoch von Epidermisdicke, Sonnengewöhnung mit Angriffspunkt im Corium diese Dermatitis solaris, den Sonnenbrand, auslöst, mit den Phasen: Rötung, Schwellung, ev. Blasenbildung, Nässen, Schuppung, Abheilung.

Ein klassisches Beispiel für ein Kontaktekzem ist das *Chromat-Ekzem*, bei dem, nach vorausgegangener Sensibilisierung gegen chromathaltige Substanzen (in Farben, Zement, Leder, Waschmitteln usw.) am Ort der Einwirkung (meist an den Händen), das Ekzem entsteht, das die Skala: Rötung, Papel, Papulovesikel, breitflächiges Nässen, Krustenbildung, Schuppung, Lichenifikation, tylotische Verdickung und Hyperkeratose durchmacht und schließlich zur Streuung und Verselbständigung führen kann.

Man kann die verschiedenen Ekzemformen nach mehrerlei Gesichtspunkten einteilen, von denen jeder einzelne Eigenschaften hervorhebt, z. B.

a) nach der Genese: Kontaktekzem, sog. seborrhoisches Ekzem usw.

b) nach der Topographie: Ekzem der Hände, der Flexuren usw.
c) nach Lebensalter: Säuglingsekzem, „Alters"-Ekzem
d) nach Stadien
   akutes Ekzem (exsudativ-entzündlich)
   subakutes Ekzem (proliferativ)
   chronisches Ekzem (proliferativ-lichenifiziert)

Zu vermeiden sind:

1. Der Begriff „*mykotisches Ekzem*". Entweder handelt es sich um eine Mykose (Pilznachweis!) oder um ein Ekzem. Die Mykose kann ekzematisiert sein, oder das Ekzem mykotisch überlagert: also ekzematisierte Mykose oder mykotisch überlagertes Ekzem.
2. Der Begriff „*vulgäres Ekzem*" kommt zwar in manchen Lehrbüchern vor, ist jedoch recht unglücklich. Das vulgäre oder geläufige Ekzem ist das Kontaktekzem. Will man das damit sagen, ist der Begriff „vulgäres Ekzem" überflüssig. Will man jedoch einen eigenen Ekzemtyp damit schaffen (und welchen eigentlich?), müßte man ihn definieren.
3. Das sog. *degenerative Ekzem* hat keine für das Ekzem kennzeichnenden Effloreszenzen und ist sprachlich unglücklich. Es kann sich als chronischer Schaden einem Ekzem aufpfropfen, wobei Atrophie, Schuppung, Rhagaden usw. (meist infolge fortgesetzter Alkalischäden) das Bild beherrschen. Es handelt sich somit um eine *Abnutzungsdermatose*.

Grundzüge der Allergie

Der Begriff Allergie stammt von v. Pirquet (1906) und bedeutet eine andersartige Reaktionsweise. Gemeint ist, daß ein für einen Gesunden harmloser Stoff durch die Ausbildung von Antikörpern zum Antigen geworden ist. Die Allergie besteht in einer zellulären oder humoralen Antigen-Antikörperreaktion.

Das Prinzip dieses „Andersreagierens" ist schon im vorigen Jahrhundert erkannt worden: die französische Dermatologenschule betonte immer, daß für das Ekzem eine Diathese notwendig sei, und daß es sich dabei um eine nicht willkürlich auszulösende Reaktion handele.

Allergie (im Sinne eines Kontaktekzems) setzt also voraus, daß der betreffende Organismus früher bereits mit diesem Stoff in Berührung kam, wobei er – zunächst unsichtbare – zelluläre Antikörper gebildet hat. Bleibt ein weiterer Kontakt mit diesem Stoff aus, kommt es zu keiner Reaktion; erst bei erneutem Kontakt erfolgt die sichtbare Antigen-Antikörper-Reaktion in Form des akuten Kontaktekzems. Wenn Patienten sagen: diesen Stoff habe ich aber immer vertragen, so heißt das: der lange indifferente Stoff wurde plötzlich zum Antigen. Im Rahmen der möglichen allergischen Reizantwort sind zwei im Angriffspunkt und in der Verlaufsform verschiedene Reaktionen zu unterscheiden:

1. die *allergische Früh-Reaktion:* Sie stellt eine unmittelbare, sofortige immunologische Reizantwort dar. Diese Früh- oder Sofort-Reaktion vom Heufiebertyp verläuft mit plötzlichem Kreislaufkollaps, als Schockzustand, mit Urticaria, sog. Quincke-Ödem (auch am Larynx) nach einem Intervall von oft nur wenigen Minuten nach Zufuhr des verantwortlichen Allergens, das auf humorale Antikörper trifft;

2. die *allergische Spät-Reaktion* ist eine Reizantwort vom sog. Infekt- oder Tuberkulintyp nach einem Intervall von 24–96 Std. Sie ist gebunden an zelluläre Antikörper (in der Epidermis oder im Corium).

Kontaktekzem

Das Kontaktekzem ist der wichtigste Vertreter der allergischen Spätreaktion. Wie der Name besagt, treten an der Stelle des einwirkenden Allergens die ekzematösen Veränderungen auf, die zunächst, ehe eine Verselbständigung des Ekzems (auch ohne weitere Allergenzufuhr) und eine mögliche „Streuung" eintritt, die Lokalisation des Kontaktes widerspiegeln. Am häufigsten sind, vor allem beim berufsbedingten Kontaktekzem, die Hände befallen, doch können auch, je nach Kontaktallergen, andere Körperstellen (Füße, Gesicht, die Haut unter Strumpf- oder Büstenhalterschließen usw.) betroffen sein. Immer aber ist das Kontaktekzem umschrieben und an bestimmte Stellen lokalisiert; nie ist es (über die mögliche Streuung hinaus) flächenhaft-universell im Sinn einer Erythrodermie; das würde voraussetzen, daß der betroffene Patient in dem Kontaktallergen gebadet hat.

Die Primärefflöreszenz des Kontaktekzems ist die *Papulovesikel;* ein schnell aufschießendes Knötchen, in dessen Zentrum sich innerhalb von Stunden ein Bläschen bildet. In dem betroffenen Bezirk findet sich eine Rötung und Schwellung, in der sich die Bläschen entwickeln. Sind letztere eröffnet, kann eine zusammenhängende nässende Fläche entstehen, die das Stadium madidans des Ekzems darstellt (nach dem Stadium papulosum der état ponctué, der dem Trichter einer Gießkanne vergleichbar ist). Typisch ist fast immer die scharfe, der Einwirkung des Allergens entsprechende Begrenzung, die schnelle Entwicklung, die exsudative Komponente, die erst nach einigem Bestand krustöse und schuppende Umwandlung, der sich die Lichenifikation anschließt.

Kontaktallergene sind u.a.: Chrom, Nickel, Persulfate, Phenylendiamin (schwarz), Gummi, Leder, Farben, Mehle: in äußerlich angewendeten Medikamenten: Lokalanaesthetica (p-Gruppe), Sulfonamide, Penicillin und Neomycin, Konservantien und Stabilisatoren in Salbengrundlagen (Nipagin usw.), Antimykotica (oft mit Lichtsensibilisierung). Die zunächst auf einen Stoff beschränkte Allergie kann auf andere Stoffe übergreifen: polyvalente Sensibilisierung.

Entstehungsweise des Kontaktekzems

Das Allergen wandert (in wasser- oder fettlöslicher Form) durch die Epidermis ins obere Corium. Dort stößt es auf die zellulären Antikörper und löst die stufenweise sich umwandelnden Hautreaktionen aus, die – histologisch – mit einem intraepidermalen Ödem (der vésicule primordiale) beginnen. Erst wenn diese kleinsten Bläschen größer werden, entsteht das klinische Bild der Papulovesikel.

Testverfahren

Der Epicutan-Test (Läppchentest) nach Bloch stellt eine allergische Spätreaktion dar. Ausführung: Die zu testende Substanz (in gelöster oder auch fester Form) wird auf die Haut gebracht, mit einem Lintfleck (Größe etwa ein qcm) bedeckt und 24 Stunden unter einem Heftpflaster gehalten. Die Ablesungen erfolgen bei Abnahme, also nach 24 Stunden und jeweils 24 Stunden später bis zu 96 Stunden. Bei positivem Ausfall erfolgt eine dem Kontaktekzem analoge Reaktion mit crescendo-Charakter, die besonders in den Spätablesungen deutlich ist: mit exsudativen, den Testbereich oft überschreitenden Knötchen und kleinsten Bläschen. Die weitere Umwandlung (Ekzematisierung) ist dem ursprünglichen Kontaktekzem analog.

Für die Durchführung der Läppchenteste ist wichtig, daß die zu testenden Substanzen in der allergenen Konzentration geprüft werden: so ist etwa Formalin in der Konzentration über 5% obligat toxisch, in wesentlich niedrigeren Konzentrationen kann es ein Allergen darstellen. Die Übergänge von toxisch zu allergisch sind fließend. Der toxische Reiz ist massiv, der allergische oft sehr gering konzentriert; bei der Toxizität ist die Intensität der Einwirkungskonzentration und -zeit parallel; sie erreicht jedoch ihr Maximum meist schon nach 24 Stunden. Oft ist ein ungenügender Hautschutz mit verzögertem oder unzureichendem Regenerationsvermögen des sog. *Säuremantels* (Marchionini und Schade) ein entscheidender Schrittmacher für die schließlich ekzematogene Wirkung exogener Stoffe. Die Prüfung der *Alkaliresistenz* und des *Neutralisationsvermögens* der Haut nach der ebenso einfachen wie genialen (wenn auch etwas zeitraubenden) Methode von W. Burckhardt ist ein wichtiger Test für die frühzeitige Erfassung potentieller Ekzematiker.

Alkali-Neutralisation (nach Burckhardt)

Auf ein mit Fettstift markiertes Feld von 2,5 mal 3,5 cm an der Beugeseite des Unterarms werden je ein Tropfen einer 1/80 n NaOH-Lösung und einer 0,5%igen alkoholischen Phenolphthaleïnlösung aufgebracht, miteinander vermischt und mit einem Glasblock von $2 \times 1,5 \times 3$ cm bedeckt. Mit der Stoppuhr wird die Zeit bis zur Entfärbung gemessen. Dasselbe wird am gleichen Ort 10 mal wiederholt.

Verschwindet der rote Farbstoff in weniger als 5 Minuten, handelt es sich um eine gute Neutralisation, bei unter 7 Minuten um eine mittlere, und bei über 7 Minuten um eine langsame Neutralisation.

Alkali-Resistenz (nach Burckhardt)

Auf 3 markierte Felder der Unterarmhaut von je 2×4 cm Größe wird je ein Tropfen einer 0,5%igen n NaOH-Lösung gebracht und jedes Feld mit einem Glasblock bedeckt. Nach 10 Minuten wird auf 2. und 3. Feld der Glasblock abgenommen, der Tropfen abgewischt und ein neuer Tropfen aufgebracht. Nach weiteren 10 Minuten wird der 3. Block erneut gelüftet und die Prozedur wiederholt. Feld 2 wird also doppelt so lang, Feld 3 dreimal so lang wie Feld 1 gegen die 0,5%ige n NaOH-Lösung exponiert.

Entsteht in keinem der Felder eine Reaktion, so handelt es sich um eine erhöhte Alkali-Resistenz; Rötung, Knötchen oder Bläschen im 3. Feld zeigen eine normale Empfindlichkeit gegenüber Alkali an. Die gleichen Reaktionen an Feld 2 und 3 besagen eine verminderte, eine starke Reaktion an diesen Feldern eine stark verminderte Alkali-Resistenz.

Lichtsensibilisierung (Photo-Allergie und phototoxische Reaktion)

Gewisse Anteile des UV oder des sichtbaren Lichts können die allergische oder auch toxische Reaktion gewisser Stoffe oder Pharmaka verstärken oder erst auslösen. *Lichtsensibilisierung* ist der übergeordnete Begriff, der sowohl die photoallergische als auch die phototoxische Reaktion umfaßt. Es kann mitunter gezielter Tests bedürfen (einschließlich des sog. Prausnitz-Küstner'schen Versuchs, der passiven Übertragung Antikörper-haltigen Serums eines Patienten auf eine andere Versuchsperson zur intracutanen Testung), um beide Reaktionsarten unterscheiden zu können. Eine *phototoxische* Substanz ist z.B. der Teer, der die

Einwirkung des Lichts (UV und sichtbares Licht) verstärkt, also schneller zur Entstehung einer Dermatitis solaris beiträgt. Eine Reihe von Arzneimitteln (innerlich oder äußerlich verwendet, vor allem Antidiabetica, Antimykotica, Sulfonamide) wirken photoallergisch: das UV läßt in der belichteten Haut eine Pharmakon-Eiweißverbindung entstehen, die als Allergen wirkt.

Die (medikamentöse) Lichtsensibilisierung kann durch zweierlei Tests nachgewiesen werden:

1. durch den belichteten Läppchentest am Patienten (Medikament und UV-Licht bzw. sichtbares Licht als Testsubstanz);

2. durch den sog. *Prausnitz-Küstner-Versuch.* Er wird an einem gesunden Probanden in der Form durchgeführt, daß neben den Kontrollen (Licht und Medikament allein) in eine weitere Teststelle etwas Serum des Patienten appliziert wird. Da dieses Serum die zur Auslösung der photoallergischen Reaktion nötigen Antikörper enthält, tritt hier – umschrieben und passiv ausgelöst – die beweisende Antigen-Antikörper-Reaktion auf.

Bei den bisher besprochenen Formen handelt es sich stets um Spätreaktionen in Form einer photoallergischen Medikament- und Lichtreaktion. Es gibt indessen auch eine *photoallergische Sofort-Reaktion,* die sog. *Lichturticaria* mit den Zeichen des anaphylaktischen Schocks: Kreislaufkollaps, Benommenheit, Urticaria und Ödem mit lebensbedrohlichen Zuständen.

Damit sind wir indessen beim Thema „Urticaria" angelangt.

Urticaria, Quincke-Ödem, allergischer Schockzustand

Im Gegensatz zu der Spätreaktion bei dem allergischen Kontaktekzem handelt es sich bei der Urticaria und ihren Äquivalenten um eine allergische Sofort-Reaktion, bei der nach kurzer Einwirkung (zwischen Minuten und Stunden) des von innen applizierten Allergens Quaddeln, ödematöse Schwellungen und schockartige Zustände des Kreislaufs entstehen können.

Auch bei der Urticaria, selbst bei der toxisch bedingten Brennessel-Urticaria, liegt der Angriffspunkt der Pathogenese im Corium. Dort bildet sich, meist im Gefolge einer durch Antigen-Antikörper-Reaktion bedingten Histaminausschüttung und der dadurch bedingten Schädigung der Endgefäße, ein massives Ödem aus, das z. T. auch – als Spongiose – in den Zellzwischenräumen der Epidermis lokalisiert ist. Im Gegensatz zum Ekzem kommt es indessen zu keiner Bläschenbildung. Klinisch ist auch die Epidermis beteiligt, die beetartig aufgeworfen ist: die Kompression nicht nur der Endgefäße, sondern auch der Nervenendigungen durch das Ödem verursacht einen mitunter quälenden Juckreiz. In der Umgebung der beetartigen Papel = Quaddel findet sich eine Weitstellung der Gefäße: ein roter Hof um die blasse, mehr porzellanfarbige Quaddel.

Bei der Urticaria spielt sich die Antigen-Antikörper-Reaktion an den – in der Gefäßwandnähe des papillären Plexus liegenden – Mastzellen ab, die im Gefolge dieser Reaktion „degranuliert" werden, also sog. H-Substanzen (Histamin, Acetylcholin usw.) in die Umgebung ausschütten, wodurch wiederum die klinischen Erscheinungen ausgelöst werden.

Eine akute Urticaria kann verschiedene Ursachen haben:

a) Arzneimittel (vor allem Penicillin, aber auch Salizylate, Barbiturate). Das Penicillin verursacht meist eine großflächige, nahezu gigantische Urticaria.
b) Nahrungsmittelallergene (Milch, Eier, Fisch, Austern)
c) Inhalationsallergene (Pollen, Blumen, Pilzsporen, Tabak)
d) Kontaktstoffe (toxische und phototoxische Urticaria, Gräser, [Furo-cumarine])
e) physikalische Einwirkungen (Druck, Reibung, Kälte, Wärme).

Die hochakute Sonderform der Urticaria ist das sog. *Quincke-Ödem*, das mit einer diffusen Schwellung des Gesichts, der Augenlider, aber auch der Schleimhäute einhergehen kann. Vor allem das Glottisödem kann innerhalb weniger Minuten die Gefahr der Erstickung heraufbeschwören.

Die *chronische Urticaria* gleicht mehr dem allergischen Spätreaktionstypus. Bei ihr stellen sich die Quaddeln etwas langsamer ein. Rein terminologisch bereitet der Begriff „chronische Urticaria" gewisse Schwierigkeiten: man muß sich erst daran gewöhnen, daß die Urticaria, die der Prototyp einer sich schnell ausbildenden, schnell verschwindenden und pathogenetisch definierten (durch das coriale und interzelluläre Ödem) Effloreszenz ist, auch einen protrahierten, nicht so sehr chronischen, als chronisch-rezidivierenden Verlauf haben kann. Hier spielen ursächlich bakterielle und fokale Herde mit einer Sensibilisierung gegen Endo- und Exotoxine (Streptokokken, Enterokokken usw.) aus krankhaft veränderten Tonsillen, Zähnen, in der Gallenblase usw. eine Rolle.

Nicht bei jeder (akuten oder rezidivierend-chronischen) Urticaria ist eine allergische Genese faßbar. Hier interferieren mitunter verschiedene Funktionskreise: Störungen des Wärmehaushalts, gastrointestinale Komplikationen von seiten des Magens, der Leber, des Pankreas, aber auch psychisch bedingte Alterationen spielen eine im einzelnen oft schwer zu erfassende Rolle.

Die übrigen Ekzeme

Bei den übrigen Ekzemformen stimmen weder das klinische Bild noch die allergische Konstellation mit dem klassischen Ekzemtyp, dem Kontakt-Ekzem, überein. Dieser Umstand erschwert das Ekzemkapitel außerordentlich; beim Kontaktekzem ist der etwas verschwommene Begriff der Diathese unseren Erkenntnissen auf dem Gebiet der Allergologie gewichen; beim atopischen (endogenen) und beim sog. seborrhoischen Ekzem sind wir weiterhin auf konstitutionelle Besonderheiten (im alten Sinn der Diathese) angewiesen. Aus diesem Dilemma führt auch nicht die – vor allem im amerikanischen Schrifttum recht unbedenklich angewandte – Gleichsetzung von Ekzem und Dermatitis: denn die hier zu besprechenden „Ekzem"-Formen lassen sich ebensowenig der Dermatitis subsumieren.

Endogenes (atopisches) Ekzem (Neurodermitis diffusa)

Da dieses Ekzem klinisch kein Ekzem (im klassischen Sinne) ist, liegt auch die Terminologie im argen. Das „endogen" weist auf die – im Gegensatz zum Kontaktekzem – hypothetisch angenommene von innen kommende Auslösung, wobei früher damit in der Hauptsache Nahrungsmittelallergene (Milch, Eiweiß) gemeint waren. Der Begriff „endogen" hat sich demgegenüber etwas verschoben, wie noch zu zeigen sein wird. Die „Atopie" meint die Abweichung im Sinn der nicht ortsständigen Lokalisation: befallen sind vor allem die Flexuren der Gliedmaßen und das Gesicht, doch kann das ganze Integument befallen sein (Abb. 62). Das klinische Bild gleicht dann mehr einer – meist blassen – Erythrodermie, mit Hautverdickung, mäßiger Schuppung und nur geringer Rötung. Bei umschriebenen Ekzemherden steht im Vordergrund eine mehr oder minder erythematöse Infiltration mit kleieartiger Schuppung, ferner die starke Lichenifikation. Mit oder ohne Kratzeffekte können aber auch prurigoartige Bilder entstehen.

Vom Verlauf her hat das sog. endogene Ekzem 3 Phasen:

1. eine frühkindliche, nach dem 1. Trimenon einsetzend: den Gneis oder Milchschorf, die mehr ekzematoid umschriebene Form, beginnend im Gesicht;
2. eine ausgebreitete, lichenifizierte, bei der zur Erythrodermie nur die Rötung fehlt;

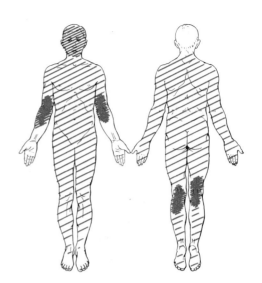

Abb. 62. Lokalisation des
sog. Endogenen Ekzems

3. eine Form des Erwachsenenalters, bei der die Generalisierung wieder
   mehr zurücktritt und eine Betonung verschiedener Areale mit einer
   Prurigo-Komponente eintritt (der sog. Lichen Vidal).

Hinsichtlich der fraglich allergischen Genese des sog. endogenen Ekzems
sind noch einige Bemerkungen nötig.

Nach Coca soll das endogene Ekzem eine dem Menschen eigentümliche
Überempfindlichkeit gegen bestimmte Stoffe sein, bei der jedoch Anti
körper fehlen und auch keine Desensibilisierung möglich ist. Die So-
fort-Reaktionen auf Nahrungsmittel bei Probanden mit endogenem
Ekzem sind möglicherweise allergologisch interessant, aber wohl nur
als Begleitreaktionen aufzufassen und haben keine diagnostische und
auch keine therapeutische Konsequenz. Die lange angenommene
Tropho-Allergie ist kein wesentlicher nosogenetischer Faktor beim
endogenen Ekzem.

Bemerkenswert und komplizierend ist aber nun, daß das endogene Ekzem – alternierend oder gleichzeitig – mit echten Allergien an der Schleimhaut des ganzen Respirationstraktes kombiniert ist: Rhinitis (Heuschnup-
fen), Asthma und Ekzem machen die vollständige Trias der sog. Atopie
aus. Es ist verständlich, daß von Rhinitis und Asthma her der Schluß
auch auf die allergen bedingte Natur der Hauterscheinungen nahelag.

Der Rhinitis und dem Asthma liegt meist eine Allergie gegen Pollen
oder Staub zugrunde; hier sind nicht nur die Intracutanteste ergiebig,
sondern hier gibt es auch die Möglichkeit einer wirksamen Desensibili-

sierung, im Gegensatz zu den ekzematösen Hauterscheinungen der Atopie.

Insgesamt handelt es sich bei dem Komplex „Atopie" um eine autosomal vererbbare Diathese, mit einer Penetranz von 50%, die durch eine unspezifisch auslösbare Reizbarkeit der Haut und eine spezifische Allergie der Schleimhäute des Respirationstraktes gekennzeichnet ist.

Die Hauterscheinungen beim endogenen Ekzem werden, wie die eingehenden Untersuchungen Kortings gezeigt haben, wohl dienzephal gesteuert. Es finden sich:

a) Blutdrucklabilität: Diastolische RR-Senkung, systolischer RR-Anstieg

b) Träge Reaktionsweise der Haut mit gesteigertem Vasokonstriktoren-Tonus = weißer Dermographismus
   Verlängerte Wiedererwärmung (verlängerte Kälteerythemzeit)
   Herabgesetzte Reaktion auf thermische Fernreize
   Herabgesetzte Lichtempfindlichkeit (bis zur Unempfindlichkeit)

c) Verzögerte Pilomotoren-Reaktion

d) Tonuserhöhung des glatten Muskelgewebes

e) Herabgesetzte Schweißreaktion (Hypohidrosis flexurarum)

f) Herabgesetzte Talgabsonderung

Das EEG gleicht beim endogenen Ekzem den Befunden bei Hirnverletzten: auffällig ist ein deutlich herabgesetztes vegetativ-regulatorisches Reaktionsvermögen.

Seborrhoisches Ekzem, Ekzema in Seborrhoico, Dysseborrhoische Dermatitis

Dieses auf Unna (1887) zurückgehende Ekzem ist heute sehr umstritten und wird von verschiedenen Schulen abgelehnt. Klinisch handelt es sich um scheibenförmige, oft landkartenförmige Plaques, von hellroter Farbe, bogig scharfer Kontur, und einer mehr gelblichen Schuppung. Im klinischen Bild fehlt das Bläschen bzw. die Papulovesikel; sie ist jedoch histologisch vorhanden, so daß, wie neuerdings auch Gertler wieder betont, vom morphologischen Aspekt her die Bezeichnung seborrhoisches „Ekzem" gerechtfertigt ist. Befallen sind vor allem die „seborrhoischen" Stellen, wobei freilich hinzugefügt werden muß, daß es nicht nur diejenigen eines vermehrten Talgflusses sind, sondern gleichzeitig einer erhöhten Schweißsekretion: also vordere und hintere Schweißrinne, Gesicht und (allein vom vermehrten Talgfluß her bedingt) der behaarte Kopf (Abb. 63).

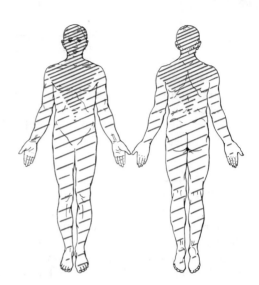

Abb. 63. Lokalisation des sog.
Seborrhoischen Ekzems

Dd ist oft die Ähnlichkeit zur Psoriasis frappierend, doch ist die Schup pung diskreter und gelber und die Papel meist noch blander. Klinisch können nicht nur die Psoriasis, sondern auch oberflächliche Trichophytien, die Soormykose und gewisse Formen der Parapsoriasis hinter einem sog. seborrhoischen Ekzem stecken. Dennoch bleiben Fälle übrig, die sich wohl nirgendwo anders unterbringen lassen, gleich, wie man dieses sog. seborrhoische Ekzem nun nennen möge.

Für die Selbständigkeit zumindest des seborrhoischen Status und auch des sog. seborrhoischen Ekzems sprechen nach Leonhardi verschiedene Argumente:

1. Es besteht keine Hyperseborrhoe wie bei der Akne, sondern eine Vermehrung des Gesamtcholesterins bei pathologischer Verschiebung des Quotienten $\dfrac{\text{Estercholesterin}}{\text{freies Cholesterin}}$

   Daß es sich dabei um eine nicht nur quantitative, sondern auch qualitative Veränderung des Hauttalgs handelt, zeigt der Umstand, daß das Cholesterin der Hautoberfläche nicht aus Talgdrüsen, sondern aus Epidermiszellen stammt;

2. hohes pH = mangelnder Säureschutz bei vermehrter Schweißsekretion. An einzelnen Körperstellen soll – trotz der reduzierten Säurekonzentration – der Milchsäuregehalt erhöht sein, vor allem am Kopf (Leonhardi). H_2O und Cl werden in der Haut retiniert;

3. das hormonelle Gleichgewicht ist gestört. Beginn in der Pubertät, Betonung im Prämenstrum. Testosteron und Progesteron vergrößern das Talgdrüsenvolumen. Androgene fördern, Östrogene hemmen das Bakterienwachstum.
4. Starke kontraktile Erregbarkeit der Hautgefäße
5. Hohe Lichtempfindlichkeit
6. Guter Einfluß von Vitamin B-Komplex, Biotin und Pyridoxin
7. Die Mitbeteiligung von Bakterien: siehe mikrobielles Ekzem

Mikrobielles Ekzem

Daß Bakterien eine – wenn auch im einzelnen schwer analysierbare – Rolle bei Ekzemen spielen können, ist schon lange bekannt. Schon vor 65 Jahren wußte man, daß Filtrate von Bakterienkulturen ekzematogene Reaktionen auslösen, während Bakterienleiber eine Impetigo im Sinne einer bakteriellen (Super) Infektion verursachen. Die Impetiginisierung eines Ekzems mit Bakterien oder Kokken ist – wie bei der Psoriasis – relativ selten; das klinische Bild ist leicht zu erkennen, es stellt die Kombination von Ekzem und Impetigo dar.

Beim mikrobiellen Ekzem sind die Vorgänge wesentlich komplizierter: es handelt sich um keine banale (Super) Infektion, sondern gewisse (meist nicht einmal lebende) Anteile von Bakterienleibern verursachen – als Antigene – ekzematöse Reaktionen.

Miescher und Storck halten unbelebte Stoffe der Bakterien für ekzem-auslösend; Röckl erzielte mit einer kleinmolekularen Fraktion, gewonnen mit der Ultrazentrifuge (aus Staphylokokkenfiltraten), die er „amidoschwarze Cl_2tolidinpositive Teilfraktion" nannte, ekzematogene Reaktionen; Baddily hält die Teichonsäure und Muraminsäure dabei für den wesentlichen Anteil.

Das mikrobielle Ekzem (der Ausdruck bakteriotoxisch ist unangebracht, weil es sich wohl sicher um allergische Vorgänge handelt) ist eine nicht völlig selbständige Form, sondern eine solche, *die sich zu anderen dazugesellt*. Das klinische Bild ist durch die Begriffe „*Symmetrie*" und „*Streuung*" weitgehend bestimmt; zu schon vorher bestehenden Ekzemen (Kontaktekzem, seborrhoisches Ekzem, eventuell auch endogenes) gesellt sich eine *Aussaat*, die in einzelnen Gruppen, meist in symmetrischer Anordnung, auftritt. Dabei entstehen Bilder, die der eigentlichen Primäreffloreszenz des Ekzems wieder angenähert sind oder mit ihr übereinstimmen: die Papulovesikel. Im Gegensatz zum Kontaktekzem findet sich dabei aber nicht die Reihenfolge Rötung, Papulovesikel, sondern die einzelnen Papulovesikeln sind mehr herpetiform, auf normaler Haut angeordnet. Im weiteren Verlauf können Stellen mit mehr flächenhaftem Nässen entstehen, auch die Krustenbildung kann ausgeprägt sein. Schuppung und Lichenifikation fehlen.

Zu den Voraussetzungen, die für ein mikrobielles Ekzem zu fordern sind, sehen manche den seborrhoischen Status oder das seborrhoische Ekzem als obligat an, und sprechen von einem *seborrhoisch-mikrobiellen Ekzem*. D.h. auch für die Streuungen bei einem Kontakt- oder anderen Ekzem wäre die seborrhoische Komponente die Vorbedingung. Diese Annahme wäre von den physiologischen Besonderheiten, wie sie beim sog. seborrhoischen Ekzem vorliegen, durchaus verständlich. Wie dem auch sei: das mikrobielle Ekzem hat durch seine *besonderen Züge (herpetiforme Gruppierung, Symmetrie, Streuung)* ein weitgehend kennzeichnendes Bild, auch wenn es erst zu einem anderen Ekzem infolge der langsam erfolgenden antigenen Wirkung bestimmter Bakterienanteile hinzutritt.

DD: Beim *Kontaktekzem* führen klinisches Bild und exakte Anamnese zur Diagnose. An den Händen kommt eine dyshidrotische Trichophytie, am Körper kommen Prurigo, Dermatitis herpetiformis Duhring usw. in Frage. – Beim *endogenen* Ekzem liegt der Akzent auf den Flexuren der Beugeseiten (letztere können aber der Ausgang für eine mikrobielle Komponente sein), eventuell bei Generalisierung verschiedene Formen der Ichthyosis. Ferner Prurigo. Das mikrobielle Ekzem ähnelt am meisten der Dermatitis herpetiformis Duhring, oder – im Beginn – einem Herpes. Beim sog. *seborrhoischen* Ekzem sind Psoriasis, Mykosen, Parapsoriasis, Mykosis fungoides auszuschließen.

Therapie: Die Behandlung der verschiedenen Ekzemformen ist nicht Sache einer kurzen Einführung. Beim Kontaktekzem beherrscht die Suche nach dem Kontaktallergen das Feld; eine weitere Frage ist, wieweit sich dieses Allergen überhaupt (auch in anderen Berufen) meiden läßt. Die Ekzembehandlung besteht nicht in der fortgesetzten und unbedenklichen Anwendung von Steroiden (innerlich und äußerlich); vor allem bei Kindern mit endogenem Ekzem ist äußerste Zurückhaltung geboten (auch bei äußerer Anwendung entfalten Steroidhormone einen katabolen Effekt: d.h. sie bringen das Bindegewebe, auch das Gefäßbindegewebe, zum Schrumpfen und führen zu Hautatrophie und stärkerer Gefäßzeichnung). Die verschiedensten Teere, Teerbäder und die ganze Skala der antiekzematösen klassischen Therapie sind auch im Zeitalter der Steroidhormone unerläßlich. Auf nässende Ekzeme keine Salben und Pasten, sondern feuchte, mild adstringierende Verbände. Das sog. seborrhoische Ekzem soll fettunverträglich sein; das trifft nur bedingt, phasenweise und je nach den verwendeten Fetten (kaum für synthetische, auf Lanette N oder Cetiol-Basis) zu. Auch die Klimabehandlung ist (vor allem beim endogenen Ekzem) wichtig (See- oder Höhenklima). Beruflich bedingte Kontaktekzeme pflegen bei Arbeitsaussetzung prompt abzuheilen, um bei Arbeitsaufnahme erneut zu rezidivieren.

IX. Psoriasis und Parapsoriasis

Psoriasis vulgaris

Primäreffloreszenz
Diagnostische Zeichen
Lokalisation
Pathogenese
Verlauf
Histologie
Differentialdiagnose
Behandlung
Psoriatisches Leukoderm
Sonderformen der Psoriasis

Nach dem Ekzem ist die Schuppenflechte die häufigste Krankheit des dermatologischen Krankenguts und macht in den einzelnen Kliniken zwischen 2–8% aller klinisch behandelten Dermatosen aus. Unbehandelt und bei klassischer Lokalisation ist die Schuppenflechte kaum zu verkennen; Schwierigkeiten machen ungewöhnliche Ausbreitungsformen, anbehandelte, abgeschuppte und deshalb mitigierte Fälle.

Primäreffloreszenz

Die Primäreffloreszenz ist eine rundovale, sehr flache, aber doch deutlich erhabene Papel von hellroter Farbe und mit einer deckelartigen Schuppe, die jedoch nicht die ganze Fläche der Papel bedeckt, sondern die äußerste Peripherie freiläßt **(Phänomen des zu kleinen Deckels)** (Abb. 64). Sind die Papeln sehr klein (kleiner als linsengroß), so ist dieses Phänomen nicht deutlich, ebenso nicht bei größeren, über münzengroßen Herden, die z.T. nicht durch Vergrößerung einer einzigen, sondern durch Apposition mehrerer Papeln entstanden sind. Je größer die gyrierten oder girlandären, auch landkartenartigen Plaques der Psoriasis, desto mehr verliert sich dieses Phänomen des zu kleinen Deckels,

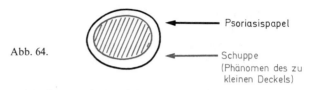

Abb. 64.

Psoriasispapel

Schuppe
(Phänomen des zu
kleinen Deckels)

das jedoch bei einer frischen, unbehandelten und deshalb nicht abge-
schuppten Psoriasis immer auffindbar ist. Die Art der psoriatischen
Schuppung erlaubt (zusammen mit dem Bau der Papel) einige (fast
spezifische):

Diagnostische Zeichen

a) **Bei leichtem Kratzen** entsteht das sog. **Phänomen des Kerzenflecks.** Die
Schuppe wird, ohne daß sie abginge, deutlicher, weißer, und dies
infolge der Aufrichtung einzelner Hornlamellen. Die vorher parallel
gelagerten ergeben durch die teilweise Aufrichtung einen anderen
Brechungsindex des durch sie stärker reflektierten Lichtes, so, wie
der kratzende Nagel den Kerzenfleck mit zunächst homogener Oberfläche in eine unregelmäßige, das Licht stark brechende „Kraterland-
schaft" verwandelt (Abb. 65).

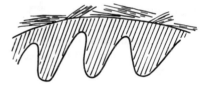

Abb. 65. Kerzenfleck = gegeneinander
gestellte parakeratotische Schuppenlamellen

b) Bei **stärkerem, aber immer noch behutsamen Kratzen läßt sich die
Schuppe ohne Verletzung der nun ganz freigelegten roten Papel ab-
lösen.** Dieses Zeichen des „letzten Häutchens" ist nicht spezifisch für
die Schuppenflechte; es zeigt nur, daß die Schuppe relativ leicht der
Papel aufliegt und ablösbar ist (Abb. 66).

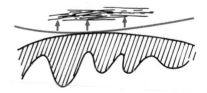

Abb. 66. Glatt abgelöste Schuppe
(ohne Verletzung der Epidermis)

c) **Kratzt der Finger gewaltsamer,** so erzeugt er das **Phänomen des sog.
blutigen Taues** (Zeichen von Auspitz): mit der Schuppe wird – an

den Stellen der hochgerückten Papillen, an denen die sonst verbreiterte Epidermis verschmälert ist – auch ein Teil der Papel mitentfernt, und das Papillar-Lager (zumindest an einzelnen Stellen) eröffnet. Die eröffneten Papillargefäße zeigen sich in Form punkt- oder siebförmiger Bluttropfen, die dann, bei Nachbluten aus den Papillargefäßen, zu einem tropfenartigen See zusammenfließen (Abb. 67).

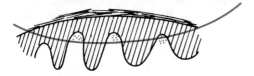

Abb. 67. Blutiger Tau =
Eröffnung der Papillarschicht

Lokalisation

Die klassischen Sitze der Psoriasis sind Ellbogen, Kniescheiben, behaarter Kopf, Kreuzbeinregion, die sog. seborrhoischen und die intertriginösen Stellen. Insgesamt also Areale, die entweder bereits physiologisch stigmatisiert sind oder traumatisch stark beansprucht werden (Gegend der Ellbogen und Kniescheiben). Die sog. seborrhoischen Stellen sind durch verstärkten Talg oder Schweißfluß charakterisiert, und an den intertriginösen Stellen (vor allem unter den Brüsten, in der Inguinalfalte usw.) reiben zwei Hautareale aneinander. Diese Hervorhebung physiologisch und mechanisch belasteter Areale für die Lokalisation der Schuppenflechte trifft jedoch nur für einen Teil der Fälle, und oft für die Erstlokalisation, zu. Später – oder von Anfang an – kann die Schuppenflechte die Haut aller Körpergegenden befallen, z.T. in großen, landkartenartigen Arealen, bis zum Bild einer mehr oder minder vollständigen Erythrodermie. Auch einseitige Lokalisationen kommen vor. Schrittmacher für eine Eruption sind nicht nur physiologische und mechanische Belastung, sondern Infekte (Anginen), Stress-Situationen, abrupte Klimawechsel u.a.m.

Die Schuppenflechte verrät sich nicht nur in der typischen flachen Papel mit dem zu kleinen Deckel, der Wahrung der „klassischen" Lokalisationen, sondern in manchen anderen Befunden. So ist z.B. bei ausschließlichem Befall der Kopfhaut – kein seltenes Ereignis, dem noch insofern Bedeutung zukommt, als nicht abgeheilte Kopfherde meist der Ausgang für Rezidive sind, auch therapeutisch ein Problem darstellen – immer der *oberste Anteil der Stirne* mitbefallen, sei es in Form einzelner die behaarte Kopfhaut überschreitender Papeln, oder sogar in Form eines breiten Bandes (Abb. 68).

Je nach der Größe der Einzeleffloreszenzen, ihrem Sitz und ihrer Anordnung bzw. Ausbreitung unterscheidet man klinisch folgende For-

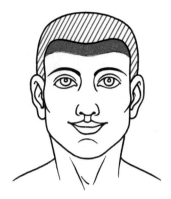

Abb. 68. Psoriasis des Kopfes: Mitbefall der oberen Stirnpartie

men: Psoriasis punctata, guttata, nummularis- exanthematica, geographica, erythrodermica. Über den Gelenkbefall (Psoriasis arthropathica) siehe unter Sonderformen.

Nicht von Anfang an, aber bei allen Formen mit stärkerem Befall ist mit einer Beteiligung der *Nägel* zu rechnen. Sie kann mehrerlei Formen haben: a) kleine Einsenkungen, in Form der *Grübchen* (oder Tüpfel); b) einer subungualen Schuppenpapel, die als Fleck durchscheint (sog. *Ölfleck*); in c) unregelmäßigem Oberflächenrelief mit Verlust der Transparenz, Rillen, stärkerer Längs- und auch Querfurchung; d) schließlich in einer massiven subungualen Keratose, die den Nagel onychogryphotisch verändern und wie eine Kralle vom verhornten Nagelbett abheben kann.

Bei einer *psoriatischen Erythrodermie* sind oft einzelne Areale *ausgespart* (z.B. Handteller und Fußsohlen, die indessen ebenso befallen sein können), Leistengegend, Region hinter den Ohren. In einer abheilenden psoriatischen Erythrodermie können neuaufschießende Papeln eines Rezidivs eine **Psoriasis** gleichsam **in zwei Etagen** erzeugen: in dem flächenhaften psoriatischen Infiltrat eine zusätzliche Schuppenpapel. Im allgemeinen führt der Befall der Kopfhaut zu keiner Alopecie: eine solche ist meist die Folge cytostatischer Behandlung oder einer Erythrodermie.

Subjektive Beschwerden: Am lästigsten werden vom Psoriatiker die Schuppen, vor allem bei Kopfbefall, empfunden, die auf der Kleidung ständig sichtbar sind. Ferner irritiert der (in älteren Lehrbüchern in Abrede gestellte) Juckreiz, der von Fall zu Fall verschieden ist, aber oft angegeben wird, und vor allem bei erythrodermatischer Ausbreitung meist als quälend empfunden wird.

Pathogenese

Die Psoriasis ist wohl eine erbliche Stoffwechselstörung der Epidermis. Ihr Erbgang ist nicht streng autosomal dominant, sondern zeigt angenäherte Dominanz mit sog. Schwellenwert-Effekt: d. h. außer der genetischen Anlage spielen Realisationsfaktoren eine wichtige Rolle. Zu ihnen gehören: Infekte mit plötzlicher Änderung der Resistenz, körperliche und psychische Stress-Situationen (Erschöpfung, Angst usw.), klimatische Reize, hormonelle Faktoren (Schwangerschaft usw.).

Die *epidermale Stoffwechselstörung* zeigt sich in einer überstürzten Epidermisregeneration an; sie ist von 28 auf 4–5 Tage verkürzt. In der Epidermis sind qualitativ und quantitativ verändert: Harn- und Fettsäuren, Cholesterin, Proteine und Lipoproteine, Cu. Auch verschiedene Enzymaktivitäten sind gesteigert; neuere Forschungen lassen vermuten, daß ein Defekt der – die Zellteilung hemmenden – cyclischen Adenosin-Monophosphat-Kette vorliegt.

Verlauf

Die Schuppenflechte verläuft in Schüben, wobei das Manifestationsalter wie bei kaum einer anderen Erbkrankheit schwankt: Auftreten im Kindesalter ist keine Seltenheit, Erstmanifestationen kommen aber auch noch im späten Lebensalter (bis zu 60 Jahren) vor. Jeder Schub ist (meist unter klinischer Behandlung) abzuheilen; das bedeutet keine Garantie für eine dauerhafte Abheilung, da die Anlage bislang nicht beeinflußt werden kann. Mitunter folgen die Schübe in großen Intervallen, oft kommen sie sehr schnell.

Histologie

Die psoriatische Schuppe zeigt zahlreiche Lamellen mit Kernen, d. h., sie ist parakeratotisch (und hyperkeratotisch). Das Stratum granulosum fehlt, als Zeichen einer überstürzten und unvollständigen Verhornung. Die Epidermis ist verbreitert (Akanthose); aber z. T. reichen die Bindegewebspapillen hoch hinauf, an diesen Stellen ist die Epidermis sehr schmal (Papillomatose), dadurch erklärt sich der blutige Tau. Im Corium findet sich ein weitgestellter Endgefäßplexus mit unspezifischen und diskreten Zellinfiltraten. In der Epidermis bilden diese eingedrungenen Leukozyten die sog. *Munroe'schen Abszesse:* Mikropusteln, die sich wie kleinste spongiotische Bläschen zwischen die Stachelzellen eingenistet haben.

DD

Sie ist abhängig von der Schwere des Falles und der Ausbreitung bzw. den Mustern, die dabei entstehen. Bei exanthematischen Formen kommen viele Infektionskrankheiten, vor allem die Syphilis (Syphilide) in Frage; bei stärkerem Befall des Gesichtes und der seborrhoischen Stellen das sog. seborrhoische Ekzem, Akne und Rosacea, ferner die Parapsoriasis-Gruppe. An intertriginösen Arealen ist an Mykosen, einschließlich Soor, zu denken; bei mehr flächenhaft infiltrierten auch an die Mykosis fungoides. Bei der psoriatischen Arthritis (bei der in ca. 11% IgM-Verminderung, auch familiär bei psoriasisfreien Probanden vorkommt) ist an Formen der chron. Polyarthritis, Gicht, M. Reiter zu denken.

Behandlung

Die Therapie der Psoriasis zerfällt – nach alten Vorstellungen, die aber immer noch eine gewisse Gültigkeit haben – in 2 Abschnitte:
1. keratolytische Vorbehandlung mit dem Ziel, die Papel der „spezifischen" Behandlung zugänglich zu machen. Die Psoriasis schuppt auch nach Beginn der Behandlung meist noch eine Weile (Tage oder auch Wochen) nach. Wirksam sind Salizylsalben in Konzentrationen von 1,5 bis 10%. Bei großen Arealen, auch bei Kindern: Vorsicht, Kontrolle der Nieren! Die 2. Phase der Behandlung ist *reduzierend*, sie versucht, die schuppenfreien Papeln zum Rückgang zu bringen. Früher war das Mittel der Wahl das Chrysarobin, heute ist es das Cignolin (Dioxyanthranol) in Konzentrationen von 0,1 bis 5%. Das Cignolin verfärbt die Wäsche stark und ist nur unter klinischer Behandlung anzuwenden. Es ist eine Behandlung, die sich stets an der Grenze des „Reizes" bewegt. Heutzutage sind Reizungen nicht mehr so gefährlich, weil sie durch die Steroidsalben-Behandlung unter Okklusivbedingungen (luftdichte Verbände mit Plastikfolien) abgefangen werden können. Letztere Behandlung ist heute – neben dem Cignolin – das Mittel der Wahl; doch gibt es keine Abheilung allein unter Steroidsalbenbehandlung, auch nicht unter Okklusivbedingungen. Neuerdings kommen bei schweren, erythrodermischen Fällen auch Cytostatica in Frage; wir dürfen annehmen, daß auch die Wirkung des Cignolins antimitotisch zu erklären ist. Die *Klimatherapie* spielt eine wichtige Rolle: doch ist auch sie mit Vorsicht anzuwenden, da auch sie reizen und den gegenteiligen Effekt erzielen kann. Die Behandlung bzw. Beherrschung einer Psoriasis gehört zum Schwierigsten, was es auf dermatologischem Sektor gibt. Eine wichtige Rolle spielt die psychische Ruhigstellung, die Abschirmung des Patienten von seinem Stress. Hier sind Psychosedativa bedeutsamer als eigentliche psychoanalytische Behandlung.

Psoriatisches Pseudoleukoderm

Immer wieder zeigt sich, daß dieses Phänomen, das einerseits mit der äußeren Behandlung mit Dioxyanthranol (Cignolin), andererseits mit

der dadurch erzielten Abheilung der Psoriasis zusammenhängt, miß-
verstanden bzw. nicht begriffen wird. Das Cignolin hat nicht nur eine
reduzierende, sondern auch eine pigmentierende Wirkung. Die Bräu-
nung setzt zuerst an der gesunden Haut ein, die gegenüber dem Cignolin
ungeschützt ist. Dann aber greift das Cignolin an dem Teil der psoriatischen Papel an, die ungeschützt ist: also am äußeren Rand der nicht
schuppenbedeckten Papel, die aber immerhin infolge ihrer vermehrten
Epidermisdicke resistenter ist als die normale Haut. Der Großteil der
psoriatischen Papel wird von der Schuppe bedeckt und durch sie vor der
Einwirkung des Cignolins beschützt, und dies für eine ganze Weile,
weil ja – auch nach mehrfach erfolgter Abschuppung – sich die Schuppe
neu bildet. So kommt das Paradox zustande, daß die ehemals schuppen-
bedeckte Papel am wenigsten pigmentiert ist, ja – gegenüber der stark
pigmentierten Normalhaut – als unter- oder unpigmentiert erscheint.
Ihr Gehalt an Melaninpigment ist indessen normal; nur ist die normale
Haut (und als Zwischenstellung der äußere Rand der psoriatischen
Papel) stärker pigmentiert. Der Cignolineffekt bewirkt also an der gesunden Haut und an der schuppenungeschützten Papel eine Überpigmentierung, an der Stelle der ehemaligen schuppenbedeckten Papel
eine scheinbare Unterpigmentierung, ein **Pseudoleukoderm** (Abb. 69).

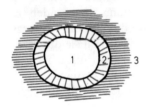

Abb. 69. Psoriatisches Pseudoleukoderm 1. ehemalige Schuppe (Pseudoleukoderm), 2. unbe-
deckter Schuppenrand der ehemaligen Psoriasispapel (leichte Überpigmentierung), 3. gesunde
Haut (starke Überpigmentierung)

Sonderformen der Psoriasis

Dazu gehören a) die Psoriasis arthropathica, b) die Psoriasis pustulosa.

a) Bei der *Psoriasis arthropathica* sind – meist mehrere – Gelenke befallen, weit mehr die kleinen (Finger) als die großen Gelenke. Der
Gelenkbefall ist äußerst schmerzhaft, er kann mit oder ohne oder
alternierend mit Hauterscheinungen einhergehen. Die Diagnose
echten psoriatischen Gelenkbefalls ist schwer (in gewisser Weise ist
der Befall der Ileosakralgelenke pathognomonisch, der jedoch auch
bei M. Bechterew vorkommt). Es gibt Psoriasis + nichtpsoriatische
Gelenkveränderungen, vor allem im Sinn der p.c.P.

b) Bei der *Psoriasis pustulosa* ist gleichsam das Phänomen des sog.
Munroeabszesses bis zur klinisch sichtbaren Pustulation gediehen.

96

Meist sind die Pusteln nur in einigen, aber nicht in allen Effloreszenzen vorhanden. Der Befall der *Mundhöhle* mit solchen Herden,
die als Leukoplakie oder Erosion imponieren, kommt nur bei der
Psoriasis pustulosa vor. Besonders hartnäckig und schwer ist der
pustulöse Befall der *Handteller und Fußsohlen (Typ Königsbeck und
Barber)*. Der disseminiert-ausgebreitete oder generalisierte Typ der
(zumindest teilweise) pustulösen Psoriasis wird nach v.Zumbusch
benannt. Mit ihr identisch ist die *Impetigo herpetiformis*.
Die sog. *Akrodermatitis continua suppurativa Hallopeau* ist wohl eine
inverse Psoriasis pustulosa der Finger und Zehen; sicher nicht zur
Psoriasis gehört die *Akrodermatitis enteropathica Danbolt-Closs*.

Parapsoriasis

1. Pityriasis lichenoides chronica (Juliusberg) 1899
2. Pityriasis lichenoides et varioliformis (Mucha 1916, Habermann 1925)
3. Parapsoriasis en plaques (Brocq) 1897
4. Sog. Parakeratosis variegata

Die einzelnen Formen der Parapsoriasis haben mit der Psoriasis nur
gewisse klinische Ähnlichkeiten, ohne zur Psoriasis zu gehören. Die
Gruppe ist sehr heterogen. Es lassen sich folgende Typen unterscheiden:

1. Pityriasis lichenoides chronica (Juliusberg) 1899

Am meisten einer exanthematischen Psoriasis gleichend. Linsenförmige
flache Papeln, mit aufliegenden, ebenfalls gegenüber der Papel zu kleinen
Schuppen, oft nur als randständige Krause sichtbar, die vom Rand
abgehoben ist. Nach längerem Bestand werden die roten Papeln braun.
Aetiologie unbekannt, Verlauf in Schüben.

2. Pityriasis lichenoides et varioliformis (Mucha 1916, Habermann 1925)

Exanthematische Aussaat aus etwa linsengroßen Schuppenpapeln, die
teilweise hämorrhagische Bläschen tragen und in eine zentrale Nekrose
übergehen, wobei auch hier eine zarte Schuppenkrause um die Nekrose
verbleibt. Zarte, oft leukodermische Narben.
Abheilung nach Wochen oder Monaten, vielleicht ist die Dermatose,
da ihr oft Allgemeininfekte vorausgehen, allergisch oder toxisch bedingt.
DD: Pityriasis lichenoides chronica, Varicellen ev. Variolois! Papulo-
nekrotische Tuberkulide.

3. Parapsoriasis en plaques (Erythrodermie pityriasique en plaques disseminées, Brocq) 1897

Rundovale, hellrote, flache Scheiben, disseminiert, von Münzen- bis Handtellergröße, gegen den Rand flacher und auch etwas blasser. In der Papel zeigt sich eine zarte Fältelung. Gegenüber Psoriasis 1) Papel nicht gleichförmig erhaben, 2) Rand blasser und nicht immer ganz scharf begrenzt, 3) Schuppung viel diskreter.
Ätiologie unbekannt, Histologie wie Dermatitis.

DD: Außer Psoriasis: Mykosis fungoides, seborrhoisches Ekzem.

Therapie: UV-Bestrahlung. Langwieriger Verlauf. Kaum Juckreiz. Manche Fälle erweisen sich später doch als Mykosis fungoides.

4. Sog. Parakeratosis variegata (Lichen variegatus)

Sie besteht aus netzförmig angeordneten keratotischen Knötchen und steht morphologisch wie nosologisch zwischen Lichen ruber und Mykosis fungoides.

X. Genodermatosen

1. Flächenhafte und umschriebene erbliche Keratosen
  a) Ichthyosen
  b) Palmar-Plantar-Keratosen
  c) Umschriebene Keratodermien
  d) Morbus Darier
     Pityriasis rubra pilaris

2. Epidermolysen
  a) Epidermolysis bullosa simplex (dominant)
  b) Epidermolysis bullosa hereditaria dystrophica (dominant)
  c) Epidermolysis bullosa hereditaria polydysplastica (recessiv)
     Pemphigus chronicus benignus familiaris

3. Dyskeratosen und Dysplasien

Das Kapitel der Erbkrankheiten der Haut ist sehr umfangreich und umfaßt erythrokeratotische, blasige, dysplastische, auch tumoröse Zustände. Genau genommen gehört auch die Psoriasis vulgaris hierher, die einen angenähert autosomal dominanten Erbgang (mit erhöhtem Schwellenwerteffekt) hat; sie wird aber meist eigens abgehandelt, oder bei den Stoffwechselkrankheiten, zu denen noch andere, durch angeborene Enzymdefekte gekennzeichnete Erbkrankheiten (meist nicht ausschließlich der Haut) gehören. Auch die Phakomatosen (M. Recklinghausen, M. Pringle, naevoide Basaliome usw.) sind Erbkrankheiten; der besseren morphologischen Übersicht und Systematik wegen werden sie ebenfalls eigens abgehandelt. Die hier zu besprechenden Genodermatosen betreffen vor allem die erblichen Keratosen und die bullösen Erbkrankheiten der Haut.

1. Flächenhafte und umschriebene erbliche Keratosen

Hierher sind zu zählen:

a) Ichthyosen (Ichthyosis congenita und Ichtyosis vulgaris)
b) Palmar-Plantar-Keratosen
c) umschriebene Keratodermien
d) Morbus Darier

Bei den Ichthyosen wiederum sind zu unterscheiden: die Ichthyosis congenita (in ihrer trockenen und blasigen Form) und die Ichthyosis vulgaris.

a) Ichthyosen

Die große Gruppe der *Ichthyosis congenita* hat klinisch sehr verschieden schwere Ausprägungsgrade. Die schwersten Formen, mit wahren Schuppenpanzern, sind nicht lebensfähig, die milderen sind nicht nur mit dem Leben vereinbar, sondern schwächen sich – spontan oder durch die Behandlung mit Steroidhormonen – wesentlich ab. Die Rötung ist immer fakultativ, die Schuppung kann verschiedene Stärkegrade aufweisen. Histologisch sind die bullösen Formen (oft nur mit Zeichen der sog. granulären Degeneration, ohne eigentliche Blase) von den trockenen zu unterscheiden. Blasen bestehen oft nur in frühester Jugend, später können sogar kammartige, derbe und schmutzigbraune Keratosen das Bild beherrschen. Klinisch nicht unterscheidbar ist die sog. Kollodiumhaut, ein in einigen Tagen von selbst abfallender Schuppenpanzer, der pathogenetisch noch ungeklärt ist.
Mit der trockenen Form der *Ichthyosis congenita* können *assoziierte Symptome* vorkommen:

a) *Netherton-Syndrom* 1958: Ichthyosis congenita sicca – Bambushaare – atopische Diathese (= endogenes Ekzem)

b) *Rud-Syndrom* 1927: Ichthyosis congenita sicca – Epilepsie, Idiotie, Hypogenitalismus, partieller Riesenwuchs, Polyneuritis

c) *Sjögren-Larsson-Syndrom* 1957: Ichthyosis congenita sicca – Oligophrenie, spastische Lähmungen vom Little-Typ, Macula-Degeneration

Diese Formen sind recessiv, die bullöse Form meist autosomal dominant.

Im Gegensatz dazu fehlt der *Ichthyosis vulgaris* das erythrodermatische Element; die Schuppung befindet sich auf einem blassen Untergrund. Zur Unterscheidung gegenüber der Ichthyosis congenita ist weiter wichtig:

1. späteres, nicht congenitales Auftreten
2. Freibleiben der Gelenkbeugen, Handteller und Fußsohlen
3. Erbgang: autosomal dominant oder x-chromosomal rezessiv
4. große Schwankungsbreite in der Schwere des klinischen Bildes: mildeste Form: Xerodermie (nur beim Darüberkratzen mit einem Spatel entsteht eine weiße „Spur"); Ichthyosis nitida – simplex – serpentina – hystrix – nigricans.

Histologisch unterscheiden sich beide Formen – abgesehen von der Möglichkeit der granulären Degeneration bzw. der Blasenbildung bei der Ichthyosis congenita und der Ichthyosis hystrix – folgendermaßen: bei der congenita eine vermehrte Epidermisbreite mit einer erhöhten, auf vermehrter Zellregeneration beruhenden Wachstumsaktivität; bei der Ichthyosis vulgaris eine verdünnte Epidermis mit verminderter Zellaktivität; die Hyperkeratose ist bedingt durch vermehrte Adhäsion der Hornlamellen und verzögerte Abstoßung; sie ist also eine Retentions-Hyperkeratose, keine Hyperaktivitätskeratose wie bei der Ichthyosis congenita.

b) Palmar-Plantar-Keratosen

Palmar-Plantar-Keratosen sind umschrieben-flächenhafte, oder auch herd- (oder punktförmige) Keratosen der Handteller und Fußsohlen, wobei mitunter am Rand eine erythrotische Komponente sichtbar sein kann, die von der Keratose nicht bedeckt wird.
Unterschieden werden:

a) *Keratosis palmo-plantaris Unna-Thost:* dominant erbliche, z.T. massive, z.T. zerfurcht erscheinende Keratosen der Palmae und Plantae ohne wesentlichen roten Randsaum und ohne stärkeres „Übergreifen" auf die Unterarme und Füße;

b) die *Form von Meleda:* massive Keratosen der Handteller und Fußsohlen, oft mit erheblicher Hyperhidrosis, rotem Randsaum, „Übergreifen" oder Lokalisation an Handrücken, Kniescheiben, Ellbogen
und anderen Körperstellen. Diese Form kommt nicht nur auf der
Insel Mljet (Meleda) vor und ist wahrscheinlich autosomal rezessiv;
c) die *Keratosis palmo-plantaris transgrediens mit dominantem Erbgang
(Form Greither):* mildere Keratose als bei der Form Meleda, aber
noch stärkeres „Übergreifen", angenähert den Erythrokeratodermien;
d) die *Form Papillon-Lefèvre:* mehr oder minder massive Palmar-Plantar-Keratosen, mit Übergreifen und einem wichtigen stomatologischen
Befund: Periodontose mit Ausfall des Milch- und bleibenden Gebisses.
Verschont werden nur die Weisheitszähne. Erbgang recessiv;
e) die *insel-streifen-förmigen und dissipierten Palmar-Plantar-Keratosen
(Brünauer, Buschke-Fischer):* je nach Größe der einzelnen Herde benannt, oft spät sich manifestierend. Deshalb DD gegenüber Warzen,
Schwielen sehr schwierig. Fast immer dominant.

c) Umschriebene Keratodermien

Die umschriebenen Erythrokeratodermien können Handteller und Fußsohlen ganz aussparen. Sie bestehen in mehr oder minder flächenhaften,
scharf oder nicht scharf begrenzten roten, leicht schuppenden Plaques,
wobei der Stamm vielleicht mehr befallen ist als die Gliedmaßen. Dies
gilt vor allem für die *Erythrokeratodermia variabilis Mendes da Costa,*
bei der die einzelnen Stellen im Befall wechseln können. Für die Pathogenese erörtert werden außer der Erbanlage andere, eventuell infektiös-
toxisch bedingte Faktoren. Dann gibt es noch eine Form, die nach
Gottron benannt ist *(Erythrokeratodermia symmetrica progressiva),* bei
der mehr die Gliedmaßen befallen sind, die Randbegrenzung unscharf
und die Progredienz stärker ausgeprägt ist als der Wechsel der einzelnen
befallenen Stellen.

DD: Bei der Ichthyosis sind die einzelnen Formen gegeneinander abzugrenzen; genaueste Untersuchung der Umgebung (persönlich, nicht
durch Befragung) in Form eines Stammbaums und histologische Untersuchung. Bei den *erythrosquamösen* Formen (Hyperkeratosis ichthyosiformis bzw. Erythrodermia ichthyosiformis congenita) sind alle anderen
Erythrodermien in Betracht zu ziehen (sog. Phänokopien).

Bei den *Palmar-Plantar-Keratosen* gilt das gleiche: auch die Ichthyosis
congenita, der Lichen ruber generalisatus usw., die Psoriasis können
Palmae und Plantae befallen!

Bei Erythrokeratodermien: Psoriasis, Mykosis fungoides, sog. seb. Ekzem.

d) Morbus Darier

Psorospermosis follicularis vegetans (Darier 1889, 1896 aufgegeben). Keratosis follicularis, Dyskeratosis follicularis.

Beginn: 2. Lebensjahrzehnt (angeboren: nicht lebensfähige Formen, bullös).
Primäreffloreszenz: verhornte Papel, vielleicht aus weißen Flecken entstehend, z. T. follikulär, z. T. bis zu vegetierenden Formen.
Sitz: seborrhoische Lokalisation, Stirn-Haargrenze, Schweißrinne usw., Gesicht, Hals, behaarter Kopf. Gliedmaßen weniger.

Keine nur follikuläre Dermatose. Schuppenkruste, Zersetzung, fötider Geruch. Vegetierender, tumoröser Charakter. Pigmentverschiebung. Mögliche bullöse Komponente. Mögliche Beziehung zum familiären benignen Pemphigus Hailey-Hailey. Unterbrechung der Papillarlinien (Daktyloskopie), diffuse Palmar-Plantar-Keratosen, Nagel-Schleimhautveränderungen.
Verstärkte Schweißsekretion (auch Grund für Zersetzung). Provokationen nach verschiedenen Momenten. Verlauf progredient. In der heißen Jahreszeit Beschwerden stärker.
Psychische und intellektuelle Defekte: charakterliche Auffälligkeit, mürrisches Wesen, neuroasthenische Züge, Intelligenz-Minderung bis zur Debilität.

Histologie

1. Hyperkeratose, Parakeratose und Akanthose
2. Dyskeratotische Zellen (Corps ronds, Grains)
3. Lücken- und Spaltbildungen im Epithel
4. Fingerförmige Epithelfortsätze, pseudovillöse Räume, pseudoepitheliomatöse Wucherungen
5. Chronische Entzündung im Corium, fast ausschließlich Rundzellen

Genodermatose, autosomal dominant. Ansatz: Basalzelle. Nach oben: Dyskeratose, nach unten: pseudoepitheliomatöse Wucherung.

Die Dyskeratose ist bei den Grains eine Akeratose, wie elektronenmikroskopische Untersuchungen gezeigt haben. *Dyskeratose:* eine Anomalie der individuellen Zellverhornung, auch bei praecancerösen und schließlich cancerösen Prozessen. Der M. Darier steht zwischen Dyskeratose und Neoplasie. Keine Entartung.

Anmerkung

Gegenüber dem M. Darier haben die „follikulären Keratosen" (im engeren Sinn und in der Nomenklatur der europäischen Autoren) nur eine untergeordnete Bedeutung. Im übrigen sind sie – seien sie nun erblicher oder nichterblicher Natur – eines der am wenigsten erforschten Kapitel der Dermatologie.

Pityriasis rubra pilaris

Die Pityriasis rubra pilaris ist eine Lehrbuch-Chimäre und eine sehr fragwürdige, wenn überhaupt existierende Entität. Es handelt sich um eine streng follikulär angeordnete Keratose, mit kegelartiger follikulärer und perifollikulärer, verhornter Papel, zuerst an den Rücken der Finger-Grundglieder auftretend. Später dehnt sich die Dermatose flächenhaft aus. Je länger sie besteht, desto mehr geht sie – klinisch und histologisch – in die Mykosis fungoides (oder in eine Parakeratosis variegata) über. Nur dann kann sie erythrodermatisch werden!

2. Epidermolysen

Nach heutiger Üblichkeit können unterschieden werden:

a) Epidermolysis bullosa simplex (dominant)
b) Epidermolysis bullosa hereditaria dystrophica (dominant)
   Unterform: albopapuloide Form Pasini
c) Epidermolysis bullosa hereditaria polydysplastica (recessiv)
   Unterform: letale Form Herlitz

a) Epidermolysis bullosa simplex (dominant)

Sie ist die mildeste, das Leben der Träger nicht wesentlich beeinträchtigende und mit keinen sonstigen Krankheitszeichen einhergehende Form. An den exponierten Gliedmaßenanteilen, vor allem an Handtellern und Fußsohlen, auch an Fingern und Zehen, gelegentlich in der Mundschleimhaut, entstehen einige Stunden nach mechanischen Traumen pralle, rundliche, oft auch polycyclisch begrenzte Blasen, die meist, ehe sie hämorrhagisch werden, einreißen und in wenigen Tagen narbenlos abheilen. Das Leiden ist stärker in der heißen Jahreszeit, Schwitzen begünstigt die mechanische Auslösbarkeit. Befallen sind meist schon Kleinkinder; im späteren Alter hat das Leiden die Tendenz zu milderem Verlauf. Abgesehen von einer reduzierten Belastbarkeit (bei Märschen und anderen beruflichen und sportlichen Manipulationen) ist die körperliche und geistige Entwicklung der Träger nicht gestört.

b) Epidermolysis bullosa hereditaria dystrophica (dominant)

Auch dieses bullöse Erbleiden beginnt in früher Jugend, verläuft jedoch ungleich schwerer. Es sind nicht nur die Blasen an allen prominenten Körperstellen (Fingern, Zehen, Knien, Ellenbogen, Wangen und an der Mundschleimhaut) stärker ausgeprägt, sondern es kommen Atrophien, Narben, Verhärtungen, Verödungen des Nagels, Keloide, Kontrakturen usw. dazu. Die Abheilung erfolgt wesentlich langsamer, die Kranken sind schwer beeinträchtigt. Hinzu kommen follikuläre und Leukokeratosen, Pigmentverschiebungen, Hypertrichose und Alopecie, gelegentlich Hyperhidrose. Die Blasen liegen subepidermal, mitunter subcorneal (wohl sekundär).

Unterform: Bei der nach Pasini (1928) als *albopapuloide* Form bezeichneten Abart kommen noch weißliche, keratotische Papeln an Stamm und Gliedmaßen dazu.

c) Epidermolysis bullosa hereditaria polydysplastica (recessiv)

Diese rezessive Form ist die schwerste und meist nicht lebensfähig (oder nur Monate oder Jahre). Die epidermolytischen Veränderungen und ihre Folgen führen zu schweren Verstümmelungen, flächenhaften, kaum abheilenden Erosionen, kurzum, zu einer lebensbedrohlichen Beeinträchtigung des Trägers. Durch die Mitbeteiligung von Mund und Darm sind Nahrungsaufnahme und Darmentleerung auf das schwerste gestört; diese ulcerierend-mutilierend-vegetierenden Formen verursachen geradezu erschreckende klinische Bilder. Hinzu kommen: Zahnwachstums-, psychische und Intelligenzstörungen, Skelethypoplasien, Hirnschäden; auf den Hautveränderungen können sekundär Karzinome entstehen.

Unterform: Die nach Herlitz (1935) benannte Form ist klinisch identisch, nur verläuft sie obligat (und früh) letal.

Die DD kann zwischen b) und c) (Familienuntersuchung) einige Zeit zweifelhaft sein, doch klärt sich durch den Verlauf meist die Diagnose schnell. Infrage kämen allein die ebenfalls mutilierenden Krankheitsbilder der congenitalen Porphyrie Günther.

Die *Therapie* ist machtlos (außer einer schonenden, indifferenten Pflege).

Anmerkung: Meist wird unter die bullösen Genodermatosen auch noch der sog. *Pemphigus chronicus benignus familiaris* Hailey-Hailey (1939) gerechnet. Dabei handelt es sich um eine unregelmäßig dominant vererbte bullös-keratotische Dermatose, die bevorzugt am seitlichen Hals, Nacken, in den Achselhöhlen und im Genital- und Analbereich lokalisiert ist. Die Bläschen sind gruppiert (erinnern deshalb an den M. Duhring), die Erosionen bedecken sich mit Auflagerungen, die auch einen keratotischen Anteil haben. Feingeweblich ist das Bild mit intraepidermalen Lakunen, dyskeratotischen Zellen und dem ganzen Epithelaufbau dem M. Darier so ähnlich, daß neuerdings diese Dermatose dem M. Darier subsumiert wird.

3. Dyskeratosen und Dysplasien

Dyskeratose ist eigentlich ein histologischer Begriff; er besagt eine – meist nur einzelne Zellen betreffende – überstürzte Verhornung, wie sie z. Z. auch bei praecancerösen Prozessen anzutreffen ist. Der klinische Begriff meint Genodermatosen, bei denen eine Reihe keratotischer Störungen in wechselnden Mustern vorliegen. Bei diesen *Dyskeratosen oder Polykeratosen* finden sich u. a. – fast nie alle Symptome miteinander vereint – Palmar-Plantar-Keratosen, Leukokeratosen (an der Schleimhaut), Nagel- und Zahnveränderungen, Pigmentierungen, Atrophien. Auch Augenveränderungen, geistige Retardierung usw. können dazukommen. Am wichtigsten ist das sog. *Pachyonychia-congenita-Syndrom,* das an zahlreiche Autoren (hinsichtlich der Symptomatik im einzelnen) gebunden ist: Jadassohn und Lewandowsky, Siemens, Schäfer, H. Fischer, Brünauer, Spanlang, Tappeiner, Touraine, Franceschetti, Schnyder, Cole, Rauschkolb, Garbe usw.; Einzelheiten übersteigen den hier gebotenen Rahmen.

Dysplasien sind genetisch bedingte Fehlbildungen der Haare, der Zähne und des Schweißapparates, die jedoch auch mit keratotischen Veränderungen meist umschriebener Natur, ferner mit Pigmentstörungen und Atrophien einhergehen können. Am wichtigsten sind die autosomal recessive *Anhidrosis hypotrichotica mit Hyp- bzw. Anodontie (Siemens)* und die hidrotische Form der ektodermalen *Dysplasie*, bei der sowohl die Schweißdrüsenfunktionen und die Zähne regelrecht sind, jedoch Schäden an Kopf- und Vellus(= Woll)haar, Augenstörungen, Keratosen das Bild beherrschen. Auch hier gibt es zahlreiche Formen und Übergänge; bei der sog. *Incontinentia pigmenti* (Naegeli-Franceschetti-Jadassohn) stehen neben den umschriebenen Keratosen Pigmentstörungen im Vordergrund.

XI. Autoimmunkrankheiten der Haut

Das Immunsystem des Körpers vermag beim Kontakt mit antigenen Substanzen deren Herkunft – ob körperfremd oder körpereigen – zu unterscheiden. Körperfremde Stoffe, sofern sie Antigene sind, regen das immunkompetente, lympho-plasmazelluläre System zur Bildung spezifischer Immunoglobuline bzw. zur Proliferation immunkompetenter Zellen an, während körpereigene Substanzen auf Grund der bereits pränatal erworbenen, sog. angeborenen Immuntoleranz keine humorale oder zelluläre Immunantwort auslösen. Wenn diese „Self-recognition" (Burnet) – gleich aus welchen Gründen – gestört ist, werden einzelne Zellbestandteile nicht mehr als „eigen" erkannt und sie setzen, nun zu Antigenen geworden, Autoimmunkrankheiten in Gang.

Die Ursachen für die plötzliche „antigene" Wirkung eines körpereigenen Substrats können sein: Infektionserreger, Strahlenwirkung (?), chemische (medikamentöse) Einflüsse, blastomatöse Vorgänge (vor allem Neoplasien des lympho-retikulären System [?]). Anders ausgedrückt: als Folge von Mutationen proliferieren immunkompetente Zellklone (forbidden clones), die humorale oder zelluläre Autoimmunreaktionen auszulösen vermögen. Normalerweise werden solche pathogenen Mutanten durch das Kontrollsystem der immunbiologischen Homöostase ausgemerzt, bzw. an weiterer Proliferation verhindert.

Man muß humoral und zellulär gesteuerte Autoimmunvorgänge unterscheiden.

Humoral: Die Bindung des spezifischen antierythrocytären Autoantikörpers an die zirkulierenden Erythrozyten führt, mit Komplement, zu deren vorzeitigem Untergang *(Auto-Immun-Anämien)*. *Zellulär* gesteuerte Immunvorgänge finden sich u. a. bei der Immunthyreoiditis, die nicht mit Seren, sondern mit Lymphozyten übertragen wird.

Außer den bereits erwähnten Autoimmunkrankheiten (Anämien, Thyreoiditis) sind für die Dermatologie besonders wichtig die sog. Kollagenkrankheiten (*Kollagenosen*, Klemperer, Pollack und Baehr 1942), bei denen entweder das Bindegewebe durch Entzündung so verändert wird, daß es antigene (autoantigene) Eigenschaften erhält oder die proliferierenden Immunzellen (forbidden clones) mit dem Bindegewebe entzündlich reagieren.

Hierher gehören vor allem:

Sog. Kollagenosen

Sklerodermie (circumscripte und progressiv-diffuse)
Erythematodes integumentatis chronicus discoides
Erythematodes visceralis
Dermatomyositis
Periarteriitis nodosa
Skleroedema adultorum (Buschke 1900)
Granuloma gangraenescens
Sjögren-Syndrom
Morbus Reiter
Morbus Behçet

Wie der Name sagt, spielen sich bei diesen Dermatosen (die z. T. nicht nur die Haut betreffen) die krankhaften Veränderungen am Bindegewebe ab. Es handelt sich dabei um im Bindegewebe gebildete Veränderungen, an denen sich die entzündlichen Reaktionen in Form fibrinoider Alterationen abspielen.

Sklerodermie

Circumscripte Sklerodermie (Morphaea)
Progressive (diffuse) Sklerodermie

Ein an sauren Mucopolysacchariden reiches mukoides Ödem dringt ins Bindegewebe ein und führt zu einer erhöhten Fibrillogenese in Form kleinkalibriger Kollagenfibrillen. Die Kollagenbündel werden quantitativ verändert; qualitativ insofern, als die sauren Mucopolysaccharide gelöstes Kollagen präzipitieren.

Bei der *circumscripten Sklerodermie* findet sich eine fleckartige derbe Platte, die deutlich oder nur angedeutet von den Rändern her gegen die Mitte zu eingesunken ist. In der angelsächsischen Literatur spricht man bei dieser derben, flachen, dabei unter dem Hautniveau liegenden Effloreszenz von einer Plaque (MacKenna und Cohen). Das Hautkolorit kann weitgehend unverändert sein, mitunter findet sich um diese infiltrative und eingesunkene Plaque ein leicht livider Hof (lilac ring). Die circumscripte Sklerodermie kann zahlreiche Effloreszenzen aufweisen, segmental angeordnet sein oder sogar systemische Ausbreitung zeigen. Keine Lieblingssitze, bei Lokalisation an der Stirne kommt durch die derbe, rillenartige Atrophie ein Bild zustande, das als „Sclérodermie en coup de sabre" bezeichnet wird. Die anfänglichen Erscheinungen sind diskret, das Tastgefühl erkennt oft mehr als das Auge.

Das sog. *Thibierge-Weissenbach-Syndrom* stellt eine vor allem an den (meist unteren) Gliedmaßen lokalisierte Form dar, bei der sich, bedingt durch die schlechten Durchblutungsverhältnisse, die eiweißhaltigen Transsudate z. T. knöchern umwandeln (akrale circumscripte Sklerodermie + Calcinosis cutis).

Die *progressive, diffuse Sklerodermie* beginnt entweder an den Akren (Gesicht und Gliedmaßen, vor allem Hände, in Form des Raynaud-Syndroms) oder am Stamm. Vor allem die akrale Form imponiert zunächst als ein teigiges Ödem, der die Verhärtung, die maskenhafte Einebnung der Falten, Teleangiektasien, die Mikrostomie, die Verdikkung und Verkürzung des Zungenbändchens erst später folgen. Das Gesicht dieser Kranken erhält oft einen trügerischen Ausdruck von Jugendlichkeit; Ulcera, oft in Vogelaugenform, entstehen vor allem an den weitgehend starr gewordenen Händen und Fingern.

Bei der akralen Form kann lange ein Raynaud-Syndrom vorgetäuscht werden. DD und pathognomonisch wichtig sind außer der mimischen Starre die sog. Mikrostomie (Verschmälerung und Verdünnung der Lippen), ein verdicktes und verkürztes Zungenbändchen, die Verbreiterung des Periodontalspaltes (röntgenologisch infolge der Schrumpfung des periapikalen Bindegewebes) und eine Verschmälerung und Bewegungsstarre des Oesophagus. Dieser letztere Befund kann bereits ein Hinweis auf den Befall innerer Organe sein mit Beteiligung von Lunge (Dyspnoe), Magen-Darm-Trakt (Dysphagie, Durchfälle, Verstopfung, Blutungen), Niere, Herz und Gefäßen (Hypertonie usw.), Gelenken und Knochen (Arthrosen, Osteolysen).

Allgemein sind bei der systemischen progressiven Sklerodermie folgende Laboratoriumsbefunde zu erheben: erhöhte BSG, wechselnde Blutzuckerwerte, erhöhte Enzyme, γ-Globulin-Vermehrung und Albumin-Verminderung, Anämie, Leukocytose und Thrombocytose. Ferner sind oft positiv: Rheumafaktor, CRP und Kollagen-Antikörper.

Erythematodes integumentalis chronicus discoides

Terminologie: Schmetterlingsflechte. Nicht: *Lupus* (die Dermatose hat mit der Tuberkulose gar nichts zu tun. Dieser Begriff verwirrt nur und führt zu falschen Infektionsmeldungen und weiteren Mißverständnissen).

Primäreffloreszenz: Eine exsudative, fast urticarielle Papel.

Die Hauterscheinungen zeigen 2 Phasen: die akute mit *proliferativen* Erscheinungen:

exsudative Papel

Erythem

follikuläre Keratose (tapeziernagelförmig im Lehrbuchfall)

Dieser Phase folgen *regressive Erscheinungen*

Gefäßerweiterung

Hyper- und Depigmentierung

Atrophie

Narbe

Die Hyperkeratose kann diskret sein (sie wird durch einen Äthertupfer deutlicher), aber auch sehr stark ausgeprägt. Die einzelnen Komponenten bestimmen das jeweilige innerhalb weiterer Extreme schwankende Bild. Die diskoide Form kann auch *bullös, hypertrophisch* oder *profund* werden (s. Komplikationen).

Lokalisation: Gesicht, vor allem Nasenrücken und seitliche Wangenpartien (Abb. 70), auch Hals (insgesamt: belichtete Partien). Meist symmetrischer Befall, aber auch einseitiger oder asymmetrischer möglich. Befall der *Mundschleimhaut* möglich.

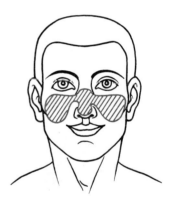

Abb. 70. Lokalisation des Erythematodes integumentalis chronicus discoides

Beschwerden: Kribbeln

                 Hyperästhesie bei Druck

                 Lichtempfindlichkeit

Geschlechts- und Altersverteilung: Frauen 2–4fach so stark befallen, 3.–5. Jahrzehnt.

Komplikationen

1. Tiefe Form (Panniculitis, subkutane Knoten, Atrophie bis zur Hemiatrophie (Form Irgang-Kaposi): Erythematodes profundus

2. Akute Exacerbationen mit exanthematischen Erscheinungen

3. Übergang in viscerale Form
4. Am behaarten Kopf: narbige Alopecie
5. Sekundäre Carcinomentwicklung: der umschriebene integumentale diskoide Erythematodes ist eine fakultative Praecancerose. Die vor allem im Kopfbereich entstehenden Carcinome können schnell infiltrierend und metastasierend wachsen.

Histologie: Die epidermalen Veränderungen schwanken von Verbreiterung bis zur Atrophie. Die follikuläre Keratose reicht tief in den Follikeltrichter. Das Basalzell-Lager ist aufgelöst (liquefaction degeneration). In den Lymphozyteninfiltraten, die haufenartig angeordnet sind, finden sich Blutaustritte.

Pathogenese: Es handelt sich um eine Auto-Immunreaktion. Die Sensibilisierung kann erfolgen über Bakterienbestandteile aus Foci in Tonsillen, Zähnen. Auch Viren (Paramyxo-Viren) werden ursächlich (bzw. als Schrittmacher) diskutiert. Außer Infekten stellen UV-Licht und Arzneimittel mögliche Manifestationsfaktoren dar.

Verlauf: Unberechenbar, mit Remissionen, Rezidiven, Provokation durch Sonne, bakterielle Infekte. Die Narben führten (früher) oft zu Mutilationen (das ist die Analogie zum „Lupus").

DD: Lupus vulgaris, Lupoide Rosacea, Psoriasis, Leukämische Infiltrate, Lichen ruber (an der Schleimhaut: der ganze Bereich der „Leukoplakie").

Behandlung: örtlich: CO_2-Schnee, flüssiger Stickstoff. Focussanierung, Resochin® (cave: Augen, Ablagerungen in Cornea, Iris, Chorioidea, Abducenslähmungen; Lebertoxizität bei Langzeitbehandlung). Dosierung:
10 Tage 3 × 250 mg, 10 Tage 2 × 250 mg, und 250 mg tgl als Dauermedikation. Oft im Verein mit (temporären) Steroidgaben. Immunsuppressiva, Vitamine, Lichtschutzsalben.

Erythematodes visceralis

Beim Erythematodes visceralis können die Hauterscheinungen gegenüber dem Befall innerer Organe zurücktreten. Die Hauterscheinungen lassen meist die keratotische Komponente vermissen; es handelt sich um mehr oder minder flüchtige Erytheme, z.T. mit einer teigigen Schwellung, oft auch noch besonders auf das Gesicht bezogen. Die Erytheme können flush-artig und exanthematisch auftreten. Die Hauterscheinungen können zurücktreten bzw. *unspezifisch* sein und sich in folgenden Symptomen manifestieren: Lichtempfindlichkeit, Urticaria, Alopecie, Vasculitis mit Livedo racemosa, Ulcera, Gangrän und Hämorrhagien.

Von Seiten der *übrigen befallenen Organe* können u. a. folgende Symptome festgestellt werden: Anämie mit Leukopenie und Dysproteinämie, Epilepsie, Colitis ulcerosa, „lupoide" Hepatitis, Pankreatitis, Ascites, Peritonitis. Ferner können befallen sein: Muskulatur, Niere, Lunge, kollagenes Bindegewebe, Herz, Gefäße, Auge, Endokrinium.

Beim Erythematodes (wohl aller Formen) läßt sich feingeweblich eine *direkte Immunfluoreszenz* an der Basalmembran der Epidermis (erkrankter und gesunder Haut, aber auch an der Basalmembran erkrankter innerer Organe) durch verschiedene Immunglobuline (IgA, IgG und IgM) und Komplementkomponenten nachweisen. Durch *indirekte Immunfluoreszenz* werden z. B. an der Rattenleber oder an embryonalen Hühnererythrocyten die antinukleären Antikörper nachgewiesen.

Pathologisch-anatomisch handelt es sich um die Insudation von groß- und kleinmolekularen Serumbestandteilen (Fibrinogen, Globulinen, Enzymen) in und durch die Gefäßwände und ins Bindegewebe. Es folgt dann ein mukoides Ödem des Bindegewebes mit fibrinoider Quellung, polysaccharidreiche Proteine präzipitieren an den Bindegewebsfasern und an den Gefäßwänden. Der ödematösen Verquellung und fibrinoiden Nekrose folgt eine Hyalinisierung des Bindegewebes. Mit den Serumproteinen gelangen antinukleäre Faktoren mit ihren Antikörpereigenschaften in das Bindegewebe: der LE-Faktor, ein Gammaglobulin (Haserick 1949), führt zu einer autoimmunologischen Nukleophagocytose: fast die ganze Zelle ist eingenommen von geblähtem, z. T. wolkig erscheinendem Kernmaterial, das an den Rand der Zelle gedrängt ist (LE-Phänomen von Hargraves, Richmond und Morton 1948).

Beim integumental-visceralen (systemischen) Erythematodes handelt es sich möglicherweise um eine genetisch fixierte Autoimmunkrankheit, in deren Verlauf vorwiegend nukleäre und zytoplasmatische Stoffe Antigeneigenschaften annehmen.

Dermatomyositis

Während bei der Sklerodermie maligne Tumoren seltener als bei der Normalbevölkerung vorkommen, ist die Tumorhäufigkeit bei der *Dermatomyositis* etwa 5mal so hoch wie bei Vergleichspersonen. Wahrscheinlich handelt es sich um eine Autoimmunreaktion, die von Zellen oder Stoffwechselprodukten maligner Tumoren (vorwiegend im Magen-Darmtrakt) ausgelöst werden. Es würde sich sozusagen um eine tumorinduzierte Immunopathie handeln.

Das *klinische Bild* ist anfänglich ein diffuses weinrotes Ödem im Bereich des Gesichtes, Halses und oberen Brustausschnittes. Die Hautfalten sind verstrichen, die Patienten machen nicht so sehr den Eindruck von mimischer Starre, sondern von einer depressiven Weinerlichkeit (Schuermann). Gefäßbedingte pergamentartige Atrophien am Nagelfalz (Zeichen von Heuck-Gottron) gelten als weitgehend pathognomonisch.

Sekundäre Effloreszenzen sind: Papeln, Blasen, Nekrosen, Atrophie, Pigmentverschiebung, Gefäßerweiterung und Poikilodermie.

Die *Muskelveränderungen* (die auch *ohne* Hauterscheinungen vorkommen), zeigen sich in Muskelschmerzen („Muskelkater") und Bewegungseinschränkung, die je nach dem Befall gewisser Muskelpartien weitgehend typisch ist. Bei Befall des Schultergürtels können die Arme nicht über die Horizontale erhoben werden, bei Befall der Rückenmuskulatur ist das Aufstehen aus dem Sitzen nur unter Zuhilfenahme der Arme möglich, und beim Befall der Hüft- und Beinmuskulatur besteht eine Unfähigkeit zum Treppensteigen.

Der *Verlauf* der Dermatomyositis kann akut, chronisch oder wechselhaft (rekurrierend-zyklisch) sein. Remissionen kommen nach Entfernung eines inneren Tumors vor, ebenso Rezidive nach dessen Metastasierung.

Auch bei anderen Kollagenosen (progressive Sklerodermie, Sjögren-Syndrom) kann eine Myositis vorkommen. Zu den Manifestationsfaktoren gehören nicht nur innere Krebse, sondern auch Virusinfekte, Kollagenosen, Arzneimittel, Impfreaktionen, Sonnenbrand.

Laboratoriumsbefunde: Die Enzyme im Serum (LDH, GPT, CPK, Myokinase und Aldolase) sind erhöht, ebenso Kreatinin in Serum und Urin. Die BSG ist beschleunigt, die Albumine sind vermindert, die γ-Globuline erhöht. Meist besteht eine Anämie mit Leukocytose.

Therapeutisch ist (im Gegensatz zur progressiven Sklerodermie, die weitgehend therapieresistent ist) die Kombination von Steroidhormonen und Cytostatica (Immunsuppressiva) recht erfolgreich.

Skleroedema adultorum

Das Skleroedema adultorum (Buschke 1900) betrifft vor allem weibliche Kranke unter 20 Jahren. Der ätiologische Zusammenhang mit (meist) voraufgegangenen Infektionskrankheiten läßt diese Dermatose als eine immunologisch bedingte Krankheit mit im Bindegewebe vermehrt gespeicherten Mucopolysacchariden auffassen. Die Gliedmaßenanteile bleiben frei. Die Veränderungen bestehen in wachsharten, höckrigen

112

Infiltraten, die oft gefurcht, balkenförmig oder auch knotig imponieren. Bei Jugendlichen ist eine spontane Involutionstendenz deutlich.

Periarteriitis nodosa

Die *Periarteriitis nodosa* spielt sich nur z.T. an der Haut ab. Hier finden sich flüchtige oder umschriebene Erytheme, vor allem an den Gliedmaßen, mitunter auch knotenartige Infiltrate. Die wichtigsten Zeichen sind: Fieber und Marasmus, Polymyositis und Polyneuritis, Nephritis, gastrointestinale Krisen, asthmaartige Erscheinungen, Leukocytose und Eosinophilie.

Granuloma gangraenescens

Eine Reihe von umschriebenen „Kollagenosen" im mittleren Gesichtsbereich ist wohl als eine immunologische Antwort auf Infekte in dieser Gegend (Tonsillitis usw.) aufzufassen; die klinischen Formen können relativ mild bleiben oder auch eine Art „Katastrophen"-Verlauf nehmen, mit granulomatösen und gangräneszierenden Prozessen, wie etwa das *Granuloma gangraenescens (Wegener'sche Granulomatose).* Das *Heerfordt'sche Fieber* (Febris uveoparotidea) mit Iridocyklitis, Parotisschwellung, Nervenlähmungen und leichtem Fieber zeigt einerseits Zusammenhänge mit der *allergischen Parotitis (Mikulicz),* andererseits mit dem M. Boeck, der das Zwischenglied zwischen sog. Kollagenosen und Reticuloendotheliosen darzustellen scheint. Den Reticulosen angenähert sind auch einige in der Symptomatik schillernde Syndrome mit Schleimhaut- und Hauterscheinungen:

Sjögren-Syndrom

Das Sjögren-Syndrom wurde erstmals von Gougerot 1925 als „insufficience progressive et atrophie des glandes salivaires et muqueuses de la bouche, des conjunctives [et parfois des muqueuses nasales, laryngées, vulvaires]" beschrieben. Das vorherrschende Symptom ist eine Trockenheit der Schleimhäute infolge mangelnder Speichel- und Tränensekretion, mit Keratokonjunktivitis sicca, Schluckbeschwerden bei trockenen Speisen, Austrocknung des Nasopharynx und der Vaginalschleimhaut *(Sicca-Syndrom),* verbunden mit gelenkrheumatischen Beschwerden, Raynaud-Symptomatik und Serumeiweißveränderungen (Hyper-γ-Globulinämie, Kryoglobulinämie, Paraproteinen besonders der Klasse IgM). Es ist anzunehmen, daß es sich um eine Autoimmunkrankheit handelt.

Morbus Reiter

Das Symptom der Arthritis findet sich auch bei dem sog. *M. Reiter*, der die weiteren Erscheinungen: Urethritis, Conjunctivitis, Balanitis circinata und uncharakterische Hauterscheinungen umfaßt.

Morbus Behçet

Bei dem *M. Behçet* (1937) finden sich Arthritis, aphthöse Schleimhautulcera, nodös-pustulöse Hauterscheinungen, Hypopyoniritis. Auffällig ist die Produzierbarkeit eines ulcerösen Hautknötchens durch unspezifische Reize, z. B. einen bloßen Nadelstich oder durch die Injection von physiologischer Kochsalzlösung. Ferner wurden eine Reihe von Randsymptomen (Thrombophlebitis, Störungen des Blutbildes usw.) beobachtet.

XII. Blasenbildende Krankheiten

Die Beschreibung kann hier nur nach morphologischen Gesichtspunkten vorgehen: ätiologisch verbergen sich unter den Affektionen mit Blasenbildung eine Reihe von heterogenen Ursachen und Zuständen. Bereits besprochen wurden die Blasen bei Viruskrankheiten. Ferner wären zu erwähnen die auf toxische, allergische photochemische Reize entstandenen Blasen, im Extremfall die sog. toxische Nekrolyse (Lyell-Syndrom), ferner diejenigen nach Erfrierungen oder Verbrennungen 2. Grades. Fakultativ finden sich Blasen z. B. bei den verschiedenen Formen der Prurigo, beim Erythema exsudativum multiforme und anderen Zuständen, bei bullösen Genodermatosen.

In dem vorliegenden Kapitel sind die Blasenkrankheiten im engeren Sinn gemeint, nämlich die Gruppe des Pemphigus und der Dermatitis herpetiformis Duhring.

Pemphigusgruppe (mit intraepidermaler Blasenbildung)

Pemphigus vulgaris
Pemphigus foliaceus
Pemphigus seborrhoicus sive erythematosus Senear-Usher
Pemphigus vegetans
Fogo selvagem (brasilianischer Pemphigus)

Bullöses Pemphigoid
Benignes Schleimhautpemphigoid
Dermatitis herpetiformis Duhring
Herpes gestationis

Pemphigusgruppe (mit intraepidermaler Blasenbildung)

Den *Pemphigus vulgaris* und seine Unterformen kennzeichnet die Blase in der Stachelzellschicht. Die seröse Flüssigkeit bleibt nicht intercellulär, sondern sie dringt in die durch Zerstörung der Zellbrücken geschädigten Stachelzellen ein. Schon bei einem bloßen Ausstrich aus der Blasenflüssigkeit können diese aus dem kontinuierlichen Zellverband herausgelösten Stachelzellen (akantholytischen Zellen) nachgewiesen werden (Tzanck-Test). Dieses einfache Verfahren lokalisiert nicht nur mit Sicherheit den anatomischen Ort der Blasenbildung, sondern stellt meist auch bereits eine Diagnose dar.

Klinisch ist auffällig, daß die im Kaliber stark schwankenden, mitunter prall gespannten und mit dunkelgelbem Inhalt gefüllten Blasen in gesunder Haut stehen, also von keinem roten Hof oder einer anderen Effloreszenz (etwa Papel) umsäumt sind. Die Lokalisation ist willkürlich, alle Partien der Haut können befallen werden. Ebenso die Schleimhaut, die isoliert oder zuerst befallen sein kann. An letzterer sind die Blasen sehr kurzlebig, die nach Ablösung der Blasendecke entstandenen Erosionen sind schmerzhaft und behindern alle Funktionen (Sprechen, Kauen, Trinken). Pathognomonisch ist das **Zeichen von Nikolski:** auf seitlichen Druck läßt sich die Blase bzw. ihr Inhalt weiterschieben oder pressen, d.h. der Zusammenhalt der Stachelzellen ist bereits auch im anscheinend gesunden Bereich so gestört, daß auf leichten Druck die Zellgrenzen einreißen. Die Ursache dieses Phänomens wie auch des Pemphigus vulgaris ist in autoimmunologischen Vorgängen zu sehen, bei denen sich antinukleäre, gegen die Stachelzellen gerichtete Antikörper ausbilden, die mit entsprechender Methodik (Inkubation mit humanen Antiseren) immunfluoreszenzhistologisch nachzuweisen sind.

Nicht bei allen Formen des Pemphigus vulgaris steht klinisch die Blasenbildung (auf normaler Haut) im Vordergrund.

Der *Pemphigus foliaceus* ist nicht nur flächenhaft ausgedehnt, sondern imponiert nahezu als Erythrodermie mit zarten, blätterteigartigen feinlamellösen Schuppen. Für eine Erythrodermie fehlt die Verdickung, die Haut ist schlaff und dünn.

DD: Ichthyosen, Erythrodermien.

Der *Pemphigus seborrhoicus sive erythematosus* (Senear-Usher), vorwiegend lokalisiert an Brust und Rücken, ist gekennzeichnet durch eine starke erythematöse Komponente und daraufliegende kräftige Schuppen, so daß insgesamt ein dem diskoid-chronischen Erythematodes ähnliches Bild entsteht. Die Blasenbildung ist nur histologisch nachweisbar.

DD: Erythematodes, sog. seborrhoisches Ekzem.

Der *Pemphigus vegetans* zeigt Proliferationen und Vegetationen, die an Hautstellen mit Maceration besonders begünstigt werden. Die Vegetationen werden mitunter von Pusteln (wenn auch nicht von eigentlichen Blasen) begleitet.

DD: Jodo- und Bromoderme, breite syphilitische Papeln.

Der Vollständigkeit halber ist noch zu erwähnen der *Pemphigus brasiliensis* (Fogo selvagem), bei dem neben Schuppen und Blasen auch pustulös-ulceröse, herpetiforme, papillomatöse und verrucöse Erscheinungen vorkommen. Die Krankheit kann sich bis zur Erythrodermie steigern, manche Fälle heilen jedoch spontan ab. Die Ätiologie ist noch ungeklärt.

Prognose und Therapie: Ein Pemphigus vulgaris, gleich welcher Form, ist immer eine schwere Krankheit mit letztlich infauster Prognose. Durch die Steroidhormone sind protrahierte Verläufe über Jahre, ja über Jahrzehnte möglich geworden.

Dermatosen mit subepidermaler Blasenbildung

Es ist für die Terminologie verwirrend, daß unter dem Begriff „Pemphigus", der vor allem den Dermatosen mit akantholytischer Blasenbildung vorbehalten sein sollte, auch noch andere Dermatosen subsumiert werden, die eine subepidermale Blasenbildung zeigen. Es sind hier abzuhandeln:

Bullöses Pemphigoid
benignes Schleimhautpemphigoid
Dermatitis herpetiformis Duhring
(mit Herpes gestationis und Impetigo herpetiformis).

116

Bullöses Pemphigoid (*Pemphigus chronicus vulgaris benignus* (Lever)

Dermatitis herpetiformis senilis (Rock u. Waddington)
Parapemphigus (Prakken und Woerdemann)
monomorph-bullöse Form des M.Duhring (Degos)

Diese Dermatose hat mit dem Pemphigus vulgaris die großen und gespannten Blasen gemeinsam, aber außerdem (wenn auch nicht so stark
wie bei bullösen Arzneimittelexanthemen) Erytheme und ödematöse
Infiltrationen der Haut. Im Gegensatz zum Pemphigus vulgaris (und
zu bullösen Arzneimittelexanthemen) ist die Mund- und Genitalschleimhaut kaum befallen. Der Sitz der Blasen ist streng subepidermal, auch
hier lassen sich durch direkte oder indirekte (am Versuchstier nachweis-
bare) Immunfluoreszenz Antikörper nachweisen, die jedoch nicht im
Stachelzell-Lager sitzen, sondern sich subbasal darstellen und gegen die
Zellen der Basalschicht gerichtet sind.

Benignes Schleimhautpemphigoid

Bei dieser Form, die die Schleimhäute (vor allem die Conjunctiven) und
in etwa 40% auch die Haut befällt, steht die Narbenbildung im Vordergrund. Der Begriff „benigne" ist mit Vorbehalt zu werten. Die Adhä-
sionen und Stenosen können auch den Mund, das Genitale (Vagina)
betreffen. Die Blasen sind kurzlebig, vor allem an der Mundschleimhaut
herrschen flache Erosionen, mitunter auch tiefere Ulcera, vor. Die wichtigste DD ist die überwiegend blasige Form des Erythema exsudativum
multiforme (sog. Stevens-Johnson-Syndrom), wenn auch die Synechien
und Stenosen nicht so stark ausgeprägt sind.

Dermatitis herpetiformis Duhring

Hier bestehen nebeneinander, meist gruppenförmig und symmetrisch
lokalisiert (mehr am Stamm als an den Gliedmaßen): Flecken, urticarielle
Papeln, Bläschen (meist auf der Kuppe von Papeln), Kratzeffekte und
Krusten. Die Blasen sind klein (nur beim sog. Alterspemphigus sind sie
groß) und treten nur phasenweise oder schubweise auf. Bei chronischem
Verlauf gesellen sich noch Narben hinzu, so daß das Bild sehr bunt ist
und in manchem mehr einer Prurigo gleicht. Männer sind häufiger befallen als Frauen.
Die Patienten klagen über einen vehementen Juckreiz. Im peripheren
Blutbild und im Inhalt der subepidermalen Blase finden sich reichlich
eosinophile Leukozyten. Die Dermatose kann meist durch Jod (Jod-
jodkali innerlich, Jodsalbe äußerlich, jodhaltigen Fisch) provoziert
oder verstärkt werden. Die *Ursache* ist unklar, es handelt sich wohl um

keine Autoimmunkrankheit, eher um eine Sensibilisierung des Organismus gegenüber bestimmten Stoffen (etwa Halogene). Das legt auch die Variante nahe, die als *Herpes gestationis* bezeichnet wird: Klinisches und histologisches Bild sind das gleiche. Die Beschränkung auf die Schwangerschaft (ab 1. Monat, oft bis zum Wiedereintritt der Menstruation) legt die Vermutung nahe, daß es sich dabei um eine Sensibilisierung gegen fötale oder plazentare Antigene handelt.

Die ebenfalls häufig bei Schwangeren vorkommende *Impetigo herpetiformis* mit Erythemen, Pusteln, Schuppen, Krusten und Erosionen, vor allem in Achselhöhlen, Inguinalfalten, Nabelgegend, oft kreisförmig mit vegetierenden Bildern, ist trotz gelegentlich erniedrigter Calciumwerte im Blut wohl als eine *pustulöse Psoriasis* aufzufassen. Die Behandlung ist dementsprechend.

Therapie: Beim Morbus Duhring haben sich gewisse Sulfonamide (am meisten das nicht handelsübliche DADPS = Diaminodiphenylsulfon), oft als Dauergabe, mehr bewährt als Corticosteroide oder immunsuppressive Behandlung. Die äußere Behandlung ist mild desinfizierend (z.B. Vioform in Lotionen, Pudern oder Pasten).

XIII. Réactions cutanées

Unter diesem Begriff verstehen die französisch-sprachigen Dermatologen Hautveränderungen, die weder (sicher oder ausschließlich oder überhaupt) erregerbedingt sind, noch auf eine andere einheitliche Ursache oder Noxe zurückgeführt werden können. Es handelt sich dabei um – zwar in gewissen Grenzen schwankende, aber hinsichtlich ihrer Effloreszenzen – wohldefinierte Reaktionen der Haut, die einmal mehr einer gewissen neurovegetativen Bereitschaft des Hautorgans zuzuschreiben sind, andererseits im Gefolge bestimmter (meist kombinierter) „Auslöser" oder bestimmter krankhafter Grundzustände sich manifestieren. Erreger können, wenn auch nicht unmittelbar, so mittelbar, eine Rolle spielen. In manchen Fällen sind allergische, parallergische oder toxische Phänomene – aber meist nicht ausschließlich, sondern im Verein mit anderen Faktoren in noch nicht exakt definierbarer Weise – an der Auslösung beteiligt.

Diese „réactions cutanées" beinhalten sicher keine definitive nosologische Einordnung. Ihr Begriff spiegelt indessen einerseits unser beschränktes ätiopathogenetisches Wissen, andererseits aber auch die

Vielfalt der möglichen „Verursachung" dieser Phänomene recht plausibel wider.

1. Lichen ruber (planus)
2. Erythema nodosum (einschl. Löfgren-Syndrom)
3. Erythema (exsudativum) multiforme
   a) „minor-Form"
   b) „major"-Form
4. Akute febrile neutrophile Dermatose (Sweet)
5. Lyell-Syndrom (Epidermolysis combustiformis toxica)
6. Arzneimittel-Reaktionen der Haut (insofern sie nicht eindeutig allergischer Natur sind)

1. Lichen ruber (planus)

Diese Dermatose, die hinsichtlich Einzeleffloreszenz und Ausbreitung wohl die größte Variationsbreite überhaupt hat und zahlreiche andere Dermatosen nachahmen kann, ist ätiopathogenetisch seit langem ein Rätsel. Sicher ist sie nicht erregerbedingt; andererseits ist sie – in einer gewissen Schwankungsbreite – besonders leicht auf Stress-Situationen und psychische Konflikte hin auslösbar (und auf die gleiche Weise therapeutisch zu beeinflussen). Das Schwierige an dieser Dermatose ist, daß es schwere erythrodermische, mit massiven Keratosen einhergehende Fälle gibt, die sicher den Rahmen der bloßen „réactions cutanées" überschreiten. Auch der – bei Lokalisation an der Schleimhaut – praecanceröse Charakter der Krankheit läßt sich mit der bloßen Vorstellung der „réaction cutanée" nur schwer befriedigend erklären. Nur mit diesen gewichtigen Einschränkungen kann also der Lichen ruber, das „Chamäleon in der Dermatologie", hier als „Réaction cutanée" besprochen werden.

Einzeleffloreszenz: Flache, mehr polygonale Papel, intensiv (mehr violett) rot. Die Effloreszenz bleibt relativ klein, größere Areale entstehen mehr durch Apposition als randständiges Wachstum. Keine abstreifbare Schuppe, sondern ein partieller weißer, meist schlieriger, nicht abstreifbarer Belag. Diese Hyperkeratose in willkürlicher Relation zur Papel (Abb. 71). Wo diese Hyperkeratose klinisch ausgeprägt ist, zeigt

Abb. 71. Lichen ruber-Papel (schematisch), polygonale Begrenzung, partielle, schlierenartige Hyperkeratose

sich histologisch ein vermehrtes Stratum granulosum (Wickham'sche Streifen). An der Schleimhaut kann das papulöse Element ganz fehlen und nur die streifige Hyperkeratose ausgeprägt sein. Die Effloreszenzen jucken im allgemeinen stark.

Lokalisation: Beugeseiten der Arme, Handgelenk, Oberschenkel-Innenseiten, oberer Halsbereich, Kreuzbeinregion, Schleimhaut. Es gibt ausschließlichen Befall der Mucosa (oder der Nägel).

Varianten: Ungewöhnliche Bilder entstehen durch starke, flächenhafte Ausbreitung, oder exanthematische Aussaat, oder massive, fast verruköse, zumindest plateauartige Hyperkeratose (type cretacé). An der Schleimhaut kommt eine bullöse und atrophische Variante vor; die flächenhafte Ausbreitung kann bis zur Erythrodermie führen.

Nägel: An letzteren erst diskrete Erscheinungen: Atrophie der Fingerkuppen, nach distal zunehmend, Verdünnung der Nagelplatte, Verstärkung der Längsrillen (Ridging and flushing). Tüpfelung (oft unspezifisch), glanzlose leichte Rauhigkeit der Nagelplatte, „Zerschichtung", Verklebung des proximalen Eponychiums mit der Nagelplatte (shedding). Deformationen, Splitterblutungen, schließlich Verödung des Nagels.

DD: Je nach Lokalisation und Ausbildungsgrad: bei exanthematischen Formen alle infektiösen Exantheme (einschließlich Syphilis), Parapsoriasis, Pityriasis rosea, Prurigo-Formen, Trichophytide, Scabies. Bei erythrodermatischer Ausbreitung alle Erythrodermien, einschließlich der Ichthyosen und Keratosen (Palmar-Plantar-Befall kommt vor).

Der Lichen ruber gehorcht im allgemeinen dem sog. *isomorphen Reizeffekt:* nach einer äußerlichen Reizung, z. B. einem Kratzstrich, entstehen an dieser Stelle neue, gleichartige Effloreszenzen. Immerhin ist indessen bemerkenswert, daß der Lichen ruber *nicht* in Form eines Arzneimittelexanthems beobachtet wird.

Bedeutung: Zwischen harmlosen Fällen mit wenig Effloreszenzen und schwerstem, generalisiertem, erythrodermischem Befall gibt es alle Varianten. Davon hängt die Schwere der Beeinträchtigung ab. Ausschließliche Schleimhautfälle (Mund, Genitale) sind nicht selten, ebenso der ausschließliche Lichen ruber der Nägel. An der Mundschleimhaut hat der Lichen ruber (vor allem bei den blasigen Formen) *präcanceröse Bedeutung,* das gilt auch für die stark hyperkeratotischen an der Haut.

Behandlung: Nicht mehr Arsen (Kunstfehler!). Im Vordergrund steht die sedative Behandlung, meist mit Psychosedativa und Tranquillizern, eventuell stationär und in schweren Fällen oder bei offenkundigen Kon-

120

fliktsituationen verbunden mit analytischer Therapie. Die äußere Behandlung kommt bei exanthematischen Fällen mit Steroidhormonsalben (oft verdünnt) unter Okklusiv-Bedingungen meist gut zurecht; bei umschriebenen tumiden, tumorartigen oder präcancerösen Läsionen Excision. An der Mundschleimhaut sind immer wieder Probe-Excisionen nötig, um die Umwandlung (oft über einen M.Bowen in ein Stachelzellcarcinom) nicht zu übersehen. Im Mund: Volon-A®-Haftsalbe. In schwereren Fällen vorübergehend Steroidhormone innerlich (etwa 15 mg Prednisolon-Äquivalent tgl.).

Histologie: Umschriebene Orthohyperkeratose (meist keine Parakeratose), mäßige regelmäßige Verdickung der Epidermis mit kuppelartigen Bogen der Basalzellreihe, in die sich die Papillen heraufschieben. An den Stellen der Keratose verdicktes Stratum granulosum = Wickham'sche Streifen. Rundzellinfiltrate, bandartig unter der Epidermis (Abb. 72).

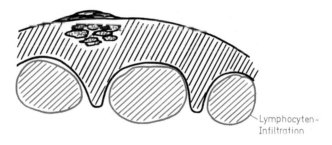

Abb. 72. Wickham'sche Streifen = parakeratotische Hyperkeratose + verstärktes Stratum granulosum + kuppelartige Form der Epidermiszapfen

2. Erythema nodosum (einschl. Löfgren-Syndrom)

Es besteht in mehr subkutan gelegenen als die Haut (an der nur eine kaum prominente Rötung imponiert) überragenden Knoten von Erbs- bis Kirschgröße. Sie sitzen vor allem an den Streckseiten der Unterschenkel, selten an den Streckseiten der Arme. Bei der leichten Berührung (die schmerzhafter ist als der feste Druck) sind sie heiß, mäßig derb. Sie schmelzen **nie** ein, sondern bilden sich narbenlos zurück. Begleitet ist der Knotenschub von Allgemeinerscheinungen, die vom leichten Mißbefinden bis zu schwerem Krankheitsgefühl, Fieber, Gelenkschmerzen usw. reichen.
Die *Pathogenese* ist vielfältig: das Erythema nodosum kommt im Gefolge oder als Begleiterscheinung gewisser Infekte vor (Tuberkulose, M.Boeck, Lepra, Coccidiomykose usw.). Es ist meist das äußere An-

121

zeichen einer sich ändernden Immunitätslage, z.B. gegenüber der Tuberkulose (Übergang in die hyperergische Phase); es ist aber nicht der unmittelbare Ausdruck der Tuberkulose! Die gleiche Rolle können andere Infekte spielen, auch die Streptokokken im Rahmen des rheumatischen Fiebers. Ebenso sind Arzneimittel von Bedeutung, wenn auch wohl nicht in allergischem Sinn: so gab es z.B. bevorzugt nodöse Erytheme nach Sulfathiazol, aber fast nur bei der Behandlung einer (febril, also kompliziert verlaufenden) Gonorrhoe mit diesem Medikament. Das Erythema nodosum bedarf also mehrerer (spezifischer und/oder unspezifischer) „Realisationsfaktoren" (Miescher). Die alte Unterscheidung: idiopathisches und symptomatisches Erythema nodosum wird am besten vermieden, da auch das sog. idiopathische zu seiner Auslösung mehrerer Faktoren bedarf.

Eine Sonderrolle nimmt das *Löfgren-Syndrom* ein; es besteht in:

a) Erythema nodosum;
b) Allgemeinerscheinungen wie Fieber und Arthralgien;
c) beiderseitiger Hilus-Lymphknoten-Vergrößerung.

Deshalb heißt es auch „bilateral hilar Lymphoma-Syndrome". Es ist bei Frauen wesentlich häufiger als bei Männern (wie das Erythema nodosum überhaupt), verläuft mit hoher BKS, Leukozytose. Die Tuberkulinproben sind anergisch bis normergisch. In etwa 10–15% der Fälle ist das Löfgren-Syndrom der Ausdruck eines M.Boeck (Sarkoidose), und zwar mit gutartigem Verlauf.

3. Erythema (exsudativum) multiforme

Das Erythema multiforme ist mit dem Erythema nodosum verwandt: ob es mit ihm vergesellschaftet vorkommt, ist in letzter Zeit fraglich geworden (siehe unter Sweet-Krankheit). Die Variationsbreite sowohl der Effloreszenzen als auch der Schwere des Krankheitsverlaufs (die bis zu letalen Fällen reicht) ist indessen wesentlich größer. Dieser Umstand hat zu einer Beschreibung mehrerer Syndrome und Krankheitsbilder geführt, die heute als Minimal- und Maximalvarianten oder als „minor"- und „major"-Form (vor allem in der amerikanischen Literatur) bezeichnet werden.

a) „minor"-Form

Das „klassische" Erythema exsudativum multiforme (im Sinn von Hebra 1860) ist durch eine typische Effloreszenzen-Kombination gekennzeichnet: die gemischte Flecken-Papel in konzentrischer Anordnung (Abb. 73). Dabei kann der äußere, mittlere und innere Ring sowohl fleckig, papulös als auch – als zusätzliche Möglichkeit – **blasig** sein. Wichtig ist jedoch die kokardenförmige Anordnung der einzelnen kreisrunden Gebilde. Dieses Aussehen ist, da es bei kaum einer anderen Dermatose so deutlich vorkommt, weitgehend pathognomonisch für das klassische Erythema multiforme. Meist finden sich nur wenige Effloreszenzen an Handtellern, Handrücken, Füßen, z.T. auch im Gesicht. Es bestehen keine wesentlichen Alterationen des Allgemeinbefindens.

Abb. 73 Konzentrische (Kokarden-, iris-, schießscheibenförmige) Anordnung

b) „major"-Form

Sie ist durch das Vorherrschen der – zunächst kleinen – Blase neben typischen Makulopapeln gekennzeichnet. Letztere sind nicht mehr unbedingt typisch (Kokardenform), sie sind meist exanthematisch ausgesät und nehmen oft – in dichter Apposition – einen Großteil des Hautinteguments ein. Die Blasen finden sich vor allem an den Orifizien, wo sie sich bald in dicke Krustenauflagerungen verwandeln. Auch die Schleimhaut selbst (Mundhöhle, Genitale, After, wohl auch des Darmes) ist beteiligt.

Dieses Bild ist trotz der Ausbreitung, der Schwere, der nicht mehr so kennzeichnenden Makulopapeln, auch beim Vorherrschen der Blasen noch relativ gut kenntlich. Schwierigkeiten entstehen meist erst, wenn die klinische Morphe nur mehr von Blasen bestimmt wird. Es ist verständlich, daß die dabei entstehenden Zustände, vor allem wenn die Orifizien stark betroffen sind, zu neuen Bezeichnungen geführt haben:

Dermatostomatitis Baader 1925
Ectodermose érosive pluriorificielle Fiessinger-Rendu 1917
Stevens-Johnson-Syndrom 1922

Heute weiß man, daß alle diese Begriffe untereinander und mit dem Erythema multiforme (major-Typ) identisch sind. Der Krankheitsverlauf ist sepsisartig, bedroht sind – infolge der Verklebungen und möglichen Synechien – besonders Auge und Vagina. Die Schwere wird bestimmt durch den Befall der Schleimhäute, die universelle Ausbreitung, die Gefahr der Superinfektion.

123

Auslösend sind gewisse Infekte (vor allem Streptokokken, im Nasen-rachenraum und in den tieferen Luftwegen) im Verein mit verschiede-nen Medikamenten (vor allem Sulfonamiden). Oft geht dem Erythema multiforme ein Herpes im Mundbereich voraus.

4. Akute febrile neutrophile Dermatose Sweet 1964

Diese als selbständig anzusehende Entität zeigt zwar in ihren Effloreszenzen z.T. die Knotenform des Erythema nodosum, kaum aber die Kokarden des Erythema multiforme. Vielleicht sind die sog. Übergangs-fälle zwischen Erythema multiforme und nodosum dieser Sweet-Derma-tose zuzuschreiben. Befallen sind in Form unscharf begrenzter Flecken-papeln Gliedmaßen, Gesicht und oberer Thoraxbereich. Bemerkenswert sind die eine Infektionskrankheit begleitenden und ihr folgenden Sym-ptome: Fieber, Abgeschlagenheit, Gelenkschmerzen und eine starke Ver-mehrung der Granulocyten im peripheren Blutbild (Leukozytose zwi-schen 12000–20000 und darüber). Diese granulozytäre Komponente findet sich auch im histologischen Bild, das sich sehr wohl vom Erythema nodosum einerseits und vom Erythema multiforme andererseits abgren-zen läßt. Massive Zellinfiltrate im oberem Corium, vorwiegend aus Leukozyten und Kerntrümmern, Phagozytoseerscheinungen mit Riesen-zellen, Histiozyten. Dazu kommen Gefäßwandveränderungen in Form von Endothelschwellung ohne eigentliche Gefäßverschlüsse. Insgesamt scheint diese Dermatose eine infekt- (und Arzneimittel?)-ausgelöste un-spezifische Reaktion der Haut darzustellen.

Therapie: Corticosteroide

5. Lyell-Syndrom (Toxic epidermal necrolysis, Epidermolysis necroticans combustiformis) 1956

Als die schwerste Extremvariante des Erythema multiforme betrachtet man heute das Lyell-Syndrom.
Bei ihm ist die Blasenbildung großflächig, und der Bestand der eigent-lichen Blase so kurzlebig, daß man meist nur die – sich wie ein Handtuch zusammenschiebende – Blasendecke auf einer hochroten, oberfläch-lichen, aber flächenhaften Erosion zu Gesicht bekommt. Das Bild er-innert deshalb (in diesen Bezirken) an eine großflächige Verbrennung I/II.°. Der Zusammenhang mit dem Erythema multiforme erweist sich darin, daß entweder gleichzeitig, oder auch vorangehend, mehr oder minder deutliche Effloreszenzen eines sich schnell generalisierenden fleckig-papulösen Erythema multiforme bestehen. An einzelnen Stellen,

wie an Lippen, Augen, Genitale, können dieselben krustigen Auflagerungen bestehen, die für das Erythema multiforme majus typisch,
und auch für das Lyell-Syndrom bekannt sind. Sind noch Erscheinungen beider Syndrome gemischt, bestehen mehr Chancen, einen Kranken
durchzubringen; bestehen indessen nur die einer Verbrühung gleichenden großflächigen Areale des Lyell-Syndroms, ist die Prognose meist
infaust: die Entwicklung des Krankheitsbildes mit der nicht nur großflächig, sondern universell zerstörenden Wirkung am Integument ist
oft so foudroyant, daß alle Therapie zu spät kommt.

Pathogenese: Auch das Lyell-Syndrom ist ätiologisch vielschichtig. Bei
Kindern kann es Ausdruck einer Staphylokokkeninfektion sein (Dermatitis exfoliativa Ritter v. Rittershain) oder anderer Infekte (Pneumo-
kokken); aber auch dazu kommen Arzneimittelwirkungen, seien sie
nun toxisch oder allergisch oder beides, die sich nur in einem bestimmten
durch Keime sensibilisierten Organismus entwickeln (also Infekt +
Arzneimittel). Eine Reihe der hier waltenden Vorbedingungen haben
als unbekannt zu gelten; unter den vielen Arzneimitteln, die – neben
den anderen Voraussetzungen – zu einem Lyell-Syndrom beitragen
können, sind wieder vor allem Sulfonamide zu nennen.

Die *Behandlung* erfordert alle Voraussetzungen einer Intensivstation:
Schock- und Schmerzbekämpfung, Elektrolyt-Regulierung, Infekt-
abwehr, schonende äußere Behandlung, Infusionen und künstliche Ernährung unter absolut sterilen Bedingungen.

6. Arzneimittel-Reaktionen der Haut (insofern sie nicht eindeutig allergi-
scher Natur sind)

Es ist bekannt, daß eine Vielzahl von Arzneimitteln Nebenwirkungen
auch an der Haut verursachen kann, darunter Exantheme, seien sie
umschriebener oder mehr disseminierter Art. Die Tatsache, daß diese
Reaktionen nicht obligat sind und – erfreulicherweise – nur in relativ
seltenen Fällen vorkommen, weist auf die Rolle der individuellen Immunitätslage hin. Die Arzneimittel-Reaktionen sind entweder toxisch (wie
etwa bei der Dermatitis nach äußerer Anwendung von grauer Hg-
Salbe) oder allergisch, wobei auch hier noch zusätzliche, mehr von
Infektionserregern als von Medikamenten ausgelöste Reaktionen im
Spiel zu sein scheinen.
Trotz der überwiegend allergischen Auslösung dieser Hauterscheinungen besteht insofern eine Berechtigung, von „réactions cutanées" zu
sprechen, als die Antwort der Haut auf eine Reihe von Arzneimitteln
nur selten „spezifisch" ist, man also einem Exanthem nur in gewissen

Fällen ablesen kann, welches Arzneimittel das schuldige Agens ist. Auf eine Vielzahl von Arzneimitteln können morbilliforme, scarlatiniforme, urticarielle, purpurische, einem Erythema multiforme gleichende (und noch andersgeartete) Ausschläge entstehen. Eine wichtige Ausnahme machen folgende Medikamentengruppen, die schon im klinischen Bild gewisse Fingerzeige erlauben:

a) *Fixe Reaktionen:* meist in Form umschriebener rötlichbrauner Flekken, an den gleichen Stellen rezidivierend, sind verdächtig auf Bromthalein (in Abführmitteln) oder auf bestimmte Appetitzügler (Sulfonamidderivate);

b) eine *purpurische Komponente* (in fleckigen oder papulösen Exanthemen, besonders an den unteren Gliedmaßen) läßt bromhaltige Arzneimittel vermuten; eine Schädigung (oft erhebliche Verminderung) der Thrombozyten kommt des öfteren, wenn auch passager, hinzu und wird oft übersehen;

c) großflächige, landkartenförmige, gigantische *Quaddeln* sind überwiegend durch Penicilline ausgelöst;

d) *lichtbetonte* Reaktionen (Gesicht, Hände, Füße, soweit frei getragen) weisen auf die lichtsensibilisierende Wirkung gewisser Antimycotica, Antibiotica und Sulfonamide hin;

e) *Pigmentierungen*, ja echte Melanodermien, können auf arsenhaltige (innerlich verabreichte) Medikamente einen Fingerzeig geben.

Darüber hinaus ist wenig als Faustregel anzugeben. Jeder Fall bedarf einer gründlichen Analyse meist unter klinischer Beobachtung, Testung und Exposition.

Dd kommen ferner bei allen unklaren (infektiösen oder arzneimittel-(infekt)bedingten Exanthemen) noch *paraneoplastische Exantheme* in Frage, wie etwa das *Erythema gyratum repens*. Mitunter wahren solche paraneoplastischen Exantheme die segmentale Zugehörigkeit zum Ausgangstumor: so. z. T. am oberen Stamm bei Lungenkarzinomen, am Unterbauch und in der Leistengegend bei Prostata-Karzinomen.

XIV. Pruritus und Prurigo

Pruritus · Die Gruppe der Prurigo

1. Prurigo simplex acuta
   Prurigo temporanea Tommasoli
   Prurigo Hebra
2. Prurigo simplex subacuta
3. Prurigo nodularis Hyde

Pruritus

Beide Begriffe, die sich aus dem lateinischen prurire = jucken ableiten, und fälschlicherweise oft synonym verwandt werden, haben eine verschiedene Bedeutung. Pruritus ist der Juckreiz, der nicht an Hauterscheinungen gebunden ist, Prurigo ist eine juckende Hautkrankheit. Pruritisch wäre das Adjektiv zu Pruritus und würde also nur „juckend" heißen; pruriginös würde beinhalten, daß es sich um einen Juckreiz bei einer Juckdermatose handelt.

Der Juckreiz ist ein wichtiges und überaus schillerndes Symptom. Daß er nicht nur in der Intensität, sondern auch in der Qualität verschieden sein kann, zeigen die durchaus verschiedenartigen Reaktionen auf den Juckreiz in Form des Kratzens. Bei der Urticaria z.B. wird die Haut nicht nur über den Quaddeln, mehr stumpf mit den Fingerspitzen, aber nicht mit den Nägeln, gerieben, so daß nur Striemen entstehen und keinerlei Kratzeffekte. Bei dem juckenden Ekzem entstehen Kratzeffekte, die aber nicht den ganzen Umfang einer ekzematösen Veränderung betreffen, und sich auch im Gesunden finden können. Bei dem Juckreiz, den eine Interdigitalmykose oder ein intertriginöses Ekzem erzeugt, ist der Zwang mehr breitflächig zu reiben als zu kratzen, so groß, daß erst mit Eintreten der Blutung eine gewisse (dann sogar lustbetonte) Befriedigung und Befreiung eintritt.

Das Phänomen des Juckreizes ist physiologisch sehr schwer zu erklären. Jedenfalls gibt es keine eigentlichen Rezeptoren für den Juckreiz; im allgemeinen wird der Juckreiz als ein unterschwelliger Schmerz betrachtet. Das ist sicher unvollständig, da taktile und wohl auch Temperaturreize dazu kommen. Ähnlich ist es mit dem Kitzel, der zwischen Jucken und Schmerz steht und zweifellos mehr eine libidinöse Bedeutung hat und eine ganz andere Qualität als der Juckreiz darstellt.

Der Juckreiz bei Dermatosen kann so vehement sein, daß er unerträglicher ist als großer Schmerz, auch wesentlich schwerer zu bekämpfen sein kann, als der Schmerz. Juckreiz wird im allgemeinen durch Analgetica nur wenig beeinflußt, durch gefäßerweiternde Pharmaka und Genußmittel aber verstärkt.

Daß Dermatosen die Juckreizschwelle verändern, haben Untersuchungen gezeigt: die Schwelle des Juckreizes nach Aufbringen von Juckpulver hat auf gesunder Haut eine Inkubation von 30 Sekunden, beim Ekzematiker 13 Sekunden. Das Maximum tritt beim Gesunden nach 70–90 Sekunden auf, beim Ekzematiker besteht es in einer Zeitspanne von 40–115 Sekunden und verschwindet bei letzterem erst nach 165 Sekunden, während es beim Gesunden nach 110 Sekunden erloschen ist.

Ebenso ist durch experimentelle Untersuchungen erwiesen, daß das fortgesetzte Kratzen, ohne praeexistente Erscheinungen einer Prurigo, zu einer solchen führen kann: mit der sog. „Juck-Maschine" haben Goldblom und Piper 1953 nach insgesamt 140 000 Kratzstrichen das Auftreten von Prurigoknötchen nachweisen können. Es gibt also einerseits einen Juckreiz ohne entsprechende Hauterscheinungen, der jedoch durch die Beantwortung des Juckreizes, das Kratzen, schließlich zu Hauterscheinungen führen kann; andererseits können bestimmte Dermatosen, nicht bloß Prurigoformen, jucken und dann zum Kratzen veranlassen.

Der Juckreiz wird vorwiegend bei Dermatosen beobachtet. In der Inneren Medizin findet sich ein allgemeiner Juckreiz ohne Hauterscheinungen beispielsweise bei Erhöhung der Gallensäuren (bei Ikterus und Leberkrankheiten); ferner praemonitorisch oder ohne Hauterscheinungen und bei Vorhandensein von Lymphomen bei der Lymphogranulomatose (Paltauf-Sternberg). Auch bei Dermatosen gibt es einen sog. praemonitorischen Juckreiz, der also den klinischen Erscheinungen vorausgeht: so vor allem bei der Mykosis fungoides.

Eine ganze Reihe von Dermatosen jucken, nicht nur die hier abzuhandelnden Prurigoformen: die Urticaria, fast alle Parasitosen, am allermeisten wohl die Krätze, die von dem Kratzen sogar den Namen hat, die verschiedenen Formen der Ekzeme, die Hauterscheinungen der Lymphogranulomatose Paltauf-Sternberg, die Psoriasis (in verschiedenem Grad), die Dermatitis herpetiformis Duhring usw.

Der Juckreiz ist suggestibel und in hohem Maße ansteckend. Das gibt es bei keiner anderen sensorischen Wahrnehmung und ist bemerkenswert. Davon leitet sich auch die Forderung ab, Kranke mit juckenden Dermatosen in kleinen Zimmern und nicht in Krankensälen unterzubringen.

Die Gruppe der Prurigo

Unter einer Prurigo, die in gewissem Sinn auch eine Réaction cutanée darstellt, versteht man eine stark oder auch extrem juckende Dermatose, die – ursprünglich – durch eine kegelige Papel mit Bläschenkuppe gekennzeichnet ist. Meist wird das Bläschen und damit die Papel aufgekratzt, so daß Erosionen, Krusten, Kratzeffekte das klinische Bild beherrschen.

Auch ätiologisch können sich die einzelnen Formen erheblich voneinander unterscheiden.

1. *Prurigo simplex acuta (Strophulus, Lichen urticatus, Urticaria papulosa)*

Hier findet sich – bei Kindern und Jugendlichen – die rote, oft urticarielle Papel mit der Bläschenkuppe. Stamm und Gliedmaßen können befallen sein. Der Juckreiz ist mäßig, die Effloreszenzen werden meist nicht aufgekratzt.

Ätiologie: Die überwiegende Ursache sind Parasiten, Flöhe, Insekten, Milben. Ferner wird diskutiert eine endogen-toxische oder allergische Ursache bei Unverträglichkeit gegenüber bestimmten Speisen oder auch bei Darminfekten. Letztere spielen eine größere Rolle bei der chronischen Form des Strophulus.

Die sog. *Prurigo temporanea Tommasoli* ist im klinischen und histologischen Bild identisch, und wohl als eine Prurigo simplex acuta im frühen Erwachsenenalter aufzufassen. (Das terminologische Dickicht im Bereich der Prurigo ist fast undurchdringlich).

Die sog. *Prurigo Hebra,* die inzwischen ausgestorben scheint, ist jedoch nichts anderes als eine vernachlässigte, superinfizierte und ekzematisierte Prurigo simplex. Es finden sich massive Bubonen, meist in den Leisten, Impetiginisierung und Ekzematisierung der ursprünglichen Prurigo-Knötchen. Die Kranken sind in reduziertem Allgemeinzustand, bei ihnen sind Darminfekte und chronische Enteritiden, Mangelernährung und ständige Neuexposition gegenüber den Parasiten dazugekommen. Es war eine Krankheit der Ärmsten in ungepflegtem, unhygienischem Milieu. Die letzte Beobachtung dieser Krankheit machte ich 1952 an der Hautklinik in Heidelberg.

2. *Prurigo simplex subacuta* (Prurigo subacuta Kogoj, Prurigo vulgaris Darier, Prurigo multiformis Lutz, Lichen urticatus v. Zumbusch, Urticaria papulosa chronica)

Diese Dermatose ist relativ häufig, die Vielzahl der Begriffe beweist, daß über sie noch manche Unklarheit herrscht. Die Primäreffloreszenz bekommt man nur selten zu sehen, nur histologisch ist mitunter das spongiotische Bläschen oder eine Spongiose mit Ödem auch im Corium noch festzustellen. Klinisch imponiert eine im Zentrum zerkratzte (aufgeschaufelte) Papel. Der Juckreiz ist so mächtig, daß er nicht nur zum Kratzen, sondern zu einer Zerstörung der Papel in Form eines gewalttätigen Kratzaktes führt. Dann ist das Jucken vorbei. Klinisch kann man den Rand der ehemaligen Papel, oft von einem roten Hof umgeben, erkennen; das Zentrum wird von einer Kruste oder einer Erosion beherrscht. Bei der Abheilung entstehen fast immer – leicht pigmentierte oder depigmentierte – Narben.

Lokalisation: Es gibt verschiedene Verteilungsmuster. Die Aussaat ist meist exanthematisch, sie kann wie die Akne Gesicht und Oberkörper bevorzugen, aber auch gruppierten, meist doppelseitigen Befall der Streckseiten der Gliedmaßen und des Gesäßes zeigen. Die Papeln sind meist etwa linsengroß, nur wenig in der Größe voneinander verschieden.

DD: Morbus Duhring (am häufigsten), Akne, Arzneimittelausschläge, Lichen Vidal circumscriptus.

Pathogenese: Die bei Frauen, z.Z. der Menarche, der Schwangerschaft und der Menopause signifikant häufigere Dermatose zeigt einerseits Beziehungen zu Störungen des Hormonhaushalts, andererseits zu Störungen des Magendarmtrakts, der Leber. Die Dermatose ist also das „Symptom" einer hormonellen, einer Stoffwechsel- oder auch einer psychosomatischen Störung. Die Behandlung ist dankbar, wenn man die zugrundeliegenden – oft einander überschneidenden – Störungen erfaßt.

Histologisch zeigt sich außerhalb der Papel eine normale Epidermis, die kontinuierlich gegen die Papelmitte zu an Stärke zunimmt, mit Akanthose, fingerförmigen Fortsätzen, z.T. Papillomatose. Das Zentrum ist meist durch eine bis ins Corium reichende Abschürfung zerstört; wenn die Papel noch intakt ist, findet man sowohl Spongiose in der Epidermis (selten eine spongiotische Blase) und ein coriales Ödem, ferner eine deckelförmige Auflagerung, gemischt aus Schuppe und Kruste. Die perivasalen Zellinfiltrate im oberen Corium sind diskret.

3. Prurigo nodularis Hyde

Zwischen 2 und 3 scheint es Übergangsformen zu geben. 3 ist die chronische, mit indurierten, oft vegetierenden Papeln einhergehende Form der auch therapeutisch hartnäckigsten Prurigo. Der Befall ist meist nicht mehr exanthematisch, sondern mehr gruppiert an den Gliedmaßen, einseitig oder symmetrisch. Die stets zerkratzten, torpiden Papeln können Münzengröße erreichen und durch Apposition einen vegetierenden Charakter bekommen. Narben, Pigmentierungen und Depigmentierungen bestimmen das chronische Bild.

Histologisch trägt die Papel, sofern sie nicht zerstört ist, eine massive orthokeratotische Hyperkeratose. Die Epidermis ist akanthotisch, aber die Ausläufer sind oft zart und lang. Die Epidermiszeile verläuft gleichsam in verschiedenen Etagen.

Pathogenese: Die Ätiologie ist völlig dunkel. Die Hyperplasie des distalen Neurosyncytiums ist wohl sekundär.

Therapie: Meist versagt die konservative Therapie. Am meisten bewährt hat sich uns hochtouriges Schleifen, auch wenn es wiederholt werden muß. Von der Einspritzung mit Steroidhormonen haben wir wenig Erfolg gesehen.

Allgemeines zur DD der Prurigo-Formen

Die Prurigo simplex acuta wird oft verkannt, weil sie nicht mehr geläufig ist. In Frage kommen Epizoonosen, vor allem Floh- und Wanzenstiche.

Die Prurigo simplex subacuta wird am häufigsten mit der Dermatitis herpetiformis Duhring verwechselt.
Die Prurigo nodularis Hyde ist eigentlich unverkennbar. Dd kommen in Frage der Lichen Vidal circumscriptus, die verrucöse Form des Lichen ruber (Lichen obtusus) an den Unterschenkeln, eventuell die Papillomatosis cutis carcinoides.

XV. Pigmentierungen und Verfärbungen

1. Tätowierungen
2. Medikamentöse Verfärbungen
3. Echter Pigmentmangel
4. Echte Überpigmentierungen
5. Blutungsbedingte Verfärbungen

Bei den Pigmentstörungen i.e.S. ist das körpereigene Pigment (Melanin mit seinen Vorstufen) vermehrt oder vermindert; bei den gefäßbedingten Verfärbungen handelt es sich um flächenhafte Blutungen oder um umschriebene Extravasate mit den Abbaustufen des Hämoglobins und Hämosiderins. Ferner können (nichtmelaninhaltige) Farbstoffe und Partikel durch Eintritt von außen (oft ohne Vorwölbung, aber meist mit schürfungsbedingten Narben) Haut und Schleimhäute tingieren.

Um bei den letzteren zu beginnen, so sind als wichtigste *exogene Pigmentierung* zu nennen:

1. Tätowierungen

a) Als sog. *Schmuck-Tätowierung* wird sie absichtlich mit farbstofftragenden Nadeln (meist chinesische Tusche, Zinnober u.a.), überwiegend von Ungeübten, in mehr oder minder schlechter Form an allzu willigen Probanden ausgeführt. Die so „Geschmückten" empfinden über kurz oder lang die sowohl in der Ausführung (ungleiche Tingierung und verschiedene Tiefe des applizierten Farbstoffs) als auch im Muster primitiven Tätowierungen (die oft im Rausch oder auf Druck einer Gruppe in Lagern, Anstalten, Gefängnissen zustandekommen) als störend und wollen sie wieder entfernt haben. Zur Beseitigung empfiehlt sich das hochtourige Schleifen (in Lokal-Anaesthesie), das aber flächenhaft ausgeführt werden muß, um in der entstehenden Narbe nicht das ehemalige Muster nachzuzeichncn.

b) Die sog. *Schmutz-Tätowierungen* entstehen meist im Gefolge von Unfällen auf geteerten Straßen oder durch Pulvereinsprengungen. Bei den ersteren (die oft wegen gleichzeitigen schwereren Verletzungen, wie Frakturen und größeren Hautwunden, zurückgestellt oder übersehen werden) muß die Behandlung, wenn sie eine restitutio ad integrum ohne jede Schmutznarbe erzielen soll, innerhalb der ersten 36 Stunden erfolgen: in einer Kurznarkose werden die in die Schürfungen lose imprägnierten Partikel mit 1‰ Sublimatlösung ausgebürstet.

2. Medikamentöse Verfärbungen

Diffuse oder umschriebene Verfärbungen können nach längerem parenteralen Gebrauch verschiedener Arzncimittel erfolgen, so z.B. nach *Wismut* (grauschwarzer Saum an den Gingiven), *Gold* (leichte Verfärbungen des Gesichts), *Silber* (als allgemeine stumpfgraue Verfärbung der Haut, etwa nach Rollkuren mit silberhaltigen Mitteln), *Arsen* (in umschriebenen Flecken, oder einer diffusen, oft etwas netzartigen bräunlich-schwarzen Verfärbung, mitunter im Verein mit Hyperkeratosen); die Anwendung kann in der sog. Fowler'schen Lösung (Liqu. ferri arsenicosi) als Roborans, As-haltiger innerlicher Antipsoriatica oder in Neosalvarsan bestanden haben. Auch noch andere Medikamente können Verfärbungen im Gefolge haben, wie etwa das *Atebrin* (Gelbverfärbung). Hierher gehört auch die rot-violette Verfärbung der Haut nach *Chrysarobin* und *Cignolin* bei äußerer Behandlung der Psoriasis.

3. Echter Pigmentmangel

wird oft nur vorgetäuscht, weil – wie etwa bei der Psoriasis – die mitbehandelte gesunde Haut sich schon sehr schnell indianerrot verfärbt, während die psoriatischen Papeln durch die sich lange erneuernde Schuppe vor der Einwirkung des Cignolins geschützt sind (nur der schuppenfreie Rand der Papel ist von Anfang an dem Cignolin ausgesetzt, so daß zwischen hellem Zentrum und roter Normalhaut ein dunkler Ring liegt). Hier handelt es sich also einerseits um eine medikamentöse und lichtbedingte Pigmentierung der Haut und um eine scheinbare Unterpigmentierung, um ein *Pseudoleukoderm* der psoriatischen Effloreszenzen.

Zum echten Pigmentmangel gehört die *Vitiligo*, die wohl (insofern nicht ernste Störungen des hämopoetischen Systems und des Vitamin B_{12}, Schillingtest, vorliegen) als *achromer Naevus* aufzufassen ist, der meist symmetrisch, oft systematisiert, auftritt.

Das *Leukoderm* ist ein ebenfalls echter, aber vorübergehender Pigmentmangel (ohne vollständiges Fehlen des Melaninpigments), am geläufigsten bei der Syphilis als umschriebenes Exanthem (seitlicher Hals) im späteren Sekundärstadium (etwa 7–9 Monate post infectionem).

4. Echte Überpigmentierungen

Außer rassischen und konstitutionellen Faktoren können vor allem endokrine Störungen einen vermehrten Pigmentgehalt der Haut bedingen. Besonders bekannt ist die durch reaktive Überfunktion der Hypophyse bedingte *Melanodermie (Melanose)* beim *Morbus Addison*.

Äußere Einflüsse können über eine Entzündung zu umschriebenen oder ausgedehnten Pigmentierungen führen: z.B. die „*Sonnenbräune*" im Gefolge der Lichtentzündung (Sonnenbrand). Sie ist als *indirekte Pigmentierung* aufzufassen. Ihr wird die durch langwelliges UV-Licht, Wärme u.a. auslösbare Dunkelung vorhandener Melanin-Vorstufen als *direkte Pigmentierung* gegenübergestellt.

Krankhafte umschriebene Hyperpigmentierungen werden u.a. bei der *Pellagra* durch Mangel an Nikotinsäureamid mit bevorzugtem Befall der Halsregion *(Casal'sches Halsband)* beobachtet. Hierher kann auch das *Chloasma uterinum* mit der fleckigen bis flächenhaften Verfärbung des Gesichtes gezählt werden. Die gleichzeitig zunehmende Pigmentierung der Mamillen, kleinen Labien und der Linea fusca weisen auf hormonelle Einflüsse hin. Dem Chloasma sehr ähnliche Hyperpigmentierungen des Gesichtes können auch nach Kosmetica-Gebrauch als Folge einer *Berloque-Dermatitis* (s.u.) auftreten.

Beim *Ikterus* verfärben die in Blut und Gewebe vermehrten Gallenfarbstoffe mit ihrer ausgeprägten Bindegewebsaffinität die gesamte Haut und Konjunktiven wie weichen Gaumen, während der Carotin-„Ikterus" (*Carotinosis, Aurantiasis* durch Ablagerung von Carotinen aus gelben Rüben, Citrusfrüchten u.a.) die Palmae, Plantae und die Gesichtsmitte bevorzugt, die Schleimhäute aber frei läßt.

5. Blutungsbedingte Verfärbungen

Sie können dreierlei Ursachen haben:

a) Bei den *Koagulopathien* finden sich meist flächenhafte, an Hämatome gemahnende Sugillationen, die auf Druck oder Einstich (Blutentnahme) entstehen und sich in tiefblauen Flecken zeigen. Die Ursache kann wiederum eine *Hämophilie* (A oder B), ein *Prothrombin-* oder *Fibrinogenmangel* sein. Die Gerinnungsanalyse deckt die Art der zugrundeliegenden Störungen auf.

b) *Thrombocytopathien* (meist Thrombocytopenien) können essentiell, konstitutionell oder symptomatisch bedingt sein.

α) Der Typ der *essentiellen* Thrombocytopenie ist der *M.Werlhof* (M. maculosus haemorrhagicus). Durch Auto-Antikörper, die gegen Thrombocyten gerichtet sind, werden letztere in hohem Maße geschädigt (die Werte können unter 30000 sinken). Die punkt- und flächenhaften Blutungen, meist aus voller Gesundheit auftretend, finden sich an Haut und Schleimhaut (Nase, Mund). Nach dem Anlegen einer Staubinde kommt es im Bereich der Abschnürung gelegentlich zu frischen Punktblutungen (Rumpel-Leede-Versuch).

β) *Konstitutionelle* Thrombocytopathien finden sich beim *Glanzmann-Syndrom*, das auf einem Enzymdefekt in der Glukolyse beruht. Das *Willebrand-Jürgens-Syndrom* ist eine hämorrhagische Diathese, die in verschiedenen nordischen Ländern als Erbkrankheit beobachtet wird.

γ) *Symptomatische* Thrombocytopenien sind die Folge von blastomatösen Krankheiten des Knochenmarks (Leukosen), Panmyelophthise oder von Medikamenten, die allergisch-toxisch das Knochenmark schädigen.

c) Bei den *Vaso-(Angio)pathien* findet sich oft ein intaktes Gerinnungssystem und ein positiver Rumpel-Leede-Versuch. Hierher gehört der *Skorbut* (Vitamin C-Mangel erhöht die Durchlässigkeit der Gefäßwände). Die wohl infektionstoxisch (nach Scharlach, Diphtherie) vor allem im Frühkindesalter auftretende *Purpura fulminans*, eine Verbrauchskoagulopathie mit Thrombocytopenie und Vasculitis, führt zu Blutungen und Nekrosen. Häufiger sind die *Purpura-Formen nach Schamberg*, *Majocchi* und *Schönlein*, die klinisch Übergänge haben (bei der Form Schamberg angeblich nur kleinste, oft Cayenne-Pfeffer-artige Blutpunkte, bei der Form Majocchi oft mehr fleckförmige und anuläre Blutungen). Alle diese Formen sind allergotoxisch bedingt, am häufigsten durch Arzneimittel (Carbromal und Brom). Die brom-ausgelösten Formen gehören zur *Purpura pigmentosa progressiva*, weil die Punktblutungen auch oft nach Absetzen des Arzneimittels fort-schreiten und sich braun verfärben. Bei der *Purpura rheumatica* Schönlein sind rheumatische Prozesse die Sensibilisatoren, die Arzneimittel oder Bakterien gefäßtoxisch werden lassen.

XVI. Normale und pathologische Lichtreaktionen der Haut

Die Schutzfunktion des Hautorgans gegen die schädigenden Einflüsse besonders des kurzwelligen Lichts beruht auf einem spezifischen Enzymsystem und einer unspezifischen Sekundärreaktion, die auch nach anderen Noxen beobachtet wird. Die normale Lichtreaktion der Haut wird durch das kurzwellige UV-B-Licht (280–320 nm) ausgelöst und besteht in einer Dimerisierung von Thymidin-Gruppen in der DNS der Epidermiszellen. Durch spezifische Enzyme können die Folgen dieser Grundreaktion (durch Austausch des geschädigten DNS-Anteils) verhindert werden. Gelingt dies nicht, so tritt mit einem Zerfall von Epidermiszellen eine Lichtentzündung *(Dermatitis solaris)* ein. Sie entspricht einer oberflächlichen Verbrennung oder Verätzung; in schweren Fällen kann es zu einer blasigen Abhebung der geschädigten Epidermisanteile kommen. Gleichzeitg laufen aber auch Vorgänge zum Ausgleich des Schadens an, die in einer vermehrten Bildung von Keratinozyten infolge gesteigerter Aktivität des Str.basale und schließlich in einer Hyperkeratose bestehen. Wiederholt sich dieser Vorgang durch allmähliche Gewöhnung an das Sonnenlicht häufig, so kann sich die Hornschicht so weit verdicken *(Miescher's „Lichtschwiele")*, daß es ähnlich wie an Palmae und Plantae zu keinem Sonnenbrand mehr kommt (Lichtgewöhnung).

Zu den normalen Lichtreaktionen der Haut ist außerdem der *chronische Lichtschaden* zu zählen, der vor allem bei älteren Menschen an dauernd lichtausgesetzten Hautstellen (Gesicht, Nacken, Hals, Handrücken), gelegentlich aber auch nach übermäßiger Sonnen- oder UV-Licht-Exposition in anderen Körperbereichen beobachtet wird. Diese fälschlich als altersbedingte Veränderung aufgefaßte „*Landmannshaut"* ist durch eine gelbliche Verdickung der elastotischen Cutis bei zunehmender Atrophie der Epidermis gekennzeichnet, in der sich neben fleckigen Pigmentverschiebungen und Teleangiektasien schließlich Praecancerosen (senile Keratosen), Carcinome und Basaliome entwickeln können.

Von den normalen Lichtreaktionen ausgehend, lassen sich die pathologischen Lichtreaktionen der Haut, die Lichtdermatosen im engeren Sinne, in zwei Gruppen aufteilen, von denen die eine morphologisch weitgehend mit den physiologischen Reaktionen übereinstimmt („Photo-Auto-Reaktionen"), während die zweite ganz abweichende Bilder bietet, weil ihr ganz andere lichtabhängige Vorgänge („Photo-Hetero-Reaktionen") zugrundeliegen.

Photodermatosen mit den Symptomen der physiologischen Lichtreaktionen („Photo-Auto-Reaktionen")

1. Xeroderma pigmentosum
2. Extern ausgelöste phototoxische Reaktionen
   Photodermatitis pigmentaria („Berloque-Dermatitis")
   Photodermatitis bullosa (striata) („Wiesen-Dermatitis")
3. Intern ausgelöste phototoxische Reaktionen
   Durch Medikamente, Nahrungsmittel u. ä.
   Durch Metaboliten (Porphyrien [s. u.], Pellagra)

Photodermatosen mit anderer Morphe („Photo-Hetero-Reaktionen")

1. Photoallergische Dermatosen
   Lichturticaria
   Photoallergisches Ekzem
2. Andere Photo-Hetero-Reaktionen
   Chronisch polymorphes Lichtexanthem
   Hidroa vacciniformia
3. Kutane Porphyrien
   Protoporphyrinämische Lichtdermatosen
   Porphyria erythropoetica congenita (Morbus *Günther*)
   Porphyria cutanea tarda

Photo-Auto-Reaktionen

Das morphologische Bild der physiologischen Lichtreaktionen der Haut kann durch zwei grundverschiedene Vorgänge nachgeahmt werden: 1. durch eine Störung des „Reparaturmechanismus" oder 2. durch eine Verstärkung der normalen Lichtwirkung mittels phototoxischer (photodynamischer) Substanzen, die infolge einer „Photosensibilisierung" (die nichts mit Allergie zu tun hat) das an sich unwirksame, langwellige (Ultraviolett-A-)Licht in ganz analoger Weise wirksam machen, wie es das UV B bei der Erzeugung des Sonnenbrandes und seiner Folgen ist.

1. Xeroderma pigmentosum

Bei dieser Erbkrankheit besteht ein Enzymdefekt im obenerwähnten „Reparaturmechanismus" des primären Lichtschadens an der DNS der Epidermiszellen. Als Folge davon läuft der sonst allmählich eintretende Lichtschaden der Haut sozusagen im „Zeitraffer-Tempo" ab: bereits nach kurzer Lichtexposition entwickeln sich meist noch im ersten Dezennium an allen befallenen Stellen (Gesicht, Hals, oberer Thorax, Außenseite der Arme, Handrücken usw.) nach sonnenbrandartigen Reaktionen zahlreiche, Epheliden gleichende Pigmentflecken, Teleangiektasien, eine dermale Elastose und Epidermis-Atrophie. In den am stärksten betroffenen Bezirken besonders des Gesichtes treten neben Praecancerosen und Basaliomen, Carcinome und Melanome auf, denen diese Patienten oft schon im zweiten Lebensjahrzehnt erliegen.

2. Extern ausgelöste phototoxische Reaktionen

Eine große Zahl von Substanzen kann nach Eindringen in die Haut auf verschiedene Weise deren Ansprechen auf solche Lichtbereiche bedingen, die normalerweise nicht zu einer Sonnenbrandreaktion und deren Folgen führen. Morphologisch bestehen jedoch keine grundsätzlichen Unterschiede gegenüber dem einfachen Sonnenbrand, wenn auch die oft andere Lokalisation der phototoxischen Substanz in der Haut ein Einzelsymptom (Pigmentierung, Blasenbildung, Erythem oder Oedem) stärker hervortreten lassen kann.

So steht bei der _Berloque-Dermatitis,_ die durch Furocumarine in Parfums (Bergamottöl) und anderen Kosmetika hervorgerufen wird, die Pigmentierung nach einem oft unbemerkten Erythem-Stadium ganz im Vordergrund. Die Lokalisation und die Umrisse der Pigmentierung, die der gleichzeitigen Einwirkung der phototoxischen Substanz und des Lichtes bedürfen, sind mitunter bizarr: am Hals sind es oft an Kettenanhänger („Berlocken") gemahnende herablaufende Streifen.

Bei der ebenfalls durch Furocumarine in verschiedenen Pflanzen (z. B. Ficus und bei uns besonders Umbelliferen wie Heracleum-Arten) bedingten _„bullösen Wiesendermatitis"_ herrschen dagegen Erythem- und Blasenbildung vor, die sich oft strich- oder streifenförmig, seltener flächig, auf diejenigen Stellen beschränken, die mit dem Furocumarin-haltigen Pflanzensaft in Berührung kamen. Imbibiert die phototoxische Substanz dagegen die Haut von innen als Arzneimittel, Nahrungsbestandteil o. ä., so stehen Erythem und Oedem, seltener eine diffuse Hyperpigmentierung im Vordergrund. Solche **3. intern ausgelösten phototoxischen Reaktionen** werden nach zahlreichen Medikamenten (z. B. Declomycin, Nalidixinsäure und Hämatoporphyrin), gelegentlich nach Lebensmitteln, z. B. Gartenmelde (*„Atripicismus"*) oder Kräuterlikör und auch *nach Teer* (durch Einatmung der Dämpfe?) beobachtet. Phototoxische Vorgänge müssen auch für die *Pellagra* und das *Hartnup-Syndrom* diskutiert werden, während sie bei den Porphyrien (s. u.) noch am ehesten für die akuten erythemato-oedematösen Reaktionen bei der Protoporphyrie verantwortlich sind.

Photo-Hetero-Reaktionen

1. Photoallergische Dermatosen

Auf die *Lichturticaria,* die durch das Aufschießen zahlreicher meist kleinerer Quaddeln in der exponierten Haut gekennzeichnet ist, soll hier nicht weiter eingegangen werden. Dagegen verdient das *photoallergische Ekzem* sowohl wegen seiner Pathogenese als aber auch wegen seiner praktischen Bedeutung besondere Berücksichtigung: Im Gegensatz zu den phototoxischen Reaktionen beruht die Photoallergie auf der photochemischen Umwandlung eines Fremdstoffes in der Haut in ein Produkt, das nach seiner Bindung an Proteine als Allergen (Ekzematogen) entscheidender und spezifischer Bestandteil der Noxe ist. Wir haben es hier also mit einer Sonderform der (epidermalen) Allergie zu tun, bei der das Licht in der Haut aus einer für sich unwirksamen Vorstufe erst das Ekzematogen erzeugt. Ein solches Ekzem beschränkt sich daher auf die lichtexponierte Haut und kann durch den Läppchentest nur dann nachgewiesen werden, wenn letzterer nach Eindringen der Substanz belichtet wird. Photoallergische Ekzeme werden besonders auf Sulfonamide, Phenothiazine und einige antimikrobielle Substanzen (vor allem Tetrachlorsalicylanilid und Jadit®) beobachtet.

Ein besonderes Problem stellen die photoallergischen Ekzeme dann dar, wenn die ekzematöse Lichtempfindlichkeit trotz Ausschaltung der Noxe über Jahre fortbesteht (*„persistent light reactor"*) oder sogar in einen praemalignen Zustand (*„aktinisches Reticuloid"*) übergeht.

2. Andere Photo-Hetero-Reaktionen

Sehr viel weniger ist über die Pathogenese einiger anderer Lichtdermatosen bekannt, die ebenso wie die photoallergischen Formen morphologisch keine Übereinstimmung mit dem Sonnenbrand oder dem chronischen Lichtschaden zeigen. Dies gilt unter anderem für das *chronisch polymorphe Lichtexanthem* mit Veränderungen an den exponierten Hautpartien, die meist bei jüngeren Patienten teils Anklänge an den chronischen

Erythematodes oder das Erythema exsudativum multiforme, teils aber auch mehr ekzematösen oder urticarell-papulösen Charakter aufweisen.

Die *Hidroa vacciniformia* treten als akute Bläschenschübe der lichtexponierten Haut bei Kindern jedes Jahr in der sonnenreichen Jahreszeit erneut auf, klingen mit der Pubertät ab und können in den befallenen Partien mehr oder weniger zahlreiche pockenartige Narben hinterlassen.

Zu erwähnen sind hier schließlich noch einige Dermatosen, die oft, aber keinesfalls immer, eine Lichtabhängigkeit erkennen lassen, wie der Erythematodes chronicus discoides oder die Rosacea. Da gelegentlich auch bei sicher nicht lichtbedingten Dermatosen wie der Psoriasis (und dem Lichen ruber als Lichen tropicalis?) durch übermäßige Lichteinwirkung ein bevorzugter Befall der lichtexponierten Partien provoziert werden kann, ist in solchen Fällen eher an einen isomorphen Reizeffekt des Lichtes („Licht-*Köbner*") zu denken.

3. Kutane Porphyrien

Obgleich die Lichtabhängigkeit der Hautveränderungen und die ausgeprägte phototoxische Wirkung der Porphyrine die Annahme phototoxischer Vorgänge als Ursache der porphyrischen Hautsymptome sehr nahelegen, sprechen Effloreszenzen, Histologie und Verlauf doch eher für eine kompliziertere Genese dieser sicher lichtbeeinflußten Hautveränderungen.

Am ehesten ist eine phototoxische Entstehung noch bei jenen Patienten mit *protoporphyrinämischer Lichtdermatose* anzunehmen, bei denen es schon nach kurzer Sonnenexposition zu brennenden Erythemen und Oedemen der freigetragenen Areale kommt. Diese durch einen pathologischen Protoporphyrin-Gehalt der Erythrozyten und ihrer Vorstufen ausgezeichnete, erbliche Hautkrankheit kann aber auch unter dem Bild einer Lichturticaria oder mit papulösen Hautveränderungen ablaufen, die schließlich in Lipoproteinose-artige Infiltrationen besonders der Nase, der Mundumgebung und der Handrücken übergehen; alles Symptome, die weder bei den physiologischen noch bei den phototoxischen Hautreaktionen zu finden sind.

Ähnliches gilt für die ausgesprochen chronisch verlaufende, sehr seltene *Porphyria congenita Günther,* bei der chronisch-progressive Veränderungen der exponierten Haut ganz im Vordergrund stehen: neben Blasen, einer starken Verletzlichkeit der Haut mit flachen Ulcerationen, zunehmender Sklerosierung und Mutilation besonders der Nase, der Ohren und der Finger, sowie Hyperpigmentierung und Hypertrichose. Hier findet sich ebenfalls eine starke Vermehrung der Erythrozyten-

Porphyrie, daneben jedoch auch eine sehr stark erhöhte Porphyrin-Ausscheidung mit dem Urin, sowie eine Ablagerung der pathologisch vermehrten Porphyrine in den verschiedensten Organen, darunter den Zähnen (Erythrodontie) und später eine zunehmende hämolytische Anämie mit ausgeprägtem Milztumor.

Aus dermatologischer Sicht kann die recht häufige *Porphyria cutanea tarda* (chronische hepatische Porphyrie) als mitigierte Form der vorgenannten Krankheit angesehen werden: Auch hier kommt es in der freigetragenen Haut zur Blasenbildung und zu einer ausgeprägten Verletzlichkeit der Haut mit kleinen Ulcera; Hyperpigmentierung und Hypertrichose (besonders periorbital) kommen ebenfalls vor, eine stärkere Sklerosierung oder Mutilation der Akren bleibt jedoch aus.

Auch die pathologisch vermehrte Porphyrin-Ausscheidung im Urin gehört zu dieser meist durch Medikamente oder andere Umweltnoxen erworbenen, seltener erblichen Porphyrie. Dagegen zeigen die Erythrozyten normale Porphyrin-Werte, da die primäre Störung des Porphyrin-Stoffwechsels mit einer stark vermehrten Bildung der Porphyrine hier nicht im Knochemark, sondern wie bei der akut-intermittierenden Porphyrie in der Leber zu suchen ist.

Therapie: Während bei der Protoporphyrie eine symptomatische Behandlung (Schutz vor dem ursächlich verantwortlichen Licht um 400 nm) durch innerliche Gabe von β-Carotin möglich ist, kann beim M.Günther bis heute keine Maßnahme (einschließlich der Splenektomie) den tödlichen Ausgang im dritten bis vierten Dezennium verhindern. Die Prognose der bevorzugt bei älteren Männern vorkommenden Porphyria cutanea tarda ist trotz der allmählichen Entwicklung einer Leberzirrhose recht günstig und kann durch eine Behandlung mit Aderlässen (Ippen), die zu einem Verschwinden der Hautsymptome führen, noch verbessert werden.

XVII. Arterielle und venöse Gefäßkrankheiten der Haut

Funktionelle Gefäßstörungen

>Akrozyanose, Erythrozyanose, Frostbeulen
>Livedo, Erythromelalgie
>M.Raynaud
>Hyperergische Vaskulitiden, Periarteriitis nodosa

Organische arterielle Gefäßkrankheiten

>Diabetes
>Hypertonie
>Arterielle Verschlußkrankheiten

Venenkrankheiten an der Haut

>Phlebitis en fil de fer
>Phlebitis migrans (saltans)

Varizen (Krampfadern)

>Saphena-magna-Typ
>Saphena-parva-Typ
>Klinische Zeichen der Dekompensation (Tests)

Störungen im peripheren Kreislauf spielen sich an verschiedenen Stellen mit verschiedenem Kaliber ab: hier sind besonders wichtig die Abschnitte: Arteriolen – Kapillaren – Venolen. Ferner können die Abweichungen funktionell oder organisch bedingt sein: abwegige Funktion bedeutet noch nicht eine organisch verankerte Störung.

Vorwiegend funktionelle Gefäßstörungen

Die *Hautfarbe* ist bedingt durch den Füllungszustand der Kapillaren (den feinsten Hautgefäßen, in denen die arterielle und venöse Vermischung vor sich geht). Die *Hautwärme* dagegen ist abhängig von der in der Zeiteinheit zirkulierenden Blutmenge und damit vom Funktionszustand der Arteriolen. Verengung und Erweiterung bestimmen das periphere Kreislaufbild; beide Zustände können, auf die verschiedenen Gefäßabschnitte bezogen, nicht nur alternierend, sondern gleichzeitig auftreten.
Akrozyanose, Erythrocyanosis crurum puellarum und Frostbeulen sind Varianten des gleichen extremen Funktionszustandes: der subpapilläre Venenplexus ist – schon auf unterschwellige thermische Reize – maximal dilatiert, die entsprechenden Arterien sind ebenso hochgradig verengt (spastisch-atonischer Symptomenkomplex). Die Cyanose in der Mi-

schung mit lividem Erythem bestimmt bei allen 3 Störungen, wenn auch in verschiedener Form und Ausdehnung, das klinische Bild.

Bei den *Livedo*-Krankheiten, bei denen die Haut eine netzartige Marmorierung in der Mischung von Rötung und Cyanose zeigt, ist die tiefere Etage, nämlich der cutane Gefäßplexus, in der gleichen spastisch-atonen Weise befallen. Bei der *Erythromelalgie* sind Arteriolen, Venolen und Kapillaren – im Gefolge thermischer oder auch mechanischer Reize – weitgestellt. Die erhöhte Wärmeempfindlichkeit ist mit einem brennenden Schmerz verbunden. Der sog. *Digitus mortuus* entsteht – meist nach einer erheblichen Abkühlung – durch einen Spasmus der Fingerarterien. Bei der *Raynaud-Krankheit*, die fast ausschließlich das weibliche Geschlecht befällt, handelt es sich um intermittierende, anfallsartige, symmetrisch alle Finger der Hände betreffende Spasmen der Fingerarterien, die schon auf unterschwellige Kältereize, aber auch unterstützt von hormonellen und psychischen Einflüssen, entstehen. Das *Raynaud-Syndrom* beruht auf verschiedenen Ursachen (traumatischer, neurogener Herkunft) oder es ist der Ausdruck einer akralen progressiven Sklerodermie.

Hyperergische Vaskulitiden: Bei den durch Sensibilisierung (Medikamente, Infekte) entstandenen hyperergischen Vaskulitiden spielen sich die entzündlichen Gefäßprozesse und Funktionszustände an Arteriolen, Kapillaren und Venolen superfiziell (Form Ruiter) oder als tiefe Vasculitis ab. Die klinischen Bilder sind vielfältig: sie reichen über Flecken, Rötungen, Knötchen und Geschwüre bis zu den strangartigen Knoten der – wohl ebenfalls allergisch bedingten – *Periarteriitis nodosa*.

Organische arterielle Gefäßkrankheiten

Der *Diabetes* führt nicht nur zu einer Arteriosklerose der großen Gefäße, sondern auch zu degenerativen Veränderungen der Arteriolen und Kapillaren, die schließlich – oft im Verein mit örtlichen Infekten – in eine diabetische Gangrän münden.

Bei *Hypertonie* (mit gleichzeitiger Erhöhung auch des diastolischen Blutdrucks) kann es infolge der Degeneration der Arteriolen an besonders disponierten Hautstellen (Außenseite des mittleren und unteren Unterschenkels) zur Infarzierung der Haut und einem äußerst schmerzhaften Ulcus kommen. Dieses *Ulcus hypertonicum Martorell* ist fast immer nur einseitig vorhanden.

Die Hauterscheinungen bei *arteriellen Verschlußkrankheiten* sind je nach dem Sitz des Verschlusses, der Schnelle der Entwicklung und der Möglichkeit eines kompensatorischen Kollateralkreislaufs verschieden. Die wichtigsten Ursachen sind – neben infektiösen und anderen Cofaktoren – Arteriosclerosis obliterans und Endangitis (Thrombangitis) obliterans Winiwarter-Bürger. Einzelheiten überschreiten den hier gebotenen Rahmen.

Venenkrankheiten an der Haut

Als seltene, ursächlich nicht ganz geklärte Ereignisse seien vorausgestellt:

1. die *Phlebitis en fil de fer* (Mondor). Meist am Thorax findet sich eine strangartige Verdickung etwa in Form eines dünnen Bleistifts. Sie ist einseitig, wird meist zufällig entdeckt und ist harmlos.

2. die *Phlebitis migrans* (oder *saltans*; manche Autoren glauben zwar, es handele sich um verschiedene Zustände) ist wohl ein bakteriell-allergischer Vorgang, bei dem nach Schuppli auch das Rauchen (und zwar im Sinn mehr einer gefäßständigen Allergie als einer spezifischen (konstriktorischen) Nikotinwirkung) eine wichtige Rolle spielt.

Varizen (Krampfadern)

Der Übergang zwischen deutlich hervortretenden Venen, Venektasien (mit immer noch geradem Verlauf) und eigentlichen, meist geschlängelten Varizen ist fließend. Die schlaffe, wenig elastische Venenwand wird – bei Schwächung ihres Bindegewebsgerüsts (und das ist die angeborene Komponente mit Neigung auch zu Senk-Spreizfüßen, Hernien usw.) – in der Längs- und in der Querrichtung dehnbar, wobei die Entstehung einer Schlängelung auch durch die nur lose „Aufhängung" der Venen im Unterhautbindegewebe begünstigt wird. Für die eigentlichen Krampfadern ist also nicht nur die erhebliche Zunahme des Querschnitts, sondern die korkzieherartige Schlängelung kennzeichnend.

Von der anatomischen Anlage der Beinvenen sind auch bei den Krampfadern zu unterscheiden: 1. der *Saphena-magna-Typ* (Abb. 73), der an der Innenseite des Knöchels beginnt, an der Innenseite des Unterschenkels über die Vorderseite des Oberschenkels zur Einmündungsstelle unterhalb der Leistenbeuge zieht; und 2. der *Vena saphena parva-Typ* (Abb. 74), der am Außenknöchel beginnt und über die Wade in die Kniekehle mündet.

Meist ist das linke Bein stärker als das rechte befallen, Frauen überwiegen gegenüber Männern erheblich. Die Entwicklung der Krampfadern beginnt in der Pubertät (meist danach), sie wird unterstützt durch statische und hormonelle Faktoren (Stehen, Schwangerschaft). Diese anlagebedingten, *idiopathischen* oder *primären Varizen* sind dann als *kompensiert* zu bezeichnen, wenn – trotz oft massiven klinischen

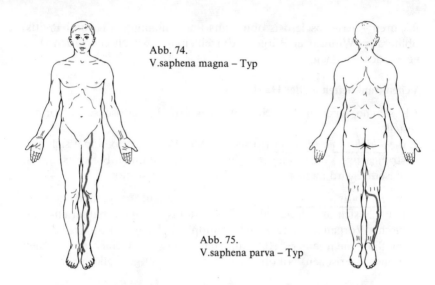

Abb. 74.
V.saphena magna – Typ

Abb. 75.
V.saphena parva – Typ

Befundes – keine Abweichungen im peripheren venösen Blutumlauf festzustellen sind, d.h. die Varizen kommen noch der Aufgabe des Rück-
transportes des in der Haut liegenden venösen Blutes nach. Die *Dekompensation* beginnt, wenn infolge der Erweiterung des Venenkalibers die
Klappen, die für die Rückbeförderung des Blutes, und die etappenweise
Entleerung mit Hilfe der Muskelpumpe wichtig sind, insuffizient werden.
Die **Klappeninsuffizienz** läßt sich durch 2 einfache **Tests** nachweisen:

1. Versuch nach Schwartz: Man hält die Fingerkuppen der einen Hand
an die Einmündung der Vena saphena magna in die Femoralvene
unterhalb der Leistenbeuge und klopft mit der anderen auf die
peripheren Anteile der Krampfader. Dabei zeigt sich, daß die vom
Klopfen erzeugte Welle (im Stehen) nicht unterbrochen und für die
erste Hand fühlbar weitergeleitet wird.

2. Versuch nach Trendelenburg I: Die im Liegen entleerte Vena saphena
magna wird an ihrer Einmündungsstelle unterhalb der Leiste kom-
primiert und diese Kompression beibehalten, während der Patient
aufsteht. Läßt man dann die Kompression los, sieht man sich die
Vena saphena magna von oben füllen, d.h. das Blut fällt infolge
insuffizienter Venenklappen gegen den Strömungsverlauf dem Gesetz
der Schwere folgend, ein Stück „herab" und trifft sich mit dem von
peripher anströmenden.

Weitere Beschwerden können eine allmähliche Dekompensation an-
zeigen: Schweregefühl in den Beinen, Schmerzen (das „Krampfartige"
ist indessen selten), Knöchelödeme, vor allem am Abend.

Die definitive Dekompensation mit einer Reihe von Folgezuständen findet sich meist erst bei einer *Insuffizienz der tiefen Beinvenen*. Sie wiederum entsteht durch eine Thrombophlebitis oder Phlebothrombose (zu der die Varizenträger, vor allem bei Bettruhe und Infekten, besonders neigen; fast immer treten sie im Gefolge von Entbindungen auf). Durch eine Tiefenthrombose wird zumindest ein Teil des venösen Rückstroms in der Tiefe verlegt; ihn müssen dann die oberflächlichen Venen (oder primären Varizen) übernehmen. Im Rahmen dieser Belastung können normale Venen *sekundär* zu Varizen werden.

Die *klinischen Zeichen der Dekompensation* (der venöse Rücktransport allein durch die oberflächlichen Venen gelingt meist nur unvollständig) sind: Stauung, Ödeme, Blutaustritte, Dermatitis, Pigmentverschiebungen (die Depigmentierung ist als Atrophie blanche Milian bekannt) und schließlich das Ulcus. (NB.: ,,Ulcus" allein ist keine Diagnose. Es gehört das schmückende Beiwort, das Epitheton ornans, dazu: also Ulcus traumaticum, postthromboticum, varicosum usw.). Die ganze Skala der degenerativen Zeichen der ,,Stauungsdermatose" (die indessen kein Ekzem darstellt), ist allzu geläufig und auch dem Laien vertraut.

Die Insuffizienz der Tiefenvenen läßt sich ebenfalls durch verschiedene Tests nachweisen:

1. Perthes-Versuch: Die Abschnürung unterhalb des Knies mit einer Staubinde führt trotz Betätigung der Muskelpumpe zu erheblichen Beschwerden, wenn die Tiefenvenen verlegt sind und den Abtransport des sich von der Tiefe anstauenden Blutes nicht übernehmen können; das oberflächliche System ist ja durch die Abschnürbinde ausgeschaltet. Bei Insuffizienz Auftreten von starken Schmerzen und Ausbleiben einer Entleerung der oberflächlichen Krampfadern.

2. Trendelenburg II: Im Liegen werden die Beine des Kranken nach proximal ausgestrichen, dann wird – noch im Liegen – eine Schnürbinde in der Leiste angelegt. Der Patient steht unter Belassung der Abschnürung auf: wenn sich die Krampfadern prall füllen, muß das von den insuffizienten Tiefenvenen her erfolgen.

3. Linton-Test: Bei Abschnürung in der Leiste des liegenden Kranken wird das Bein nach proximal ausgestrichen. Die Varizen entleeren sich, wenn der Abfluß in die Tiefe und der Abtransport von dort funktioniert: bleiben die Varizen gefüllt, sind die Tiefenvenen insuffizient.

4. Mahorner-Ochsner-Test: Durch straffes Wickeln und Abschnüren verschiedener Beinabschnitte kann der Sitz der Tiefeninsuffizienz näher bestimmt werden. Vor allem zeigen diese Verfahren, an welchen

Stellen es die Vv. communicantes sind, die infolge Insuffizienz den Abfluß von der Oberfläche nach der Tiefe zu unterbrechen.

Mit diesen wenigen orientierenden Untersuchungsgängen läßt sich meist (über die bloße Einordnung des klinischen Varizentyps hinaus) schnell ein Bild über den Funktionszustand und den Grad der Dekompensation gewinnen. Wenn die verschiedenen klinischen Funktionstests (zu denen noch mehr als die genannten kommen) nicht ausreichen, kann eine *Venographie* zur Bestätigung und zur Lokalisation der tiefen Thrombose erforderlich werden. Vielleicht ist noch ein Hinweis wichtig: die verschiedenen Symptome der Stauungsdermatose sind *nicht* die Folge eines qualitativ veränderten Venenblutes mit angeblicher „Übersättigung" mit CO_2 und Stickstoff. Es sind nicht Stoffwechselschlacken, sondern es ist die bis ins Kapillargebiet reichende venöse Stase, die diese Erscheinungen auslöst.

Therapie: Bei dekompensierten Varizen nur konservative Behandlung (Dauerbinden, Gummistrümpfe nach Maß). Die oberflächliche Thrombophlebitis kann (durch Kompressionsverbände mit Schaumgummipolstern als Gegenlager) ambulant behandelt werden. Erst bei intakten Tiefenvenen (und nach Durchführung der entsprechenden Tests!) kommt eine aktive Behandlung in Form der (nicht ungefährlichen) Verödung oder besser operativ infrage. Das operative Vorgehen kann verschieden radikal sein; es reicht von der Resektion der Vena saphena magna und subkutanen Ligaturen (Klapp) bis zum Stripping.

Prophylaxe: Gehen, Treppensteigen, isometrische Übungen (= Anspannen der Muskeln ohne Bewegungsausschlag), Vermeiden von untätigem Stehen.

Anhang: Die Varizen sitzen so gut wie immer nur an den Beinen. Bei dem sog. *Naevus osteohypertrophicus (Syndrom nach Klippel-Trenaunay)* mit N.flammeus, Weichteil- und Knochenhypertrophie können Varizen sich auch an den Armen entwickeln. Ferner können sie sich bei diesem Syndrom – im Gegensatz zu den vulgären Varizen – bereits *vor* der Pubertät ausbilden.

XVIII. Erkrankungen der Talgdrüsen

Gruppe der Akne
 Akne vulgaris, conglobata, indurata
 Steroid-Akne
 Akne toxica
 Akne necroticans
Rosacea und Rhinophym
Rosacea-like Dermatitis, periorale Dermatitis

Gruppe der Akne

Von den Erkrankungen der Anhangsgebilde der Haut ist die Gruppe der Akne die wichtigste. Es handelt sich dabei um eine Affektion der Talgdrüsen, kombiniert mit starken Ostiokeratosen der Haarfollikel (Comedonen). Durch die Talgstauung infolge der follikulären Hornpfröpfe kommt es perifollikulär zu entzündlichen Reaktionen: Infiltraten, Papeln, Pusteln. Dazu gesellen sich – bei spontaner Abheilung unscheinbare, nach fortgesetzter Mißhandlung (forciertes Ausdrücken) auffällige – Narben, wobei meist alle Phasen der frischen und der älteren Akne nebeneinander bestehen.

Die Lokalisation der **Akne vulgaris** ist weitgehend pathognomonisch: Gesicht, Brust, Rücken, Oberarme bis zum Ansatz des M. deltoideus (oberes Oberarmdrittel) (Abb. 75). Bei der **Akne conglobata** (nach E.

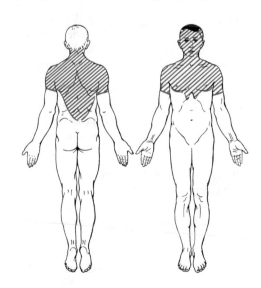

Abb. 76. Lokalisation der
Akne vulgaris

Hoffmann: Folliculitis et Perifolliculitis capitis suffodiens et abscedens) kann der Nacken stärker, aber auch noch der ganze Rücken bis zum Gesäß und Damm befallen sein.

Die Akne beginnt in der Pubertät, endet aber – im Gegensatz zu den Angaben mancher Lehrbücher – meist erst nach Beginn des 4. Lebensjahrzehnts (nach dem 30. Lebensjahr). Ihre Abhängigkeit vom seborrhoischen Status einerseits, von Störungen im Magen-Darm-Trakt andererseits und schließlich von einem Mißverhältnis der Sexualhormone (Überwiegen des Androgens gegenüber dem Östrogen) ist deutlich. Wie sehr bei der hormonellen Dysregulation auch NNR-Hormone eine Rolle spielen (über die 17-Ketosteroide), zeigt die bei dazu Disponierten nach längerer hoher Corticosteroid-Behandlung auftretende ,,*Corticosteroid*"-*Akne*. Sie ist meist ebenfalls exanthematisch über Gesicht, Rumpf und obere Gliedmaßen (ganze Arme!) ausgedehnt, im Gegensatz zur Akne vulgaris fehlen ihr (dd wichtig) die Comedonen so gut wie ganz.

Ferner gibt es eine _Akne toxica_, die innerlich vor allem durch *Halogene* (Jod, Brom, in Form der oft großknotigen Jodo- und Bromoderme), äußerlich durch Chlor (am bekanntesten ist die sog. _Chlor-Akne_ nach Perchlornaphthalin = Perna-Krankheit), Schmieröle, Wachse, Paraffine usw. ausgelöst werden kann. Bei der Chlorakne ist der Reichtum an Comedonen (und die Lokalisation an den freigetragenen Stellen bzw. an den für die Chlordämpfe zugänglichen Stellen der Kleidung) typisch. Alle toxischen Formen zeigen Befall auch der Unterarme und der Oberschenkel (vor allem nach Schmierölen bei Mechanikern).

Die sog. _Akne necroticans (Folliculitis varioliformis)_ ist vor allem an der Stirn, der Stirnhaargrenze, aber auch auf der Kopfhaut lokalisiert. Sie ist keine eigentliche Akne, sondern eine follikuläre und parafollikuläre bakterielle Infektion bei Magen-Darm-Störungen.

Kommen zur *Akne* Zeichen des *Virilismus*, besonders bei Frauen (Hirsutismus, tiefe Stimme) hinzu, ist einerseits an ein *adrenogenitales*, andererseits an das sog. *Stein-Leventhal-Syndrom* (Cystenovar mit stärkerer Bildung von Androgenen (im Sinne einer verstärkten gewöhnlichen Akne) zu denken.

Die *Therapie* der Akne erfordert viel Erfahrung, Konsequenz und klare Anweisungen. Die Regelung der Diät ist für die Führung der Patienten von grundsätzlicher Bedeutung. Die äußere Behandlung (heiße Kompressen, Dampfbäder, antiseptische Lotionen) hat sich der – meist eingefahrenen – Eigenmanipulationen zu enthalten. *Regel:* die Akne selbst macht kaum Narben, nur das Maltraitement. Da die ständigen Manipulationen nicht nur fixiert, sondern z. T. Ersatzhandlungen sind, ist eine –

ggf. psychotherapeutische – Führung der Patienten die conditio sine qua non für einen dauerhaften Erfolg. Das Grundübel ist die Polypragmasie, und die Ungeduld der Kranken, den Erfolg abzuwarten. Ehe sich ein solcher (frühestens nach einigen Wochen) einstellt, haben sie schon wieder den Arzt gewechselt. Für die innere Behandlung ist – nicht nur bei den conglobata- und indurata-Formen – die temporäre Gabe von Antibiotica oft von großem Wert; von günstiger Wirkung sind oft bestimmte Konzeptionshemmer, die Gestagen mit antiandrogenen Eigenschaften enthalten.

Rosacea und Rhinophym

Mit der Akne hat die Rosacea (nicht Akne rosacea!) das seborrhoische Terrain (nur das Gesicht) gemeinsam. Das Alter ist verschieden: wenn die Akne aufhört, beginnt die Rosacea (also im 4. Lebensjahrzehnt). Die Rosacea ist – trotz anlagebedingtem Terrain und anderen konstitutionellen Besonderheiten – auch wegen ihres späten Beginns – mehr als eine erworbene denn als eine angelegte Dermatose zu betrachten.
Auch bei der Rosacea ist das Bild (mit Lokalisation auf Nase, Wangen, Stirn, Kinn) verschieden: Flecken, Knoten, Pusteln, Gefäßreiser (in reiner Form: teleangiectatische Rosacea) mischen sich. Die Hypertrophie der Talgdrüsen im Verein mit einer bindegewebigen Komponente führt – besonders an der Nase – zum *Rhinophym* (der Knoten- oder Knollennase). Entsprechende Wucherungen können sich aber auch an Kinn und Wangen, seltener auf der Stirn, finden. Das Rhinophym ist fast ausschließlich eine Männerkrankheit; abortive Rhinophyme kommen gelegentlich auch bei Frauen vor.
Wenn auch alle Untersuchungen im Bereich des Magendarmtraktes normale Befunde zutage fördern, bleibt der *therapeutische* Erfolg eines strikten Diät-Regimes unbestritten: d.h.: Meiden scharf gewürzter Kost, bestimmter Fette, von Alkohol, Koffein und Nikotin, Süßigkeiten, Nüssen usw. Die *äußere Behandlung* ist antikongestiv, sie ist antiseptisch und adstringierend, ähnlich wie bei der Akne. Plötzliche Temperaturwechsel sind zu vermeiden. Die operative Behandlung des Rhinophyms (meist mit dem elektrischen Kauter) in Form einer richtigen Decortication ist sowohl für den Arzt als auch für den Patienten dankbar.

Rosacea-like Dermatitis, periorale Dermatitis

In den letzten Jahren hat ein Zustand von sich reden gemacht, der vorwiegend bei Frauen zu beobachten ist und sich in Knötchen, Flecken, z.T. auch Pusteln, in circumoraler mehr denn in Rosacea-Lokalisation manifestiert. Wichtig ist, daß alle diese Patientinnen über lange Zeit vorbehandelt sind, und zwar mit steroidhaltigen, z.T. antibioticahaltigen Externa in jeglicher Form. Der Ausgangszustand ist weitgehend unbekannt, nur das nach längerer Vorbehandlung verschlechterte und sehr therapieresistente Bild.

Die Einordnung ist schwierig, zumal von einer Seite (Kalkoff) fusiforme Stäbchen in den Veränderungen gefunden wurden, obgleich deren pathogenetische Bedeutung durch die Postulate Robert Kochs noch nicht erwiesen ist. Immerhin würde die Herkunft der Erreger aus der Mundhöhle die circumorale Lokalisation der Hauterscheinungen erklären. Einig sind sich die meisten Dermatologen, daß weder das klassische Bild einer Rosacea, noch eines seborrhoischen Ekzems, noch eines Kontaktekzems vorliegt. Für die Erklärung muß man aber berücksichtigen, daß 1. die exogene Entstehung, im Gefolge von Externa, feststeht. Die Patienten haben ja die Externa zur Behandlung eines vorbestehenden, aber wesentlich blanderen Ausgangszustandes benützt (meist hatten diese Kranken eine wenn auch milde Rosacea); 2. die Rolle der (Antibiotica, Steroide und andere Substanzen enthaltenden) Externa eine doppelte zu sein scheint: einmal bewirkt sie – durch die antiphlogistische Wirkung – eine Mitigierung und Verschleierung der Ausgangserscheinungen, andererseits erfolgt durch allergo-toxische Reizung eine Verschlechterung im Sinne eines Kontaktekzems, auch wenn, wie Röckl zu Recht betont, die ekzematösen Erscheinungen nicht voll ausgeprägt (weil durch die Steroide mitigiert) sind. Die beiden Wirkungen durchdringen einander so, daß das schließliche klinische Bild hinsichtlich seiner nosologischen Zuordnung nicht mehr eindeutig ist. Daß die Externa nicht nur reizen, sondern auch bessern, zeigt sich darin, daß bei Absetzen aller Medikation (der inneren und der äußeren) eine vorübergehende Verschlechterung eintritt; überwindet der Patient (meist die Patientin) diese Phase der Verschlechterung, tritt freilich eine weitgehende oder völlige Abheilung ein, bzw. es zeigt sich dann die Ausgangsrosacea.

Es ist also anzunehmen, daß sich unter dem Bild der „perioralen, rosaceaartigen Dermatitis" doch eine Mischung von Rosacea (die sehr diskret sein kann, kleinpapulös, mehr dermatitisch-seborrhoisch) auf seborrhoischem Status und einem steroid-mitigierten Kontaktekzem (meist auf Antibiotica und Desinfizientien) verbirgt.

XIX. Stoffwechsel- und Ablagerungskrankheiten

Störungen des Fettstoffwechsels

Primäre Lipidosen
Sekundäre Lipidosen

    Hand-Schueller-Christian-Krankheit
    Naevoxanthoendotheliome
    Necrobiosis lipoidica
    Extracelluläre Cholesterinose

Sekundäre Lipidosen mit normalen Blutfett-Werten

    Angiokeratoma corporis diffusum Fabry
    Erbliche Thesaurismosen

Störungen des Eiweiß-Stoffwechsels

Amyloidosen u. Paramyloidosen

    Systematisierte Haut-Muskel-Paramyloidose
    Isolierte Haut-Schleimhaut-Amyloidose
    Amyloidosis cutis nodularis atrophicans
    Hyalinosis cutis et mucosae Urbach-Wiethe

Mucinosen

    Primäre Mucinosen
    Myxoedema diffusum
    Myxoedema circumscriptum praetibiale
    Lichen amyloidosus
    Skleromyxoedem Arndt-Gottron

Sonstige Ablagerungskrankheiten

Ochronose
Hämochromatose
Gicht
Calcinosen

Der enge, auch in der späten Verselbständigung der Dermatologie zu verfolgende Zusammenhang zwischen Innerer Medizin und Haut zeigt sich auf keinem Gebiet deutlicher als auf dem der Stoffwechsel- und Ablagerungskrankheiten. Denn hier sind die Erscheinungen an der Haut lediglich der Ausdruck allgemeiner, systemischer Krankheiten. Stoffwechsel- und Ablagerungskrankheiten gehen ineinander über, wobei mitunter

auch die Grenze zu den primär oder sekundär blastomatösen Systemkrankheiten überschritten wird.

1. Störungen des Fett-Stoffwechsels

Lipidosen mit erhöhten Blutlipiden

bedingen Hauterscheinungen, die durch eine Einlagerung von Lipiden
in die Unterhaut bei Erhöhung der Neutralfette, Lipide und des Choleste-
rins im Blut gekennzeichnet sind. Dabei werden *plane (Xanthelasmen)*,
die vor allem die Lider und die Augenumgebung bevorzugen, von mehr
papulösen und *tuberösen Xanthomen* unterschieden. Letztere sitzen vor
allem über Ellbogen und Knien, aber auch am Gesäß. Sie können gruppiert, aber auch exanthematisch (eruptiv) auftreten. Bei den Xanthelasmen ist fast immer das Cholesterin im Blut erhöht; papulöse und tuberöse
Xanthome können sowohl von einer Hypercholesterinämie als auch einer
Hyperlipidämie (auch sekundär im Gefolge von Nephrosen, Myxödem)
begleitet sein. Alle Hauterscheinungen sind konstant, bis auf die klein-
papulösen eruptiven Xanthome, die hinsichtlich Aufschießen und
Rückgang die Schwankungen des Blut-Fettspiegels mitmachen.

Systemische Lipidosen mit normalen Blutlipiden

sind solche, bei denen erst sekundär in granulomatösen und reticulären
Wucherungen Lipide eingelagert werden, oder durch nekrobiotische
Vorgänge (auf Grund von Gefäßveränderungen) freigesetzt werden.
Hierher gehören die *Hand-Schueller-Christian-Krankheit* (die eine syste-
mische (Lipo)Reticulose darstellt) und die *erblichen Thesaurismosen:*
M. Gaucher (das Ablagerungsprodukt ist Kerasin, ein Cerebrosid), die
Niemann-Pick-Krankheit (Sphingomyelin-Lipoidose) und der *Morbus
Pfaundler-Hurler* (eine Mucopolysaccharidose mit Gangliosiden im Ge-
hirn bei Gargoylismus und Dysostosis multiplex).

Die systemische Ablagerung lipoider Substanzen findet sich bei der
Krankheit von Fabry (1898), dem sog. *Angiokeratoma corporis diffusum*,
das klinisch keinerlei Ähnlichkeit mit Xanthomen hat. Das klinische Bild
wird beherrscht von gruppiert angeordneten, stecknadelkopfgroßen,
düsterroten, oberflächlich verhornten Angiomen. Vorzugssitze sind Gesäß, Leisten, oberer Rumpf, Gliedmaßen. Gesicht sowie Handteller und
Fußsohlen bleiben frei.

Das irreführende klinische Bild hat die ätiologische Aufklärung (die
Ruiter und Pompen 1939 eingeleitet haben) lange verzögert. Außer den

keratotischen Angiomen finden sich, histologisch in die Muskel- und Endothelzellen der kleinen und kleinsten Hautarterien eingelagert, doppeltbrechende Lipoidkörper, die sich aus Ceramidtrihexosiden (Ceramid + 3 Hexosen) infolge mangelnder Trihexosidase, zusammengesetzt zeigen. Entsprechend dem Systemcharakter dieser Krankheit finden sich diese Einlagerungen auch in den Muskelfasern großer Gefäße, im Myokard usw.

Umschriebene Lipidosen mit normalen Blutfettwerten

Örtliche Einlagerung von Lipiden in die Haut – bei normalen Blutfettwerten – finden sich u. a. bei dem mehr lokalisierten als systemischen, der spontanen Rückbildung fähigen *Naevoxanthoendotheliom* (meist bei Kleinkindern und Jugendlichen), bei *Xanthelasmen* (siehe oben), bei *Necrobiosis lipoidica* (mit oder ohne Diabetes) und bei der sog. *extracellulären Cholesterinose.*

2. Störungen des Eiweiß-Stoffwechsels

Bei den *Amyloidosen und Paramyloidosen* lagert sich ein beim Gesunden nicht vorkommendes Protein-Polysaccarid-Gemisch unterschiedlicher Zusammensetzung in der Haut ab.

Ohne Dys- und Paraproteinämie verläuft die nach verschiedenen, oft chronisch entzündlichen (nicht systemisch-tumorösen) Ursachen entstehende *isolierte Haut-Schleimhaut-Amyloidose.* Dabei zeigen sich an der Haut, vor allem an den Unterschenkeln, kleine flache, stark juckende Knötchen in Form eines *Lichen amyloidosus.* Bei der *Amyloidosis cutis nodularis atrophicans* (Gottron) finden sich einzelne größere Knoten, mit atrophischem Zentrum oder Rand, Punktblutungen, Blasen und ein insgesamt poikilodermieartiges Bild. Die Schleimhaut weist große, wachsartig glänzende, derbharte Amyloidtumoren auf.

Dagegen ist die *systematisierte Haut-Muskel-Paramyloidose* der Ausdruck einer paraproteinämischen neoplastischen Erkrankung des lymphoretikulären Systems, nämlich des Bence-Jones-Plasmocytoms. Bei ihr findet man eine Normo- oder Hypo-Globulinämie im Blut, das Bence-Jones-Protein im Urin und Plasmocytomherde im Sternalmark. Klinisch ist das wichtigste Symptom eine Makroglossie. An Haut und Schleimhaut zeigen sich in gruppierter oder disseminierte Ausbreitung hautfarbene oder leicht grauweiße, leicht glänzende Papeln oder auch größere Knoten, oft mit gekörntem oder leukoplakischem Relief. Ebenso kommen mehr flächenhaft-diffuse, harte Infiltrate vor.

Klinisch ähnlich, aus aggregierten, wachsartigen Knötchen zusammengesetzt, kann sich die *Hyalinosis cutis et mucosae (Lipoid-Proteinose Urbach-Wiethe)* verhalten. Das erste auffällige Symptom ist die (bei an sich starkem Schleimhautbefall) zu beobachtende Affektion der Stimmbänder, sich in chronischer Heiserkeit dokumentierend. Das auffällig lichenoide Hautbild kann einen M.Pringle, einen Lichen chronicus Vidal oder einen M.Darier vortäuschen. Auch können Blasen dazukommen; die protoporphyrinämische Lichtdermatose und die Porphyria cutanea tarda können ebenfalls mit Hyalinose kombiniert sein.

Die Krankheit ist recessiv erblich. Die Herkunft und Natur des Hyalins und die Pathogenese der Ablagerung sind weitgehend ungeklärt.

Bei den *Mucinosen* finden sich zwischen den Bindegewebsfasern der tieferen Cutis Ablagerungen von Mucin, einer schleimartigen Substanz. Eine solche Anreicherung von Mucin kann auch sekundär bei lange bestehenden Dermatosen (Psoriasis vulgaris, Dermatomyositis usw.) eintreten.

Primäre Mucinosen sind in der Hauptsache Begleiterscheinungen von Störungen des thyreo-hypophysären Systems. Der Ausfall des Tyrosins hat Folgen für die Bildung von Hyaluronidase bzw. die Bildung oder den Abbau des Mucins.

Das *Myxoedema diffusum*, das bei Hypothyreose vorkommt und vorwiegend bei Frauen im 4. und 5. Dezennium zu beobachten ist, zeigt eine diffuse, schmutzig-fahlgelbe Verfärbung; die Haut ist trocken und leicht abschilfernd (Haifischhaut). Die Konsistenz ist derb-teigig. Die Mundschleimhaut ist trocken, die Zunge in eine Makroglossie vergröbert. Die Stimme kann rauh und blechern klingen.

Das *Myxoedema circumscriptum praetibiale* findet sich bei Hyperthyreose in Form plattenartiger Verdickungen vorwiegend an der Streckseite der Unterschenkel. Das Ödem läßt die Follikelmündungen stärker hervortreten (Orangenschalen-Haut). Der bei diesem Krankheitsbild zu beobachtende *Exophthalmus* kommt durch eine Ansammlung von Mucin im retrobulbären Bindegewebe zustande.

Eine bei euthyreoter Stoffwechsellage zu beobachtende Myxodermie ist der *Lichen myxoedematosus* bzw. das *Skleromyxödem* Arndt-Gottron. Beide Begriffe werden oft synonym gebraucht, doch handelt es sich bei ersterem mehr um kleinste, wachsartig glänzende Papelchen, bei letzterem mehr um eine flächenhafte Verdickung der Haut großer Hautareale in Form einer Elefantenhaut mit wulstig abhebbaren Falten; die Follikeltrichter treten in der mehr braunen als roten Haut wie bei einer Orangenschale hervor. Als Besonderheit finden sich vor allem langsam wandernde γ G-Paraproteine.

3. Sonstige Ablagerungskrankheiten

Die _Ochronose_, die in einer Störung des Aminosäuren-Stoffwechsels mit Alkaptonurie besteht, führt zu einer fleckigen Verfärbung der Haut und einer Dunkelfärbung des Harns. Die Krankheit ist erblich und fast nur auf das männliche Geschlecht bezogen. Die zwischen gelb und schwarz schwankende Hautverfärbung betrifft vor allem Augenlider, Nacken, Rumpf, an den Gliedmaßen die Handteller und Fußsohlen. Der Schweiß kann blaugrau bis grün tingiert sein, die Nägel sind oft hellblau. Stoffwechselphysiologisch beruht die Störung darauf, daß der Abbau des Phenylalanins zum Tyrosin durch das fehlende Enzym Homogentinase blockiert ist und das Zwischenprodukt Homogentisinsäure vermehrt in Blut und Harn gelangt.

Die _Hämochromatose_ beruht – als erbliche Konstitutionsanomalie oder als sekundäre Störung im Gefolge bestimmter Krankheiten und Intoxikationen – auf einer abnorm hohen Eisenspeicherung vor allem in parenchymatösen Organen. Die Haut ist dabei, insbesondere im Gesicht, an den Gelenkbeugen und in der Genitalregion bronzeartig verfärbt. Fleckweise können auch Conjunktiven und Mundschleimhaut betroffen sein.

Die _Gicht_ ist eine Störung des Harnsäure-Stoffwechsels, sie kommt primär erblich oder sekundär im Gefolge bestimmter Grundkrankheiten vor. Außer deformierenden Gelenkveränderungen sind kennzeichnend, aber nicht immer vorhanden, die sog. Tophi- oder Gichtknötchen, die am Ohrknorpel (nicht schmerzhaft, in der DD zur Chondrodermatitis nodularis helicis Winkler) und über den kleinen Gelenken vorkommen. Die Haut über ihnen ist derb gespannt und verdünnt, so daß die Eigenfarbe der gelblichen, kreideartigen Harnsäurekristalle durchschimmert. Die Gichtknötchen können aufbrechen, ihren bröckeligen Inhalt entleeren oder auch sich durch Superinfektion zu „Gichtgeschwüren" entwickeln.

Calcinosen sind umschriebene Verhärtungen (kaum Verfärbungen) der Haut, die durch eine stärkere Ablagerung von Kalksalzen (auch an inneren Organen) zustandekommen. Die _metastatische Calcinose_ ist korreliert mit einer Hypercalcämie, die _metabolische (dystrophische) Calcinose_ weist normale Blutcalcium-Werte auf. Bei letzterer bilden sich umschriebene Ablagerungen an örtlich stark geschädigtem Terrain, wie z.B. in gefäßarmen Narben des sog. varikösen und postthrombotischen Symptomenkomplexes.

XX. Hautveränderungen infolge exogener Einflüsse und Schäden

Verbrennungen – Erfrierungen
Keloide
Verätzungen
Degenerative Schäden
Tätowierungen
Mechanische Schäden
Chemische Schäden
Stumpfe Verletzungen – Artefakte

Aus diesem umfangreichen Kapitel (die Lichtschäden wurden bereits besprochen) können nur die wichtigsten thermischen, chemischen und physikalischen Einflüsse erwähnt werden. Ein nicht unbeträchtlicher Teil gehört in die Gruppe der Berufsunfälle oder Berufsschäden.

Wichtig sind **Verbrennungen, Verbrühungen und Erfrierungen,** die einander in ihrem klinischen Bild weitgehend gleichen können. Es werden im allgemeinen folgende Grade unterschieden:

1. Grad: Rötung – Dermatitis
2. Grad: Blasenbildung
3. Grad: Nekrose
4. Grad: Verkohlung

Bei umfangreicheren oder gar flächenhaften Verbrennungen stellen sich durch die Vernarbung meist (auch die Muskulatur behindernde) Kontrakturen und Funktionsbehinderungen ein, deren Behebung oft das ganze Rüstzeug der plastisch-reparativen Chirurgie verlangt. Auch überschießende Narben **(Keloide)** sind vor allem nach Hitzeeinwirkung und nach lange fortgesetztem Muskelzug (z.B. Gewicht der Brüste) häufig. Auch sie sind mitunter schwer zu beeinflussen, zumal sie sich (auch nach Ablauf eines Jahres) nicht immer zurückbilden. Nicht nur die Sofort-, sondern auch die reparative Nachbehandlung ist Aufgabe spezieller Abteilungen, sei es unseres Faches, sei es der Chirurgie.

Laugen und Säuren führen zu **Verätzungen,** schmerzhaften, oberflächlichen oder auch tieferen, weißgefärbten, oft speckigen Erosionen und Ulcerationen, denen das untergegangene Gewebe oft adhärent aufsitzt. Laugenverletzungen sind im allgemeinen schmerzhafter, tiefer, sie heilen langsamer als Säureverätzungen ab. Diagnostisch gibt es auf Grund der

Vorgeschichte keine Schwierigkeiten, der Patient bringt die Diagnose selbst mit.

Degenerative Schäden können auf mannigfache Weise entstehen. Die wichtigsten sind wohl die vorwiegend auf das Bindegewebe wirkenden *Dauerschäden des sichtbaren Lichtes* (vor allem das UV-B), die in einer senilen Elastose und Atrophie, und klinisch in einer vermehrten Faltenbildung (am Nacken in Form der sog. *Cutis rhomboidalis*) gipfeln. Diese sog. *Landmanns- oder Seemannshaut* ist ein chronischer, toxisch-degenerativer Lichtschaden vor allem Angehöriger solcher Berufe, die viel der Sonne ausgesetzt sind. Diese Landmannshaut zeigt nicht nur vermehrt Hautfalten und Atrophie, sondern ist auch ein praecanceröser Zustand, auf dem senile Keratosen das Vorstadium eines verhornenden Stachelzellkrebses darstellen können.

Dies sind also die lange vor dem eigentlichen „Alter" einsetzenden Spätfolgen allzu reichlicher Licht- und Sonnenexposition. Der Dermatologe tut gut daran, sich gegenüber der heute modischen Hochschätzung der Sonnenbräune skeptisch zu verhalten und auf die vorzeitig zu erwartenden degenerativen Schäden hinzuweisen. Die – modisch ebenfalls nicht ganz unerfahrenen – Damen des Rokoko fürchteten und mieden die Sonne ängstlich, nicht nur weil eine helle Gesichtsfarbe begehrt und vornehm war, sondern weil man damals schon (an der Erfahrung der in Sonne, Wind und Wetter arbeitenden Berufe) die zu vorzeitigen Falten und Runzeln führende Wirkung des Sonnenlichts kannte.

Der provozierende und auf die Dauer degenerativ wirkende Einfluß des Lichtes zeigt sich bei einer Reihe von Dermatosen, ferner im Zusammenwirken von lichtsensibilisierenden Substanzen und Licht (siehe Kapitel Lichtdermatosen). Auch die *Basaliome* sind vorwiegend an *lichtexponierten Stellen* lokalisiert.

Einen weiteren exogen bedingten Dauerschaden stellt das sog. *degenerative* (oder „traumiterative") „*Ekzem*" (Schreus) dar. Die klinischen Erscheinungen haben freilich mit einem Ekzem nichts mehr zu tun; es können jedoch Ekzeme vorausgegangen sein. Die schädlichen Einflüsse sind vielfältiger Natur: Quellung, Alkaliwirkung, thermische und mechanische Beanspruchung, Luftabschluß unter Gummihandschuhen, möglicherweise auch bakterielle Noxen. Ein solcher degenerativer Hautschaden findet sich vorwiegend an den Händen von Wasch- (und Haus-)Frauen; nach einer Schwellung und „Auslaugung" der Hände stehen schließlich Rhagaden, Atrophie und Schuppenbildung im Vordergrund. Das führt zu mangelnder Belastbarkeit (auch ohne Allergisierung gegenüber einzelnen Noxen) und eventuell weitgehender Arbeitsunfähigkeit im Hausfrauenberuf.

157

Sinngemäß gehören hierher auch die *Strahlenschäden* nach Röntgen oder Radio-Isotopen, die – je nach Quantität und Qualität der Strahlen – analoge, degenerative Zerstörungen an Haut und Bindegewebe verursachen: Atrophie. Pigmentierung und Depigmentierung, Hervortreten der Hautgefäße infolge der Verdünnung des periadventitiellen Bindesgewebes (Teleangiektasien), ferner dann meist torpide, schlecht heilende Ulcera.

Auf Verbrennungen, Licht- und Strahlenschäden können sich Neoplasmen, selten Basaliome, meist Stachelzellkrebse, entwickeln.

Tätowierungen: siehe Kapitel XV (Pigmentierungen und Verfärbungen).

Aus der großen Reihe der **mechanischen Schäden** seien gewisse *Schwielen*, die als Berufsstigmen zu gelten haben, erwähnt: Schwielen auf den Oberschenkeln bei Schustern, über den Mittelzehengelenken bei Tänzern und Tänzerinnen, über den Mittelknöcheln der Finger bei Tapezierern und Teppichlegern, an der linken Halsseite (unter dem Kinn) bei Geigern und Bratschisten, an den Lippen bei Bläsern usw.

Von den exogen bedingten **chemischen Schäden** ist wohl die wichtigste die *Chlor-Akne*, die trotz Schutzkleidung im Gesicht und an den Auflagestellen der Kleidung infolge Perchlornaphthalindämpfen zu Comedonen und follikulären Papeln und Pusteln führt. Auch das Schmieröl kann bei Mechanikern die follikulär betonte *Ölakne* verursachen.

Stumpfe Verletzungen führen zu *Kontusionen* und *Hämatomen*, scharfe zu *Schnittwunden*. Für letztere gilt immer noch die Friedrich'sche Regel der Ausschneidung und Primärnaht innerhalb 8 Stunden.

Artefakte erkennt man an der bizarren Form und Anordnung der meist monomorphen Effloreszenzen, die in kein anderes Krankheitsschema passen. Oft zeigt die Einseitigkeit der Lokalisation die Reichweite der ausführenden Hand an. Die zu Artefakten benutzten Mittel und Manipulationen (Injektionen, Stiche, Verbrennungen, Verätzungen, wiederholte stumpfe Traumen usw.) sind vielfältig. Bei den sog. Rentenjägern, die sich von den Artefakten materielle Vorteile erhoffen, ist es kaum möglich, die Art des Artefakts aufzudecken. Leichter überführbar sind Kranke, bei denen die Selbstbeschädigung der Ausdruck eines unbewältigten Leidensdrucks ist, und bei denen man das Wort „Artefakt" mit Vorsicht gebrauchen sollte, das man auch nicht mit „Psychopathie" oder ähnlichen Ausdrücken etikettieren darf. Manche Fälle sind der Psychotherapie zugänglich, die für die gegen den eigenen Körper gerichteten Aggressionen harmlosere Abreaktionen anbahnen muß.

XXI. Umschriebene Mäler

Pigmentmäler (umschrieben)

Epheliden (Sommersprossen)
Naevi spili (Fleckenmäler)
Naevuszell-Naevi (einschl. Blasenzell-Naevi)
Mesodermale Pigmentmäler

Gefäßmäler

Feuermäler (Naevi flammei)
Blutschwämme (cavernöse Hämangiome)
Lymphgefäßmäler (Lymphangiome)

Nicht-pigmentierte, umschriebene, epidermale Mäler

Epidermale Mäler
Mäler der Hautanhänge

Mäler (Naevi) sind congenital angelegte, meist fleck- oder knötchenförmige Effloreszenzen, die einen Überschuß von Gewebsanteilen zeigen, die entweder aus dem äußeren oder mittleren Keimblatt (oder aus beiden) stammen. Sie können einzeln, umschrieben, oder auch disseminiert vorkommen. Am bekanntesten sind die sog. Pigmentmäler, bei denen man freilich unterscheiden muß, ob sie lediglich aus vermehrtem Melaninpigment oder auch noch aus einem bestimmten – ebenfalls aus der Neuralleiste abstammenden – Zelltyp, den sog. Naevuszellen bestehen.

Pigmentmäler (umschrieben)

Zu den reinen Pigmentmälern zählen: die Sommersprossen und die Naevi spili. Bei beiden handelt es sich um eine bloße Vermehrung des basalschichtständigen Melaninpigments und dessen Vorstufen (z. T. im oberen Corium), es finden sich bei der histologischen Untersuchung keine sonstigen vermehrten Gewebsanteile.

Die *Epheliden (Sommersprossen)* können sowohl im Gesicht, als auch an den Armen, z.T. auch am Stamm, lokalisiert sein. Vermehrt finden sie sich bei Menschen mit zarter Haut, vor allem Rotblonden, sie treten vor der Pubertät auf und sind durch UV-Einwirkung provozierbar, d. h. sie treten im Sommer stärker hervor. Sie sind indessen familiär angelegt, oft wird nicht nur die Anlage, sondern auch der Ausbreitungstyp vererbt.

Die *Naevi spili (Fleckenmäler)* sind an beliebiger Stelle sitzende, verschieden große, hellbraune bis tiefbraune Flecken meist scharfer, oft unregelmäßiger Begrenzung. Sie können auch segmental angeordnet sein. Oft gehen sie in Naevuszell-Naevi über, sind mit solchen kombiniert, oder stellen überhaupt solche dar: vor allem tritt mitunter nach ein- oder mehrmaliger Schleifbehandlung eine allmähliche Umwandlung eines zunächst nur in Pigmentvermehrung bestehenden Males in einen zelligen Pigmentnaevus ein.

Der *Naevuszellnaevus (das zellige Pigmentmal)* enthält neben der vermehrten Melanintingierung der Basalzellschicht eine weitere Komponente, die globoidpolygonalen, sehr regelmäßigen *Naevuszellen*, Leistungen des Neuroektoderms (wie die Melanozyten auch). Je nach der Lage der Naevuszellnester spricht man von einem *junktionalen* NZN (der die oft verdünnte Epidermis nach außen vorwölbt) oder einem – bei unveränderter Epidermis – im mittleren oder tieferen Corium gelegenen *dermalen* NZN.

Im klinischen Bild überwiegt die Knötchenform, am Rand kann, im Übergang zur gesunden Haut, nur ein Fleck bestehen. Oft tragen diese Naevuszellnaevi, mindestens teilweise, Haare; Größe, Form, Verteilungsmuster sind außerordentlich schwankend. Insgesamt hat jeder Erwachsene im Durchschnitt etwa 15, fleck- und papelförmige, meist disseminiert sitzende Naevuszellnaevi. Wichtig ist, daß im späteren Alter meist eine Involution eintritt, d.h. der alte Mensch ist fast frei von Naevuszellnaevi und hat dafür senile Flecken, seborrhoische Warzen und senile Keratosen. Ihre weittragende nosologische Bedeutung erhalten die Naevuszellnaevi wegen der möglicherweise in ihnen entstehenden Entartung zum malignen Melanom (siehe dort).
Eine – klinisch nicht erkennbare – histologische Sonderform des Naevuszellnaevus ist der sog. *Blasenzellnaevus*, der aus ballonierenden Zellen zusammengesetzt ist, die nicht mit Fett- oder Talg-Vakuolen verwechselt werden dürfen. Über die Bedeutung dieser nur im jugendlichen Alter beobachteten Blasenzell-Naevi herrscht noch keine Einigkeit; manche Autoren betrachten sie als Vorläufer der Involution.

Atavistische Pigmentmäler sind:

a) der *Mongolenfleck*, ein – meist in der Kreuzbeingegend lokalisierter – Atavismus bei Neugeborenen, der sich im Lauf der Jahre verliert und

b) der *blaue Naevus*. Auch bei ihm liegen die – aus dem Neuroektoderm stammenden – Pigmentbildner im mittleren Corium. Klinisch handelt es sich um flache, wie abgeschliffen erscheinende, etwa linsengroße, blaugraue Papeln mit einem zentralen Porus. Der blaue Naevus entartet nur selten, und wenn, in ein gutartiges Melanosarkom.

Gefäßmäler

betreffen sowohl die Blut- als auch die Lymphgefäße. Auch dem Laien bekannt sind die fleckförmigen, oft burgunderroten „Feuermäler" (Naevi flammei), die sehr oft im Gesicht lokalisiert und möglicherweise ein Symptom von mehreren im Rahmen eines übergeordneten Syndroms sind. An der Stirnmitte und im Nacken finden sie sich, mindestens abortiv, bei mehr als 80% der Neugeborenen (sog. Unna-Naevus), verlieren sich aber in den ersten Lebensjahren spontan. Die halbseitigen sind jedoch meist dauerhaft und einer Behandlung (Röntgen, Kohlensäureschnee, Schleifen mit perkutaner Verödung) nur schwer zugänglich.

Die cavernösen Hämangiome (Blutschwämme) sind zwar oft stark protuberant, in sich unregelmäßig im Relief und im Farbton, aber sie sind prognostisch viel günstiger zu beurteilen. Einmal sind sie sehr strahlenempfindlich, und zum anderen gehen sie im Laufe der ersten Lebensjahre (spätestens im Verlauf des Schulalters) spontan zurück. Die Oberflächenbestrahlung kann diese Rückbildungstendenz, die sich klinisch im Auftreten weißer Areale kundtut, beschleunigen.

Mäler des Lymphgefäßsystems können allein, oft in Kombination mit Blutgefäßmälern, beobachtet werden. Sie bestehen in kleinen, meist wasserhellen, etwa froschlaichartigen Bläschen, die gruppiert sitzen. Je nach ihren Anteilen handelt es sich um das (Hämo-)Lymphangioma circumscriptum. Die Behandlung kann nur operativ erfolgen.

Nicht-pigmentierte, umschriebene, epidermale Mäler

Nicht nur das Pigment oder die Blutgefäße können malartig an umschriebener Stelle wuchern, sondern auch andere Anteile der Haut und ihrer Anhangsgebilde. Besonders wichtig (und therapeutisch hartnäckig) sind die epidermalen Mäler, bei denen entweder die ganze Epidermis oder die Hornschicht gewuchert ist (Pflasterstein-Mäler, keratotische, warzige Mäler, oft in segmentaler, striärer oder meist halbseitiger Ausbildung). Letztere können klinisch sogar abstruse Formen mit hornigen Exkreszenzen zeigen; histologisch findet sich fast immer das Phänomen der grobkörnigen Degeneration der Körnerzellen, das diese Formen als Pendant zur bullösen Erythrodermie ichtyosiforme congénitale auffassen läßt. In strengem Sinne würden hierher auch gehören die Atherome, durch Keimversprengung entstanden, und Haare, Talg oder Schweißdrüsen enthaltende Cysten. Das Adenoma sebaceum ist ein Talgdrüsen-Naevus.

XXII. Malkrankheiten i.e.S. und Phakomatosen i.w.S.

Im Gegensatz zu den einzelnen, an umschriebener Stelle lokalisierten Mälern handelt es sich bei den Mal-Krankheiten um solche, bei denen entweder eine stärkere Ausbreitung, sei es in disseminierter oder generalisierter Form, zutage tritt oder bei denen sich andere, vom gleichen Keimblatt (dem Ektoderm) abstammende Veränderungen zusätzlich finden. Unter dem Begriff „Phakomatosen", der auf Van der Hoeve 1921 zurückgeht, werden Mißbildungskrankheiten verstanden, denen die Hautmäler (phakós = Sommersprosse, Fleck) Pate gestanden haben, bei denen aber auch mehr geschwulstartige Fehlbildungen neuroektodermaler und/oder mesenchymaler Natur und Herkunft vorkommen.

Malkrankheiten i.e.S.

1. Peutz-(Jeghers-Klostermann)-Syndrom
2. Melanosis oculocutanea   } mit Pigmentmälern
3. Tierfellnaevus und Melanophakomatose
4. Syndrom von Sturge (1897)-Weber (1922)
5. Angiomatosis cerebri et retinae v. Hippel
   (1895)-Lindau (1926)   } mit Naevi flammei
6. Syndrom von Klippel-Trenaunay (1900)
7. Morbus Osler

Bei ihnen bestimmen Flecken oder fleckförmige Blutmäler das dermatologische Bild. Nicht immer aber ist nur die Haut betroffen. Die Mäler können sogar Hinweis für innere – anderswertige – Störungen sein.

1. Peutz-(Jeghers-Klostermann)-Syndrom

Das Peutz-Syndrom ist dermatologisch durch sommersprossenartige braunschwärzliche Pigmentflecken gekennzeichnet, die nur hinsichtlich ihrer Lokalisation von den Epheliden abweichen. Sie finden sich nur perioral und auf den Lippen, ferner an der Wangenschleimhaut (nicht im ganzen Gesicht), ferner auf den Rücken und seitlichen Anteilen der Finger. Ist das Gesicht mitbefallen, so nur in diskreter Weise in den zentrofacialen Anteilen. Ungewöhnliche, von den Epheliden stets ausgesparte Sitze sind auch Handteller und Fußsohlen.

Die Bedeutung dieses Syndroms, auf das die perioralen Epheliden hinweisen, liegt in einem weiteren Symptom, den vor allem am Jejunum sitzenden Polypen: sie ihrerseits sind zwar – hinsichtlich ihres Geschwulstcharakters, der nur selten in ein Carcinom übergeht – harmlos, aber sie können – vermöge der in ihnen vorkommenden neuromuskulären Elemente – zu Torsion, Invagination und Ileus und damit zu dramatischen Situationen („akutes Abdomen") führen. Spontan, vor allem aber nach Operationen, führen sie zu Verklebungen und verstärken so die Symptomatik durch mechanische Behinderung. Diese neuromuskulären Elemente (analog dem von Masson in der Appendix beschriebenen „musculonervösen Komplex") sind wie die Pigmentflecken neuroektodermaler Herkunft.

Der Charakter der kombinierten Mißbildung bei dieser Krankheit wird nicht nur durch die dominante Vererbung, sondern auch durch weitere Symptome belegt: Augenveränderungen (kleinfleckige Irisatrophie), neurogene Tumoren (Neurome oder Schwannome statt Polypen). Eine sekundäre, durch Torsionen und Blutungen bedingte Anämie kann ebenfalls die Diagnose erleichtern.

2. Melanosis oculocutanea

Diese an die Namen Ota (1930), Touraine (1941), Fitzpatrick et al. (1956) geknüpfte Zustand besteht in einem einseitigen Mongolenfleck am Auge mit oft nachfolgender Beteiligung der Haut der Stirne, der Augenumgebung und der Wange der gleichen Seite.

Dieser naevoid-melanotische Zustand kommt vor allem bei Japanern und Mongolen vor, ohne daß bisher Erblichkeit sicher nachgewiesen wäre. Am stärksten ist im allgemeinen die Sklera befallen, die nur leicht verfärbt, ebenso aber tiefblau bis schwarz sein kann. Es ist indessen nicht nur das äußere Integument betroffen: auch die tieferen Anteile in der Augenhöhle, die Augenmuskeln, das Fettgewebe, oft sogar das Periost der Orbita.

Die Möglichkeit der malignen Entartung scheint gegeben; dennoch sind keine weiteren zentralnervösen oder andere neurocutanen Veränderungen mit dieser Malkrankheit verbunden.

3. Tierfellnaevus und Melanophakomatose

Der pilöse Naevuszellnaevus kann hinsichtlich Stärke der Ausprägung und Ausbreitung an atavistische Zustände und damit an das Tierfell gemahnen: die oft schwimmhosenförmigen, dunklen und stark behaarten flächenhaften Naevi (die aber auch bei starker Generalisierung immer in der Verteilung willkürlich sind und gewisse Aussparungen zeigen) betreffen oft nicht nur das Hautorgan. An dem letzteren finden sich – außer zusammenhängend befallenen Partien – meist auch Flecken und papulöspilöse Knötchen in exanthematischer Verteilung, und die flächenhaften Areale zeigen außer starker Pigmentierung und Behaarung oft wulstartige, also tumoröse Verdickung. Außer an der Haut sitzen oft entsprechende Veränderungen an den weichen Hirn- und Rückenmarkshäuten, mit den entsprechenden neurologischen Symptomen. Bei umschriebenen Bezirken, die einem Tierfellnaevus ähneln – vor den Betroffenen und auch deren Eltern sollte man, auch bei stärkerer Ausbreitung, mit dem Begriff „Tierfellnaevus", der schockierend wirkt, vorsichtig sein – kann es sich um einen „abortiven" Fall ohne neurologische Symptomatik handeln. Die Kombination von flächenhaftem Tierfellnaevus und exanthematisch ausgesäten Pigmentflecken sollte jedoch immer an eine zentralnervöse Mitbeteiligung denken lassen, auch wenn zunächst noch keine Ausfallserscheinungen nachweisbar sind.

Außer der neurologischen Symptomatik und der therapeutischen Problematik (hinsichtlich der Hauterscheinungen) ist die Melanophakomatose noch mit einer weiteren Komplikationsmöglichkeit belastet: mit einer hohen Wahrscheinlichkeit der *Entartung zum malignen Melanom*, die möglicherweise allein schon in der Ausdehnung liegt, aber auch wohl im praemalignen Charakter dieser neurocutanen Mißbildungskrankheit begründet ist.

4. Syndrom von Sturge (1897)-Weber (1922)

Die *Angiomatosis encephalo-trigeminalis* zeigt folgende Symptome:
1. einen unilateralen Naevus flammeus, meist im 1. oder 2. Trigeminus-Ast;
2. Buphthalmus (Glaukom)
3. cerebrale Erscheinungen (epileptiforme Krämpfe, Lähmungen, Intelligenzstörungen, psychische Abwegigkeit)

Auch den cerebralen und neurologischen Erscheinungen liegen angiomatöse Veränderungen, die oft röntgenologisch darstellbar sind, zugrunde.

5. Angiomatosis cerebri et retinae v. Hippel (1895)-Lindau (1926)

zeigt nicht in allen Fällen einen Naevus flammeus der Haut. Befallen sind in Form kapillärer Angiome vor allem die Retina und die cerebellaren Leptomeningen. Die klinische Symptomatik ist gekennzeichnet durch Kleinhirn- und Hirndruckerscheinungen.

6. Syndrom von Klippel-Trenaunay (1900)

Naevus varicosus osteohypertrophicus sive Haemangiectasia hypertrophicans zeigt folgende Symptome:
1. einen meist flächenhaften, an einem Arm oder Bein sitzenden Naevus flammeus; ihm zugeordnet sind auch

2. variköse Venenerweiterungen, auch – was sehr ungewöhnlich ist – bei Sitz am Arm;
3. Verriesung der betroffenen Gliedmaße in Form vermehrten Längen- und Umfangwachstums (wohl als Folge der stärkeren Vaskularisierung und Ernährung). Von dem Riesenwuchs sind betroffen: Knochen, Muskulatur, Gefäße.

Außer dem Befall eines Armes oder eines Beines gibt es gekreuzten, doppelseitigen: etwa rechter Arm und linkes Bein oder umgekehrt. Bei Befall eines Beines ist typisch der Beckenhochstand. Nach Beendigung der Wachstumsperiode sind orthopädisch-korrektive Maßnahmen (Osteotomie und Weichteilresektion) nötig.

7. Morbus Osler (Teleangiectasia hereditaria haemorrhagica)

Bei der autosomal dominant vererbten Malkrankheit finden sich Teleangiektasien und kleinste, stecknadelkopfartig vorspringende Angiome, mit Vorzugssitz an Gesicht (Mundumgebung und Mund-Nasenschleimhaut, Ohrmuscheln, Lippen, Zunge), an den Händen (subungual und periungual). Die Beteiligung der Schleimhäute (Darmtrakt, Luft- und Harnwege) kann zu erheblichen Blutungen führen. Auch das Nervensystem kann beteiligt sein (Paraesthesien); an den Gliedmaßen können Raynaud-artige Zustände vorkommen.

Phakomatosen i. w. S.

1. Morbus Recklinghausen (Neurofibromatose)
2. Morbus Bourneville-Pringle (Adenoma sebaceum)
3. Naevobasaliomatose (Gorlin-Goltz-Syndrom) 1960
4. Naevoide Basaliome (Typ Brooke und Spiegler)

Neben den Malkrankheiten, bei denen die vorstechendsten Veränderungen fleckartiger (sei es angiomatöser oder pigmentöser) Natur sind, gibt es Phakomatosen, bei denen zwar ebenfalls noch Flecken vorkommen, bei denen aber doch systematische Geschwülste mesodermaler und/oder ektodermaler Natur das Bild mit (oder ausschließlich) prägen.

1. Morbus Recklinghausen (Neurofibromatose)

Beim Morbus Recklinghausen sind noch, vor allem in abortiven Fällen, Naevi spili außer den Tumoren vorhanden. Diese Naevi spili sind hellbraun (Café-au-lait-Flecken), mehr als daumennagelgroß, und neben Epheliden über das Integument verteilt. **Mehr als 6 dieser größeren Café-**

au-lait-Flecken gelten als pathognomonischer Hinweis für einen abortiven M.Recklinghausen (Siemens).

Das klinische Bild des M.Recklinghausen wird bestimmt durch die oft in Hunderten, exanthematisch oder disseminiert verteilten weichen, kugeligen oder mit Stielen versehenen Geschwülstchen, die von Stecknadelkopfgröße bis zu lappig unförmigen Tumoren, den sog. Rankenneuromen, variieren. Sie sind hautfarben, leicht gelb oder auch rosa, mitunter lassen sie sich wie durch eine Hauthernie reponieren (Phänomen des Klingelknopfs). Pathologisch-anatomisch sind es stets Neurinome, d.h. Geschwülste, die von nicht ausgereiften Nervenzellen bzw. den Schwann'-schen Zellen ausgehen. Die starke Beteiligung auch des fibrösen Bindegewebes vermag, zumal nach dem Untergang der nervösen Anteile in älteren Geschwülsten, Fibrome vorzutäuschen.

Die Neurofibrome – die übrigens maligne entarten, nach inneren und äußeren Impulsen schubweise auftreten oder sich verschlimmern können – sitzen auch an einer Reihe von inneren Organen: intraorbital, im Knochensystem, im Großhirn. Es finden sich auch endokrinologisch bedingte Abweichungen (Klein- und Riesenwuchs, Pubertas praecox, Pseudohermaphroditismus), Intelligenzdefekte und psychische Veränderungen.

Neben den Café-au-lait-Flecken kommen auch vermehrt Angiome, z.T. auch Lipome vor. Das männliche Geschlecht ist bevorzugt befallen.

Die therapeutischen Möglichkeiten sind beschränkt, zumal ausreichende operative Eingriffe wegen der Ausdehnung sich meist verbieten oder auch mit einer hohen Rezidivquote, wenn nicht mit dem Anstoß zu maligner Entartung, belastet sind.

2. Morbus Bourneville-Pringle (Adenoma sebaceum)

Der Morbus Bourneville (1880)-Pringle (1890) besteht aus der Symptomentrias: Adenoma sebaceum, Epilepsie und Schwachsinn. Die vorwiegend vom Mesoderm abstammenden Störungen (überwiegend in Geschwulstform) dieser autosomaldominanten Phakomatose betreffen eine Reihe von Organen und sind vielgestaltig.

In typischen bzw. voll ausgeprägten Fällen ist das Gesicht, vor allem in seinen mittleren Anteilen, dicht besetzt mit einer Reihe meist nicht über stecknadelkopfgroßer Knötchen von hellerem oder hautfarbenem, meist aber rotem oder rot-bräunlichem Kolorit. Die Oberfläche ist annähernd halbkugelig, die Konsistenz weich. Über größere Knötchen können sich feine Gefäßreiser ziehen. Am dichtesten sind, wie bei der Phakomatose von Brooke, die Nase, die Nasolabialfalten, die Oberlippe und die zentralen Wangenanteile befallen. Die Verteilung kann sehr dicht, mitunter etwas lockerer sein; immer sind die einzelnen, halbkugeligen Knötchen distinkt und gut erkennbar. Dennoch kommen auch mehr papillomatöse Wucherungen vor.

DD: Akne vulgaris, Chlorakne
      Brooke'sche Phakomatose
      eventuell M.Recklinghausen oder knötchenförmige Basaliome
      M.Darier

Weiterhin sind befallen: a) die Mundschleimhaut, in Form kleinster hellroter, oft warzenartiger Papeln am Zahnfleisch; b) der Nagelfalz in Form oft mehr gestielter oder walzenartiger Knötchen (die sog. Koenen-Tumoren); c) die Lumbosakral-Gegend mit pflastersteinartigen, dem Chagrinleder ähnlichen Knötchenplaques.

Meist treten die Symptome der tuberösen Hirnsklerose (Anfälle, geistige Retardierung, auffälliges Verhalten, motorische Unruhe, Krämpfe, Debilität) *vor* den Hauterscheinungen auf, die in der Regel erst in der Pubertät beginnen. Ferner kann der Augenhintergrund befallen sein. Der Sitz der zentralen Veränderungen sind die weiße Substanz der Rinde, Basalganglien, Kleinhirn und Medulla.

3. Naevobasaliome (Gorlin-Goltz-Syndrom) 1960

Die – später zu besprechenden – solitären Basaliome sind zu trennen von den Naevobasaliomen, bei denen es sich nicht nur um eine Aussaat von Basalzell-Naevi und oberflächlichen Basaliomen handelt, sondern bei denen weitere Mißbildungen sich zu einer Phakomatose ausweiten. Zu den – histologisch – mehr einem Basalzellnaevus als einem Basaliom gleichenden Geschwülsten, die in multipler Aussaat im Gesicht und am Rumpf sitzen, gesellen sich: Kiefercysten, sehr häufig gespaltene Rippen und andere Anomalien des Knochens und der Wirbelsäule, Verkalkungen der Falx, Skoliosen, Agenesien des Corpus callosum, Medulloblastome, Augenveränderungen, Hypertelorismus, milienartige Cystchen der Haut, Lipome, punktförmige Keratosen der Handteller und Fußsohlen, erhöhter Cholesterinspiegel im Blut.

Die Krankheit tritt im ersten Lebensjahrzehnt auf, sie nimmt im späteren Erwachsenenalter zu, es schießen – auch an Bösartigkeit zunehmende, indessen möglicherweise spontan abheilende – Basaliome neben den eben behandelten auf. Die Krankheit ist autosomal dominant.

Von der Phakomatose Gorlin-Goltz sollte man die Naevoiden Basaliome trennen.

4. Naevoide Basaliome (Typ Brooke und Spiegler)

Sie sind im klinischen Bild sehr typische (gruppiert auftretende) naevoide, organisch ausdifferenzierte Basaliome des Follikelepithels. Mit ihnen sind kaum andere Symptome kombiniert, zumindest sind sie nicht die Regel. (Wo über solche berichtet wird, handelt es sich meist um eine unscharfe Trennung gegenüber dem Syndrom von Gorlin-Goltz, zu dem es natürlich Übergangsformen gibt.)

Die *Spiegler-Tumoren* imponieren als knollige, fleischige, tomatenartige, später ulcerierende, aber meist solide Gewächse vornehmlich der Kopfhaut, der Stirne und in kleinerem Kaliber auch des Gesichtes; die Geschwülste des *Epithelioma adenoides cysticum Brooke* sind kleiner, sie bevorzugen die Gesichtsmitte· (vor allem Kinn, Nasolabialfalte, Augenumgebung, Stirne, aber auch die Gegend der Ohrmuscheln), sie stehen dicht, platten sich gegenseitig ab, und erinnern in ihrer Lokalisation zunächst an die Phakomatose Pringle-Bourneville, doch sind die Geschwülstchen durch ihre blasse Farbe und mehr polygonale Form eigentlich unverkennbar.

Die – ebenfalls autosomal dominante – Dermatose tritt im 1. Dezennium auf, verläuft – bei möglichem jahrzehntelangem Stillstand – im allgemeinen jedoch progredient, ohne daß die Geschwülste eine Tendenz zur Malignität hätten. Bei den ausgeprägten Formen mit dichtem Befall des Kopfes ist eine befriedigende Behandlung – trotz hoher Strahlenempfindlichkeit – nur als „Skalpierung" mit plastischer Deckung erfolgreich.

Der alte von Billroth stammende Begriff der „Cylindrome" bei den Spiegler-Tumoren sollte vermieden werden; Cylindrome sind semimaligne und maligne Tumoren der Parotis.

XXIII. Hyperplasien und gutartige Geschwülste

Begriffsbildung

Hyperplasien

Infektiöse Epitheliosen, Melkerknoten, Granuloma teleangiectaticum
Keloide
Bromoderm und Jododerm
Retentionscysten – Rhinophym – Fremdkörpergranulome
Fibromatosen
Geschwulstähnliche Bildungen bei Stoffwechselkrankheiten
Systematisierte Lipoid-Speicherkrankheiten
Reaktive granulomatöse Hyperplasien

Gutartige Geschwülste

Atherome und Epidermiscysten
Lipome, Adenome, Fibrome, Myxome, Neurinome und Neurome
(Angiome)
Epidermale gutartige Geschwülste

Begriffsbildung

So sehr auch – vor allem in Laienkreisen – die Entstehung des „Krebses"
in nicht-autonomen, der Forschung zugänglichen „Ursachen" oder auch
„Erregern" (die z. T. bereits bestätigt sind) gesucht und gesehen wird, so
muß man doch immer noch an den bisherigen, wenn auch schwierigen
Definitionen der geschwulstähnlichen Bildungen und der echten Geschwülste festhalten. Bisher war die echte Geschwulst immer noch be-
grifflich verknüpft mit einer gewissen Autonomie des Wachstums; dieser
Begriff ließe sich freilich nicht mehr halten, wenn zunehmend echte,
solitäre oder systematische Krebse als erregerbedingt zu gelten hätten.

Im Gegensatz zu dem autonomen – d. h. ursächlich vielfältigen, aber insgesamt ungeklärten – Wachstum gibt es – nicht nur erregerabhängige –
geschwulstartige Bildungen, die durch reaktive, entzündliche, peristati-
sche, mechanische und andere Reize ausgelöst und unterhalten werden:
es sind die sog. *Hyperplasien.* Hören die auslösenden Reize auf, so bildet
sich auch die geschwulstähnliche Hyperplasie zurück.
Dagegen gehören – nach bisheriger Auffassung – zum Wesen der *echten
Geschwulst,*gleich, ob sie gutartig oder bösartig sei, folgende Bedingungen:

1. das Merkmal des autonomen, ohne erkennbare auslösende oder unterhaltende Reize erfolgenden Wachstums;
2. das progrediente Wachstum (trotz gelegentlichen oder längeren stationären Verhaltens), d. h. die mangelnde Fähigkeit einer spontanen Rückbildung.

Will man die schwierigen Kriterien „gutartig" und „bösartig" definieren, so besteht die *Gutartigkeit* (bei einer echten Geschwulst)

1. in einem weitgehend organoiden Zellbestandteil, d. h., die Geschwulstzellen differenzieren sich mehr organoid (etwa zu Basalzellen), als daß sie entdifferenzierend, anaplastisch wachsen;
2. in der Rücksichtnahme auf das umgebende Gewebe, in das sie einigermaßen integriert bleiben.

Die *Bösartigkeit* besteht in

1. dem – hinsichtlich der Umgebung – rücksichtslosen, autonomen, infiltrierenden und destruierenden Wachstum;
2. in der Fähigkeit, örtliche oder abgelegene Absiedlungen zu setzen.

Hyperplasien

Hyperplasien sind geschwulstähnliche Bildungen, indessen keine echten Geschwülste. Sie können einmal durch Erreger, im allgemeinen Viren, bedingt sein: *Warzen, spitze Condylome, Mollusca contagiosa* (infektiöse Epitheliosen). (Infektiös-entzündlich sind ferner *Melkerknoten* (durch Paravaccine-Virus) und das *Granuloma teleangiectaticum* (Angiom und banale Entzündung).) Ferner durch exogene Reize, wie örtliche mechanische Traumatisierung *(Schwielen)*, fortgesetzten Muskelzug *(Keloide)*. Auch toxisch-entzündliche Vorgänge können zu geschwulstähnlichen Hyperplasien führen: *Bromoderm und Jododerm*. Bei den sog. *Retentionscysten* handelt es sich ebenfalls (im Gegensatz zu den Atheromen) um keine echten Geschwülste: im Rahmen entzündlicher Vorgänge kann der Ausführungsgang einer Talgdrüse in den Haarfollikel abgeschnürt oder mechanisch verlegt werden. Die Talgdrüse produziert weiter, der Talg fließt indessen nicht mehr ab, und so entsteht die Retentionscyste (häufig bei Akne vulgaris, vor allem conglobata, ferner bei der sog. Chlor-Akne). Manche „Cysten" sind indessen nicht anlagebedingt: so kann, z. B. bei einer Schleimdrüse, der Inhalt durch traumatische Ereignisse (Biss) in die Umgebung gelangen und dort entzündlich-reaktive Vorgänge auslösen (Schleimgranulom). Analog wären alle anderen *Fremdkörper-Granulome* zu verstehen. (Auch ein Hämatom ist keine Geschwulst, selbst wenn es knotig imponiert; nur treten bei der Resorption im allgemeinen keine granulomatösen Komplikationen ein, höchstens eine Vereiterung durch Keimbesiedlung.)

Als eine – durch örtliche Bedingungen und exogene Einflüsse – induzierte Hyperplasie der Talgdrüsen und des Bindesgewebes ist auch das *Rhinophym* anzusehen.

Als *umschriebene reaktive, geschwulstartige Bildungen des Bindegewebes* sind ferner die *Knoten bei Akrodermatitis atrophicans Herxheimer*, die sog. *Nuckle pads* und die Fibromatosen der Fascien *(Induratio penis plastica* und *Dupuytren'sche Kontraktur)* anzusehen. Als reaktiv haben auch die geschwulstähnlichen Bildungen bei Stoffwechselkrankheiten (durch Ablagerung) zu gelten: die *Xanthelasmen und Xanthome*, die *Amyloidosen* und *Hyalinosen*, die *Verkalkungen* und die *Gicht.* Auch die systematisierten *Lipoid-Speicherkrankheiten* sind keine echten Geschwülste (Hand-Schüller-Christian, Abt-Letterer-Siwe (Histiocytosis X), eosinophiles Granulom, Niemann-Pick, Gaucher). *Reaktive granulomatöse Hyperplasien* sind die *Rheumaknoten*, die *Lipogranulome* (traumatogenes Lipogranulom, Lipogranulomatosis subcutanea Makai, Pannuculitis non suppurativa (recidivans et febrilis) Pfeiffer-Weber-Christian) und das *Granuloma eosinophilicum* faciei.

Gutartige Geschwülste

Sie stehen zwischen den Hyperplasien und den echten Geschwülsten. Es sind vor allem örtliche Wucherungen bestimmter Gewebsanteile (also ohne eigentliche „Krebs"-Zellen). Es handelt sich dabei um keine qualitativ abartigen, sondern um quantitativ vermehrte, aber morphologisch unveränderte Zellen vor allem der Bindegewebsreihe. Sie sind möglicherweise schon embryonal vermehrt angelegt, reifen aber erst im Erwachsenenalter aus. Vor allem bei multiplen, gutartigen Geschwülsten ist die erblich-dominante Komponente wahrscheinlich oder erwiesen. Hierher gehören die *Atherome* und *Epidermiscysten* (die im Bindegewebe versprengte embryonale epidermale Keimabsprengungen enthalten), *Lipome, Leiomyome, Fibrome, Myxome, Neurinome* und *Neurome.* Bei den *Angiomen* muß man zwischen den Blutschwämmen und den Feuermälern unterscheiden: die ersteren, obgleich schwammartig protuberant, bilden sich spontan und fast narbenlos zurück (innerhalb des Schulalters), sind möglicherweise ebenfalls reaktive geschwulstähnliche Bildungen (provoziert durch noch unbekannte Faktoren), während die flachen Feuermäler zwar keinen Geschwulstcharakter aufweisen, aber nicht der Rückbildung fähig (und schwer zu behandeln) sind.

Doch auch diese „gutartigen" Geschwülste – und sie sind, obgleich man sie eigentlich nicht als echte Geschwülste ansehen kann, der Prototyp der

„gutartigen" Geschwulst – können den Charakter der tumorösen Über-
schußbildung (ausgehend von normalen Zellen) verlieren und zu semimalignen oder auch malignen Geschwülsten entdifferenzieren. Zu den
semimalignen Geschwülsten gehören die Myxome und Dermatofibro-
sarkome. Bei der definitiven Bösartigkeit ist das Stadium des Sarkoms
mit mehr oder minder entdifferenzierten Geschwulstzellen erreicht:
Lipo-Sarkom, Myxo-Sarkom, Fibrosarkom und Neuro-Sarkom. Damit
sind auch die Eigenschaften des örtlich infiltrierenden und absiedelnden
Wachstums – als Zeichen der definitiven Bösartigkeit – erreicht.

Relativ selten sind *epitheliale gutartige Geschwülste*. Sie haben, auch
wenn sie keine Naevuszellen enthalten, einen naevoiden Charakter: z.B.
Pflasterstein-Naevus, verruköse (oft systematisierte) *Naevi*.

XXIV. Pseudocancerosen und Praecancerosen

Zwischen die bloßen Hyperplasien der Haut und die definitiven echten
(und in der Tendenz bösartigen) Geschwülste der Haut sind Zustände
eingeschaltet, die Krebse vortäuschen können oder als Vorstufen zu solchen zu werten sind. Letzteres trifft für die sog. Praecancerosen zu; dagegen imponieren die im späteren Lebensalter auftretenden sog. Pseudocancerosen zwar klinisch als tumoröse Neubildungen der Haut, sie stellen
jedoch auch histologisch im allgemeinen keine Praecancerose dar. Ihre
– wenn auch leicht zu verkennende – Gutartigkeit zeigt sich darin, daß
sie nicht krebsig entarten.

Pseudocancerosen

1. Seborrhoische Warze
2. Papillomatosis cutis carcinoides (Gottron)
3. Kerato-Akanthom, Molluscum pseudocarcinomatosum,
   Molluscum sebaceum

1. Seborrhoische Warze

Entgegen anderen Lehrmeinungen ist die sog. seborrhoische Warze keine
Praecancerose, sondern ein stets gutartig bleibender Zustand (angebliche
Entartungen sind durch das gleichzeitige Entstehen einer Praecancerose
oder eines Basalioms im gleichen Bereich zu erklären). Auch das fein-

gewebliche Bild zeigt deutlich eine bloße papillomatöse Vorwölbung der Epidermis (Abb. 76). Die Basalzellreihe verläuft an den gesunden Rändern und im Bereich der Veränderung in gleicher Höhe, das Zellbild ist überall geordnet und ohne Abweichungen. In einem hyperplastischen Stratum spinosum zeigen sich Hornkugeln in wechselnder Anzahl, so wie auch Hornpfröpfe zapfenartig in die Follikeltrichter eingesenkt sein können.

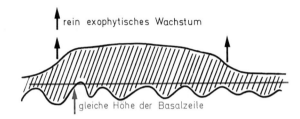

Abb. 77.
Seborrhoische Warze

Klinisch sind 2 Formen zu unterscheiden:

a) Ein *flacher Typ*, der im allgemeinen nie in der Einzahl vorkommt, sondern eine disseminierte Aussaat (an Rücken und Brust, Gesicht und Händen) zeigt. Es handelt sich dabei um flache Erhebungen, rund-oval, von gelblich-bräunlichem bis dunkelbraunem Kolorit. Die kleinsten sind etwa linsengroß, die größten überschreiten Münzengröße. Bei größeren Exemplaren ist die Oberfläche nicht ganz plan, sondern leicht gewölbt; der Farbton ist an den prominentesten Stellen auch am dunkelsten. Die Oberfläche kann auch leicht glänzend, mitunter etwas fettig erscheinen. Nach dem Abkratzen der leicht gewölbten, nicht festhaftenden Auflagerungen tritt eine leicht erodierte, rotbraun gefärbte, etwas verrukös erscheinende Oberfläche zutage.

Die Aussaat kann bis über hundert Exemplare verschiedener Größe zeigen; trotz des wenig ästhetischen Anblicks und der therapeutischen Schwierigkeiten (trotz Entfernung entstehen im allgemeinen neue) ist der Zustand hinsichtlich der Krebserwartung oder Krebsgefahr harmlos.

b) Der *stärker erhabene Typ* ist meist als Einzelexemplar unter die flachen, disseminiert ausgesäten gemischt. Es handelt sich dabei um rundovale knopfartig vorspringende Papeln von mindest Fingernagelgröße, tiefschwarz, und von papillomatöser, aus warzigen Einzelknötchen zusammengesetzter Oberfläche. Zwischen diesen kleinen Wärzchen reichen Krypten und Hornpfröpfe, wie das feingewebliche Bild zeigt, bis weit in die Akanthose hinein. Diese papillomatös-erhabene Form, meist in nicht mehr als 10 Exemplaren unter disseminiert flache eingestreut, wird oft mit einem malignen Melanom oder einem papillomatösen Naevuszell-Naevus verwechselt.

2. Papillomatosis cutis carcinoides (Gottron)

Sie geht mit derb-knotigen, oft mehr flächenhaften Wucherungen, vor allem an den Unterschenkeln, einher. Die stark erhabenen Vegetationen, in denen dicht gewölbte Knötchen und Knoten stehen, haben ein blumenkohlartiges Aussehen. Z. T. sind sie fleischig rot, schwammig weich, z. T. zeigen sie Hyperkeratosen oder mazerierte Pfröpfe. Geschwüriger Zerfall ist selten. In seltenen Fällen können diese Veränderungen auch an den Fingern (vielleicht auch an der Mundhöhle) sitzen.

Für die Auslösung sind sicherlich örtlich abnorme Durchblutungsverhältnisse maßgeblich; die wichtigste DD ist der verhornende Stachelzellkrebs.

3. Kerato-Akanthom, Molluscum pseudocarcinomatosum, Molluscum sebaceum

Bei diesem sowohl solitär, als auch in mehreren Exemplaren vorkommenden Tumor (Lieblingssitz: Gesicht, Handrücken, aber auch andere Körpergegenden) wird klinisch das genabelte Molluscum contagiosum (das indessen kleiner bleibt), histologisch das Stachelzellcarcinom vorgetäuscht. Der innerhalb von Wochen bzw. Monaten zu definitiver Größe wachsende Tumor zeigt einen rund-ovalen Umriß, kalottenförmige Gestalt, dabei einen deutlichen Randwall, in den eingesunken (selten aus ihm herausragend) eine hornige Masse sich abzeichnet, die – auch histologisch – von den epidermalen Wucherungen seitlich, zungenartig eingefaßt wird (Abb. 77). Das schnelle Wachstum, die regelmäßig halbkugelige Gestalt, die zentrale Nabelung helfen zu der richtigen Diagnose. Histologisch ist der Gesamtaufbau wichtig, von dem zellulären Einzelbild her kann sehr wohl ein verhornendes Plattenepithel vorgetäuscht werden. Hinsichtlich der Dignität des Tumors handelt es sich nicht so

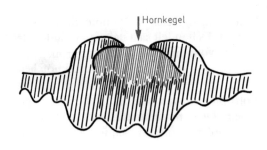

Abb. 78. Keratoakanthom

sehr darum, ob eine Praecancerose mit möglichem Übergang in ein Carcinom vorliegt, sondern um die Frage, ob Pseudocarcinom einerseits oder gut differenziertes Stachelzellcarcinom andererseits. Wie so oft, ist nur das klinische *und* das histologische Bild vereint imstande, die Wertigkeit des Tumors richtig einzuordnen.

Heute wird allgemein angenommen, daß es sich um eine virusbedingte Hyperplasie handelt. Das schnelle Wachstum, die genabelte Form, die Möglichkeit spontaner Abheilung (wenn auch meist unter Hinterlassung unschöner Narben) bestärken diese Annahme. Möglicherweise kommen äußerlich traumatisierende Reize hinzu: z.B. Auftreten auf einem Stimmband nach forcierter Laryngoskopie.

Therapie: chirurgisch, zur Vermeidung unschöner Narben, und zum Gewinn des dd wichtigen histologischen Substrats.

Praecancerosen i.e.S.

1. Keratosis senilis (und Altersfleck)
2. Cornu cutaneum (Hauthorn)
3. Intraepitheliales Epitheliom Borst-Jadassohn
4. Praecanceröse Leukoplakie
5. Morbus Bowen
6. Erythroplasie Queyrat
7. Morbus Paget
8. Melanotische Praeblastomatose Dubreuilh 1912

Praecancerosen im engeren Sinn bedeuten Veränderungen, die klinisch als Geschwülste (oder zumindest Gewebswucherungen) imponieren und histologisch eine epitheliale Proliferation erkennen lassen, die mit einer gewissen Regelmäßigkeit krebsig entartet.

Den Verdacht des Überganges von „praecancerösen" zu „*cancerösen*" *Zuständen* legen vor allem *histologische* Veränderungen folgender Art nahe:

1. Hyperkeratose
2. Tiefenwachstum der Epidermiszapfen und Auflösung der Basalzellreihe
3. Zellunruhe und Zellatypie (also beginnende Metaplasie)
4. entzündliche Zellinfiltrate in der oberen Cutis, wobei jedoch die entzündliche Gewebsantwort in beginnenden Krebsen meist stärker ist als bei älteren oder sehr schnell wachsenden.

1. Keratosis senilis (und Altersfleck)

Der Altersfleck ist nicht unbedingt eine Vorstufe der senilen Keratose, doch ist der Beginn der letzteren oft von einem sog. Altersfleck nicht zu unterscheiden. Der Fleck ist mehr hellbraun, und bei genauem Betasten spürt man eine leichte Erhabenheit, die dann nach einiger Zeit eine flachpapulöse, leicht hornige Oberfläche erhält. Gegenüber Verrucae vulgares sind die senilen Keratosen flacher und weniger geriffelt, auch unregelmäßiger im Umriß. Vorzugssitze sind Stirne und das übrige Gesicht, ferner die Handrücken (für Altersflecke und senile Keratosen). Die Veränderungen kommen selten in der Einzahl vor, sie können sogar disseminiert an den erwähnten Regionen sitzen.

Histologisch zeigen sich starke Hyperkeratose, Papillomatose, Hyperplasie im Wechsel mit Atrophie der Epidermis und unregelmäßiger Verlängerung der Reteleisten. Der praeanceröse Charakter zeigt sich in Polymorphie der Kerne, Cytoplasma-Verlust, Kernverklumpung und Dyskeratosen.

2. Cornu cutaneum (Hauthorn)

Diese Veränderung, sofern sie nicht die Extremvariante der Keratosis senilis darstellt, ist nicht unbedingt eine Praecancerose, sondern unter einem Hauthorn können sich auch ungewöhnlich große Warzen, ein Molluscum pseudocarcinomatosum (Keratoakanthom) oder ein stark exophytisch wachsender Stachelzellkrebs verbergen. Als Praecancerose ist das Cornu cutaneum eine umschriebene verruköse Wucherung der Epidermis mit mächtigen, hyper- und parakeratotischen Hornmassen ohne nennenswerte Zell-Unregelmäßigkeiten.

3. Intraepitheliales Epitheliom Borst-Jadassohn

Es wird klinisch fast immer verkannt. Es handelt sich um ein meist flaches, höchstens fingernagelgroßes, deutlich hyperkeratotisches Geschwülstchen, das in der Regel im Gesicht sitzt und oft an eine seborrhoische Warze erinnert.
Histologisch zeigt sich, daß die Geschwulstzellen intraepithelial sitzen. Eine Proliferation von Zellen mit großen chromatinreichen Kernen und relativ wenig Plasma – die z.T. an Basaliome, z.T. auch an Stachelzellcarcinome von hoher Gewebsreife erinnern – lösen das Stratum Malpighi auf, durchbrechen jedoch im allgemeinen die Basalzellreihe nicht (oder erst nach längerem Bestand).

4. Praecanceröse Leukoplakie

Leukoplakien sind weißliche Verdickungen der Schleimhaut und des

Übergangsepithels. Nicht jede Leukoplakie hat praecancerösen Charakter. Die *idiopathischen* (Exfoliatio areata linguae, Wangensaum, Glossitis rhombica mediana u. a.) sind harmlos. Die *symptomatischen* sind der Ausdruck einer übergeordneten, meist mit Hyperkeratosen einhergehenden Dermatose (z. B. Erythematodes, Lichen ruber planus, Psoriasis pustulosa). Die *traumatisch-irritativen* (z. B. Leukokeratosis nicotinica palati) können in echte Praecancerosen übergehen. Im eigentlichen Sinn aber sind die praecancerösen Leukoplakien das Pendant der Schleimhaut zu den Praecancerosen i. e. S. an der Haut und haben auch histologisch ein ähnliches Bild. Die praecanceröse Leukoplakie ist also die Vorstufe zum Schleimhautkrebs, wobei oft – gerade an der Schleimhaut die wichtigste – und vielleicht gefährlichste Vorstufe der Morbus Bowen ist.

5. Morbus Bowen

An der Haut imponiert er als eine flache, braunrote Plaque, mit relativ scharfer, oft unregelmäßig-bogiger Begrenzung. Er bevorzugt den Rumpf, kommt aber auch im Gesicht vor. An der Schleimhaut (vor allem des Mundes und des männlichen Genitale) zeigt er sich als eine flache Leukoplakie, die, meist erst nach längerem Bestand, auch ein papillomatös-verruköses Relief annimmt.

Histologisch ist der M. Bowen gekennzeichnet durch eine atypische Proliferation der Epidermis (Carcinoma in situ) und durch die ausgesprochene Tendenz der verkrebsten Zellen zu regressiven Veränderungen im Sinn der letalen Zelldegeneration (clumping cells, Mantelzellen, Dyskeratosen, Bröckelmitosen). An der Schleimhaut gibt es – neben den mit dem M. Bowen der Haut vergleichbaren eindeutigen Befunden – eine feingeweblich scheinbar harmlose Form, die sog. Hyperplasie pure: eine Verbreiterung des Mucosa-Epithels mit Ausbildung plumper, birnen- und geigenkastenförmiger Ausläufer und einem scheinbar regulären Zellbild, das leicht mit einer bloßen papillomatösen Hyperplasie verwechselt wird, weil auf Anhieb keine auffälligen Zelltypien festzustellen sind (letztere zeigen sich erst bei genauester Durchmusterung des Präparates). Diese scheinbar harmlosen Formen entarten jedoch plötzlich zum definitiven Stachelzellkrebs mit freiem, invasivem Wachstum. Auch therapeutisch macht der M. Bowen der Schleimhaut Schwierigkeiten: im Gegensatz zu den mit Röntgenstrahlen gut anzugehenden Formen der Haut ist die Strahlenbehandlung kontraindiziert. Sie verstärkt – wie auch unzureichende chirurgische Eingriffe – die Tendenz zur Bösartigkeit und Absiedlungsfreudigkeit.

6. Erythroplasie Queyrat

Die Erythroplasie Queyrat ist eine dem M.Bowen nahestehende, wenn nicht sogar mit ihm identische Krankheit des Übergangsepithels und der Schleimhaut und kommt nahezu ausschließlich an der Glans von Männern im mittleren und späteren Lebensalter vor.

Differentialdiagnostisch ist – neben dem Lichen ruber – die *Balanoposthitis chronica circumscripta plasmacellularis* Zoon zu berücksichtigen, die histologisch indessen keine praecancerösen epithelialen Veränderungen, im Corium aber Plasmazellinfiltrate zeigt. Der M.Zoon stellt sich klinisch als eine braunrote Plaque mit feinen punktförmigen Blutungen und der Tendenz der Auflösung in kleine Einzelherde dar. Ferner kommt ein lackartiger Glanz dazu.

7. Morbus Paget

Der Morbus Paget ist nach heutiger Auffassung keine Praecancerose mehr, sondern ein definitives intraduktales und intraepidermales Carcinoma in situ. Dennoch berechtigt der oft durch Jahre sich hinziehende Verlauf, das Fehlen des Geschwulstcharakters im klinischen Bild und dessen Vorhandensein im histologischen Bild bei Fehlen invasiven Wachstums die Einreihung auch des M.Paget in die „Praecancerosen".

Der M.Paget ist eine auf die Gegend der Milchdrüsen (und der Duftdrüsen) bezogene Neubildung, die klinisch das Bild eines Ekzems macht und histologisch sich als epidermale Neoplasie darstellt, die ein echtes sehr langsam wachsendes Carcinom darstellt.

Das Irreführende am M.Paget ist das keineswegs einer Neoplasie gleichende klinische Bild, das in flachen, nässenden Plaques mit Krusten und Schuppen in der Gegend von Brustwarze und Warzenhof besteht. Oft wird es jahrelang mit einem Ekzem oder einer Mykose verwechselt (trotz Einseitigkeit). Daß indessen der M.Paget einem Brustkrebs gleichzustellen ist, zeigen die Beobachtungen, bei denen die Veränderungen nicht auf die Epidermis der Brustdrüse beschränkt sind, sondern bei denen ein sog. Comedocarcinom der Milchdrüsen mit sekundärem Befall der Epidermis einhergeht (der Befall der Epidermis also sekundär ist).

Schließlich aber gibt es einen extramammären M.Paget (vor allem in der Gegend des Afters), bei dem die typischen Zellveränderungen in Epidermis, Duftdrüsen, Schweißdrüsen, ja sogar in Haarfollikeln sich finden.

Feingeweblich ist kennzeichnend die sog. Paget-Zelle, die sich in der epidermalen Hypertrophie (mit meist plumpen Reteleisten) findet. Sie zeigt einen großen, ovalen, bläschenförmigen Kern mit gekörntem Chromatin, 1–2 Kernkörperchen und gut darstellbarer Kernmembran. Die Kerne erreichen die Größe einer normalen Stachelzelle und werden von reichlich hellem Plasma umgeben. Den Paget-Zellen fehlen Interzellularbrücken.

Ist der M.Paget mit einem Carcinom der Milchdrüsen oder ihrer Ausführungsgänge kombiniert, so handelt es sich um ein sog. *Comedo-Carcinom.*

Therapeutisch hat der M.Paget die gleichen Konsequenzen wie der Brustkrebs: die Totaloperation mit Ausräumung der Achsellymphknoten und Nachbestrahlung.

8. *Melanotische Praeblastomatose Dubreuilh 1912*

Es gilt heute als sicher, daß die „senile freckles" Hutchinsons (1890) nicht das gleiche bedeuten wie die melanotische Praeblastomatose. Die Begriffe „Lentigo senilis" und „senile freckles" sind sicher synonym, müssen jedoch von der – im Beginn sehr ähnlichen – melanotischen Praeblastomatose abgetrennt werden. Gegenüber der kleinherdigen Lentigo senilis ist die melanotische Praeblastomatose großherdig (meist über münzengroß), dabei im Umriß unregelmäßig, in der Regel am Rand oder in der Mitte unterbrochen, sowie im Farbton an den einzelnen Stellen ungleich. Manchmal sind einzelne Partien ausgespart (so wie auch eine teilweise Regression neben dem überwiegend progressiven Wachstum möglich ist), so daß insgesamt ein sehr kennzeichnend zusammengesetztes und konfiguriertes Bild entsteht. Der Charakter der Praecancerose ist solange gewahrt, als die klinische Veränderung fleckförmig, also im Hautniveau bleibt; wird sie (meist erst an einer oder an einzelnen Stellen) erhaben, liegt der Verdacht nahe, daß die Umwandlung in ein malignes Melanom im Gange oder bereits erfolgt ist.

Histologisch finden sich in einer verbreiterten Epidermis mit verlängerten Reteleisten wabenförmige Zellen mit bläschenförmigen Kernen. Diese großen und hellen Zellen sind oft stark pigmentiert und bringen durch eine nesterartige Anhäufung den Epidermisaufbau in Unordnung. Von der Basalzellschicht, in der sie entstehen, gelangen sie im Lauf der natürlichen Zellmauserung nach oben, sie können aber auch „abtropfen", indem sie sich vom Epithelverband lösen. Ohne schon eigentliche Zeichen der Malignität aufzuweisen, macht die Epidermis insgesamt durch die beschriebenen Zellnester einen unruhigen „praecancerösen" Eindruck.

Therapie: Die Melanosis praeblastomatosa ist (ohne erfolgten Übergang in ein malignes Melanom) sehr strahlenempfindlich, doch heilt auch nach abgeschlossener Strahlenbehandlung die Pigmentierung nur langsam und spät ab. Für die Beurteilung der Dignität ist freilich die Excision zu bevorzugen, zumal die ganze Veränderung (und nicht nur ein durch Probeexcision gewonnener Teil) untersucht werden muß.

Praecancerosen i. w. S.

1. Teer- und Arsenhaut
2. Balanoposthitis xerotica obliterans,
   Kraurosis vulvae, Lichen sclerosus
3. Lichthaut, Verbrennungen, Verätzungen, Erfrierungen,
   Röntgenschäden
4. Chronische Krankheiten

Als Praecancerosen im weiteren Sinn sind entzündliche und degenerative Hautveränderungen anzusehen, auf deren Boden sich – mitunter über eine Praecancerose im engeren Sinn – ein Krebs entwickeln kann. Den Praecancerosen i. w. S. liegt ein narbig minderwertiges und unzureichend durchströmtes Gewebe zugrunde, in dem die mesenchymale Grundsubstanz und die Bindegewebsfasern weitgehend alteriert sind. Für die spätere Krebsentwicklung sind diese Veränderungen – neben anderen – als Hilfsursachen anzusehen.

1. Teer- und Arsenhaut

Sie gelten als Praecancerosen im weiteren Sinn, auf denen sich umschriebene Praecancerosen im engeren Sinn, etwa in Form der Keratosis senilis, oder eines M. Bowen, ausbilden können.

Beim *Arsen* sind es der längere Gebrauch von anorganischem Arsen (vor allem als Fowlersche Lösung oder in fabrikfertigen antipsoriatischen Interna), die mit oder ohne eine Arsenmelanose zu der Bildung keratotischer Papeln führen können, die meist sehr schnell in Stachelzellkrebse übergehen. Leider treten die Arsenkeratosen multipel, und nicht nur an der Haut, sondern auch an der Schleimhaut (vor allem des Enddarms) auf. An Palmae und Plantae können dissipierte Keratosen vorgetäuscht werden.

Die carcinogene Wirkung des *Teers* (gewisser Destillationsprodukte des Steinkohlenteers) ist aus der experimentellen Krebsforschung bekannt. Betroffen sind vor allem Schornsteinfeger (die Gegend des Scrotums und Genitales) und neuerdings Straßenarbeiter. Dabei ist die Lokalisation mehr im Gesicht, am Nacken, an Vorderarmen und Handrücken zu verzeichnen.

2. Balanoposthitis xerotica obliterans (Stühmer), Kraurosis (Delbanco) vulvae, Lichen sclerosus

Unter den obengenannten Begriffen sind – hinsichtlich der Identität umstrittene – Veränderungen zu verstehen, bei denen infolge chronischer

Entzündung bindegewebige Schrumpfungen mit xerotischer Starre eintreten. Vor allem bei der Vorhaut des Mannes hat diese Schrumpfung, Starrheit und mangelnde Retrahierbarkeit (die wiederum die Ursache von Verletzungen, Irritation und mangelnder Entfernungsmöglichkeit des Smegmas darstellt) eine praecanceröse Bedeutung. Oft ist auch die Umgebung der Urethralmündung betroffen, so daß nach der Circumcision – nach üblichem Vorgehen – auch noch eine Erweiterung der Urethralöffnung durchgeführt werden muß.

3. *Lichthaut, Verbrennungen, Verätzungen, Erfrierungen, Röntgenschäden*

Sowohl das UV-Licht (vor allem in seinem B-Anteil) als auch Verbrennungen, Erfrierungen, Verätzungen und Röntgenstrahlen führen zu bindegewebigen und epidermalen narbenbedingten Veränderungen, die für die Entwicklung von Praecancerosen und späteren Krebsen (bei Verbrennungen kommen auch Basaliome vor) von Bedeutung sind.

4. *Chronische Krankheiten*

Eine chronisch-granulomatöse Entzündung kann krebsfördernde Bedeutung haben. Dies gilt bei der *Syphilis* von der – Jahrzehnte bestehenden – Glossitis interstitialis, aus der häufiger als bei Gesunden ein Zungenkrebs entsteht. Bei der *Tuberkulose* ist wohl die zusätzliche Wirkung der Röntgenstrahlen (als früher häufig geübte Behandlungsmethode) für eine Krebsentstehung bedeutsam. Hierher zu zählen sind wohl auch an der Haut der *Erythematodes discoides*, und an der Schleimhaut der *Lichen ruber*.

XXV. Basaliome

Begriffsbildung

Basaliome sind Neubildungen, die nosologisch zwischen den Naevi und den echten epithelialen Krebsen stehen. Wie die – bereits besprochenen – naevoiden Basaliome gehen sie nicht von Basalzellen der reifen Epidermis, sondern von unvollkommen entwickelten embryonalen Zellen aus, die im erwachsenen Leben (mitunter schon im 2. Lebensjahrzehnt) einen Wachstumsimpuls erfahren können.

Von den echten Krebsen unterscheiden sich die Basaliome durch 3 Eigenschaften:

1. ihre Entwicklung erfolgt nicht „entdifferenzierend", sondern – vergleichbar den Naevi – durch „Ausdifferenzierung" von Zellen, die noch mit der Potenz des organoiden Wachstums ausgestattet sind. Infolgedessen können Basaliome nicht experimentell erzeugt werden.
2. Basaliome siedeln nicht ab. Wenn Basaliome absiedeln, sind es entweder keine echten oder keine reinen Basaliome: vom möglichen Übergang in ein Stachelzellcarcinom wird noch zu sprechen sein.
3. Mehr als bei jeder anderen echten Geschwulst ist beim Basaliom das Stroma beteiligt, das die Tumormassen innig durchwächst und seinen Anteil auch bei verdrängendem Wachstum lange behauptet.

Mit den echten Krebsen hat das Basaliom – vor allem nach längerem Bestand und im Gegensatz zu den Naevi – gemeinsam, daß es infiltrierend und örtlich zerstörend wächst.

Klinische Formen der Basaliome

Sie sind mannigfaltig und nur schematisch zu ordnen (zumal die entscheidende Einteilung histologisch erfolgt).

1. Knötchenförmiges Basaliom

Wichtig scheint zu sein, daß der Beginn des Wachstums fast immer exophytisch erfolgt, d. h. es entsteht auch in klinischem Sinn ein Tumor, *das knötchenförmige Basaliom*. Zunächst kann es ein einziges Knötchen sein, halbkugelig oder auch kalottenförmig, bald aber zeigt sich, daß der oft stärker erhabene Rand aus einer Reihe einzelner Knötchen zusammengesetzt ist, die perlartig aneinander aufgereiht sind. Zusammen mit dem wachsartigen, „semitransparenten" (Spier) Glanz erhält das knötchenförmige Basaliom ein Aussehen, das mit einer Gemme, die am Rand mit kugeligen „Perlen" besetzt ist, verglichen wird (Abb. 78). Das exophytische Wachstum kann lange, über Jahre hindurch, im Vordergrund stehen, so daß vielhöckerige Gebilde, von feinen Äderchen an der Oberfläche überzogen, entstehen können.

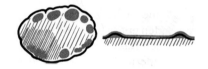

Abb. 79. Basaliom, sog. Perlrand in Aufsicht und im Querschnitt

2. Ulcerierendes Basaliom

Ebenso kann aber schon bald eine zentrale Druckatrophie einsetzen, die zu dem *ulcerierenden Basaliom* und bei Überwiegen des ulcerösen Anteils, zu dem *Ulcus rodens* führt. Am Anfang finden sich noch die erhabenen, in sich zusammengesetzten Randanteile, später werden auch sie flacher und der Defekt beherrscht das Bild.

3. Atrophisch-vernarbendes Basaliom

Eine weitere Form des Basalioms ulceriert nicht, und zeigt von Anfang an kaum erhabene Anteile, sondern nur eine flache, meist weißliche Einsenkung, die beim Betasten aber doch ihren derben Charakter erkennen läßt. Das klinische Bild erinnert am meisten an eine Narbe; es handelt sich dabei um das häufig verkannte *cicatrisierende Basaliom*. Das an eine Atrophie gemahnende Hautniveau täuscht, erst bei der Betastung ist eine Infiltration erkennbar.

Diagnostische Zeichen

Allen bislang besprochenen Formen des Basalioms ist eigen, daß bei Palpation der Veränderung zwischen zwei Fingern sich zwei Besonderheiten nachweisen lassen:

1. zwischen den palpierenden Fingern befindet sich eine derbe, plattenartige Infiltration, vergleichbar der Induration beim syphilitischen Primäraffekt, der man nachsagt, daß sie wie ein in die Unterhaut eingelassener Karton sich anfühle;
2. diese Infiltration reicht in der seitlichen Ausdehnung, die oft nicht scharf zu bestimmen ist, weiter, als es die klinische Begrenzung der Oberflächenveränderung erwarten läßt (Abb. 79).

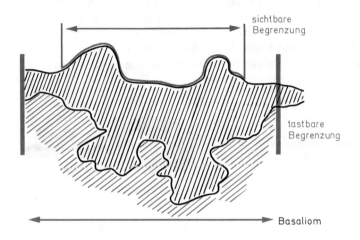

Abb. 80. Basaliom, Palpationsbefund

Dieser leider nicht genügend bekannte Befund führt oft zu seitlich zu knappen Excisionen oder zur Anwendung zu kleiner Tuben bei der Bestrahlung. Die Folge sind Randrezidive.

4. Destruierendes Basaliom (Ulcus terebrans)

Es ist durch seinen nach den Seiten wie nach der Tiefe zu zerstörenden Charakter bestimmt. Meist tritt diese Form erst nach jahrelanger Vernachlässigung oder nach unvollständigen therapeutischen Maßnahmen auf; das Ulcus terebrans sitzt vorzugsweise in der Nasolabialfalte und im Bereich des Schädels. Es vermag nicht nur die Weichteile zu zerstören, sondern in die Tabula externa und interna einzuwachsen.

Histologisch finden sich bei allen Basaliomen unterschiedlich geformte und unterschiedlich große Tumormassen, die im Corium liegen, von der Basalzellreihe ausgehen und in Strängen oder Inseln angelegt sind. Diese Tumorzellhaufen haben ein kennzeichnendes Aussehen: sie werden außen von Zellen begrenzt, deren Kerne in palisadenförmiger Aufstellung angeordnet sind, während die im Inneren liegenden Zellen regellose Anordnung ihrer Kerne zeigen, wobei die Zellen selbst annähernd gleiche Größe und keine Abweichungen hinsichtlich der Kern-Plasma-Relation aufweisen. Zwischen den Tumorhaufen können auch Hohlräume entstehen, so daß histologisch außer den soliden auch cystische und adenoide Basaliome unterschieden werden.

Sonderformen der Basaliome

Einige Sonderformen der Basaliome haben die Fähigkeit, sich in Richtung von Stachelzellen zu differenzieren und infolgedessen einen Stachelzellkrebs zu induzieren. Zu ihnen gehören:

1. Fibroepitheliom (praemaligner Hauttumor Pinkus)

Es wird klinisch meist mit einem Fibrom verwechselt, histologisch überwiegt in dem Basaliom das fast myxomatös erscheinende eingelagerte Bindegewebe, das auch den praemalignen Charakter der Geschwulst beinhaltet.

2. Sklerodermiformes (keloidartiges) Basaliom

Klinisch handelt es sich um helle, mehr gelbliche, aber leicht erhabene Platten, die von feinen Gefäßreiserchen überzogen sind. Erst nach längerem Bestand tritt ein perlartiger Randsaum auf. Diese Basaliome erinnern an Keloide oder Xanthome. Histologisch zeigt sich, daß die Tumorhaufen in schmalen, verflochtenen, hirschgeweihartigen Strängen wachsen. Auch hier überwiegt der Stromaanteil.

3. Rumpfhautbasaliome

Sie stellen klinisch und histologisch eine Sonderform dar. Sie sind stets multipel, sitzen vorwiegend am Stamm (aber nicht nur an ihm, sondern z.T. auch im Gesicht) und bestehen in ganz flachen, scheibenförmigen Papeln, ohne stärkere Infiltration der Unterhaut. Sie gleichen dem M.Bowen, ferner können sie mit den nummulären Herden einer Psoriasis, Parapsoriasis oder eines sog. seborrhoischen Ekzems verwechselt werden. Ihr flacher Charakter zeigt sich auch im feingeweblichen Bild: die (multizentrischen) Basaliomnester sitzen wie Epithelknospen an der Unterseite der meist im übrigen verdünnten Epidermis.

Die Rumpfhautbasaliome entstehen nicht selten nach inneren Arsengaben nach einer Latenz von Jahren bis Jahrzehnten.

4. Metatypisches Basaliom

Das metatypische Basaliom ist nur histologisch erkennbar. Es zeigt innerhalb der verschieden angeordneten Basaliomzellhaufen Komplexe von Plattenepithelzellen, die parakeratotisch verhornen und Hornkugeln bilden können. Hier handelt es sich um eine Kombination von Basaliom und Stachelzellcarcinom (sog. „verwilderte" Basaliome); infolgedessen haben diese Tumoren auch die Fähigkeit der Absiedlung, mindestens bis zu den örtlichen Lymphknoten.

5. Basaliom und sekundäres Stachelzellcarcinom

Auch das Basaliom ist, wenn man so will, ein „praecanceröser" Zustand. Bei lange bestehenden oder zusätzlich örtlich geschädigten Basaliomen können sekundär Plattenepithelcarcinome entstehen. Am meisten gilt dies wohl für das Basalioma terebrans, das seine örtlich zerstörende Wachstumstendenz auch oft zusätzlichen Reizen (Röntgenbestrahlung, unvollständige oder chemische Behandlungsverfahren) verdankt.

Die DD der Basaliome ist mannigfaltig: sie reicht einerseits von der circumscripten Sklerodermie über das Keloid zu dem Lupus vulgaris und der Tuberkulose, andererseits von Fibromen bis zum Stachelzellcarcinom.

Behandlung: Je nach Größe und Sitz kommen die Verfahren der Röntgenbestrahlung, der Ätzung (Chlorzink, 5-Fluorouracil-Salbe 5%ig), Diathermieschlinge, der einfachen Excision bis zur plastischen Deckung (Verschiebeplastik bzw. freie Transplantate) in Frage.

Auch die Basaliome können nicht nur solitär, sondern multipel auftreten. Letztere sind nicht zu verwechseln mit den naevoiden Basaliomen (siehe S. 168).

XXVI. Die (solitären) bösartigen Geschwülste der Haut

Hierher sind zu zählen:

1. Stachelzellkrebs
   a) Exophytisch wachsende, später ulcerierende Form
   b) Primär ulcerierende Form
   c) Absiedlungen
2. Maligne Melanome
3. Sarkome

1. Stachelzellkrebs

Der Stachelzellkrebs (Carcinoma spinocellulare, verhornendes Platten-epithelcarcinom) ist der Hautkrebs im eigentlichen Sinn. Er hat alle Eigenschaften unbeschränkter Bösartigkeit: örtlich expansives, infiltrie-rendes, zerstörendes und absiedelndes Wachstum. Im Gegensatz zu den Basaliomen, die mehr von noch differenzierungsfähigen Zellen in orga-noidem Wachstum ausgehen, leitet sich der Stachelzellkrebs von reifen Zellen ab, die durch Entdifferenzierung, also gewissermaßen durch rück-läufige Tendenzen, anaplastisch entarten.

Der Stachelzellkrebs kommt vorwiegend bei älteren Menschen, häufiger bei Männern vor; doch ist mit seinem Auftreten bereits im 3. Lebens-jahrzehnt zu rechnen.

Der wichtigste Sitz ist das Gesicht, wobei wiederum das untere Drittel (unterhalb der Mundspalte) bevorzugt wird; ein Lieblingssitz, vor allem bei Männern, ist die Unterlippe (Verhältnis befallener Männer zu Frauen wie 20:1). Wichtig ist zu wissen, daß nicht die Mitte der Unterlippe (DD: syphilitischer PA, Furunkel), sondern die Gegend zwischen Mund-winkel und Lippenmitte (paramedian) bevorzugt befallen ist. Ferner kommt der Stachelzellkrebs häufig an der Zunge, an anderen Stellen der Mundschleimhaut, an der Ohrmuschel, und am Übergangsepithel des männlichen und weiblichen Genitale (insbesondere am Penis) vor.

Klinisch lassen sich zwei Formen unterscheiden:

a) Exophytisch wachsende, später ulcerierende Form

Sie zeigt zunächst unauffällige papulöse, mitunter leicht papillär gebaute Herde, bei denen eine Schuppe oder Kruste stärker als die diskrete Ge-websvermehrung ins Auge fällt. Haben sich die Schuppe oder Kruste (typisch etwa für einen beginnenden Lippenkrebs) gelöst, wird die darunter liegende Papel oft lange verkannt, ehe nicht deutlicheres exophytisches Wachstum einsetzt. Es zeigt sich dann in warzig-höckrigen Erhebungen (etwa auf einer Leukoplakie) oder in soliden, oberflächlich verhornten Knoten. Nach einiger Zeit pflegen die exophytischen, oberflächlich verhornten Wucherungen zu ulcerieren; das Nebeneinander von tumoröser Wucherung und geschwürigem Zerfall kann zu grotesken Bildern und zu ausgedehnten, bis auf den Knochen reichenden Defekten führen. In dieser ausgeprägten Form ist dd nur mehr ein Basalioma terebrans (das mit einem Stachelzellcarcinom kombiniert sein kann) zu unterscheiden; bei der knotig-papillären Form kommen Warzen, sowie das Keratoakanthom vornehmlich in Frage.

b) Primär ulcerierende Form

Sie zeigt so gut wie keine „tumoröse" Gewebsvermehrung, sie wird infolgedessen noch häufiger verkannt. Der oft rundovale, wie gestanzt erscheinende Gewebsdefekt wird von einer Kruste bedeckt; ist letztere abgefallen, zeigt der Ulcusgrund kleinste, höckrig-warzige Knötchen, die noch am ehesten (zusammen mit der bei Palpation spürbaren Infiltration nach den Seiten und der Tiefe hin) den Verdacht auf das Vorliegen eines Carcinoms erwecken können.

Dd sind syphilitischer Primäraffekt, Pyodermien, an der Zunge Aktinomykose, granulomatöse Wucherungen, tertiäre Syphilis usw. zu erwägen.

Auch *histologisch* kann ein mehr exophytisches oder endophytisches Wachstum vorliegen. Das Plattenepithelcarcinom geht von der Epidermis und ihren Anhangsgebilden aus. Der voll entwickelte Tumor zeigt Zellverbände, die durch Anaplasie, infiltrierendes und zerstörendes Wachstum gekennzeichnet sind. Die einzelnen Krebsstränge zeigen oft unterschiedliche Entdifferenzierung: Hyperchromasie der Kerne, Verschiebung der Kern-Plasma-Relation zugunsten des Kernes, Polymorphie der Zellkerne, Verlust der Intercellularbrücken, unregelmäßige Vergrößerung der einzelnen Zellen, sowie vermehrte und unregelmäßige Mitosen. Meist ist das Bild unruhig, es finden sich sowohl vollständig anaplastische Tumorzellen als auch Zellen mit einer gewissen Differenzierung. Dieses Nebeneinander von verschieden differenzierten bzw. entdifferenzierten Zellen wird neben der Zahl der Mitosen zur Bestimmung des Malignitätsgrades verwendet.

Nach Broders ist Grad I gekennzeichnet durch das Vorkommen von Zellen, die eine annähernde Differenzierung (mit Hornperlbildung) erkennen lassen in 75%; bei Grad II halten sich beide Zellarten die Waage, bei Grad III sind nur 25% differenziert, und bei Grad IV meist überhaupt keine differenzierten Zellen mehr vorhanden. Die Verhornung ist also immer ein Zeichen einer noch weitgehenden Differenzierung und somit einer gewissen Gutartigkeit.

c) Absiedlung

Die Intervalle bis zum Auftreten von (lymphogen entstehenden) Absiedlungen sind meist groß. Der Hautkrebs ist im allgemeinen gutartiger als der Krebs der inneren Organe. Gewisse Ausnahmen sind: Zungenkrebs, Schleimhautkrebs (vor allem wenn er aus einem M.Bowen hervorgegangen ist) und Peniskrebs. Außerdem scheint dem Hautkrebs (nach Gottron) eine gewisse, vor dem Krebs innerer Organe beschützende Rolle zuzukommen, zumindest ist das gleichzeitige Vorkommen von inneren Krebsen und Hautkrebs selten.

Die ulcerierende Form siedelt früher ab als die exophytisch wachsende. Am häufigsten siedelt der Zungenkrebs ab (etwa 60–70% der Fälle); dann folgt der Peniskrebs mit etwa 50%, zuletzt der Lippenkrebs mit etwa 35%. Auch das Ohrmuschelcarcinom metastasiert etwa in 25% der Fälle.

Behandlung: Der Stachelzellkrebs ist keine Domäne halber Maßnahmen (etwa örtlich kaustische Maßnahmen, oder Diathermieschlinge usw.). Die gute Zugänglichkeit des Hautkrebses und seine nur bedingte Gutartigkeit erfordern exakte und ausreichende chirurgische Maßnahmen. Im unteren Gesichtsbereich ist fast immer die Neck-dissection (Ausräumung der Halslymphknoten) nötig. Nur desolate Fälle sollten der ausschließlichen Röntgentherapie vorbehalten bleiben.

2. Maligne Melanome

können unmittelbar als solche auftreten (d'emblée) oder sich aus Vorstufen entwickeln. In den letzten Jahren hat man erkannt, daß der Naevuszellnaevus nicht die häufigste Vorstufe ist; entartet ein solcher, so meist über die sog. melanotische Praeblastomatose, die sich *in oder neben* einem Naevuszellnaevus entwickelt. Die häufigste Vorstufe ist also die melanotische Praeblastomatose, wohl in weit mehr als der Hälfte der Fälle.

Das spontane maligne Melanom (d'emblée) wird mit dem Naevuszellnaevus, dem es klinisch gleicht, öfter verwechselt. Bei genauer Analyse stellt sich jedoch meist heraus, daß die auf einen entartenden Naevuszellnaevus verdächtigen Veränderungen sich erst in den letzten Monaten und Jahren neu gebildet haben, ohne daß vorher ein Muttermal vorgelegen hätte; **das Neuauftreten von Muttermälern nach dem 40. Lebensjahr darf aber mit Fug und Recht bezweifelt werden,** zumal die Naevuszellnaevi in der zweiten Lebenshälfte eine deutliche Involutionstendenz haben. Hier kann also die sorgfältige Erhebung vor der Verwechslung eines spontanen malignen Melanoms mit einem angeblich entarteten Naevuszellnaevus schützen!

Das maligne Melanom kommt kaum vor der Pubertät vor und ist im frühen Erwachsenenalter besonders bösartig. Nach dem 60. Lebensjahr verläuft es wieder gutartiger. Frauen scheinen zu überwiegen.

Auf ein malignes Melanom verdächtig sind alle pigmentierten Geschwülste, die stärker blastomatöses Wachstum zeigen, Blutungstendenz haben, seit einiger Zeit gewachsen sind und einen entzündlichen Hof um die verschieden stark erhabene und pigmentierte Veränderung aufweisen. In schnell wachsenden oder längere Zeit verkannten Fällen kann der Tumor sukkulent-schwärzlich-bläuliche Knoten zeigen, auch schon bei dem primären Melanom.

Die DD reicht infolgedessen von Naevuszellnaevi über Fibrome, Angiome, die seborrhoische Warze und das pigmentierte Basaliom bis zum Granuloma teleangietaticum. Das sog. juvenile Melanom (klinisch meist mit einem Angiom oder Fibrom verwechselt) ist harmlos und entartet nicht.

Man unterscheidet im allgemeinen 3 Stadien:

1. Primärtumor ohne Lymphknotenabsiedlung;
2. Primärtumor mit örtlichem Lymphknotenbefall;
3. Vorhandensein von Fernmetastasen.

Letztere können nicht nur die Haut, sondern die parenchymatösen Organe, Knochen, Gehirn befallen.

Histologisch variieren sowohl die Zellform (globoide oder spindelige Zellen), als auch die Formationen, die mehr alveolär oder fasciculär angeordnet sein können. Auch der Melaningehalt schwankt erheblich; die sog. amelanotischen Formen finden sich nur in Absiedlungen, nicht in Primärtumoren.

Die *Behandlung* des malignen Melanoms gehört zu den umstrittensten Kapiteln der Therapie. Chirurgische und radiologische Verfahren kommen einzeln oder kombiniert in Frage; Probeexcisionen vermögen im allgemeinen zwar keine Entartung eines Mals, aber doch wohl Absiedlungen eines bereits ausgebildeten Melanoms auszulösen.

3. Sarkome

sind (im Gegensatz zu den gutartigen Bindegewebsgeschwülsten wie Fibromen, Neuromen, Neurinomen und Neurofibromen, Chrondromen und Osteomen, Leiomyomen und dem semimalignen Myoblastenmyom) bösartige Geschwülste nach Art des differenzierten Bindegewebes, bei denen eine stärker expansive Wachstumsneigung mit erhöhter Bereitschaft zur Absiedlung besteht.

Die Merkmale der Bösartigkeit sind gering beim *Dermatofibrosarkoma protuberans*, das in kalottenförmigen, aggregierten, verschieden großen fleischfarbenen Tumoren besteht und mehr ein Fibrom als ein Sarkom, allerdings mit örtlich expansivem Wachstum und hoher Rezidivneigung darstellt, sowie beim *Morbus Kaposi* (Sarcoma idiopathicum multiplex haemorrhagicum, Angiomatosis Kaposi), der eine angiomatös-reticuläre Geschwulstkrankheit, oft von Systemcharakter, klinisch mit papulösen und knotigen Blutgefäßgeschwülsten imponierend, darstellt.

Wenig Bösartigkeit zeigt ferner das aus dem blauen Naevus sehr selten hervorgehende *Melanosarkom.*

Die *eigentlichen Sarkome* sind Krebse, die von verschiedenen Arten des Bindegewebes ausgehen, deren Struktur sie mehr oder minder nachahmen können.

Klinisch ist ihr Bild (je nach der Art ihrer Herkunft) wechselnd. Meist finden sich knoten- und plattenförmige, im allgemeinen hautfarbene, bräunliche oder rötliche Tumoren, die nach einigem Bestand geschwürig zerfallen können. *Feingeweblich* zeigen die meist spindeligen, in untereinander verflochtenen Verbänden angeordneten Tumorzellen deutlich ihre Herkunft von Bindegewebszellen.

Das *Hämangiosarkom* (Hämangioendotheliom) ist selten, es ähnelt klinisch dem Hämangioma capillare, wächst jedoch schneller und zerfällt stärker geschwürig. Relativ häufig kommt es an der weiblichen Brust vor; mehr als die Haut befällt es Leber und Schilddrüse.

Die *Angiofibrosarkome* sind dunkelrot, weich; sie kommen, wie die knotenförmigen Sarkome, meist in der Einzahl vor.

Das *Lymphangiosarkom* ist an der Haut geläufig, vor allem als sekundäre sarkomatöse Entartung eines Lymphödems, insbesondere im Gebiet eines Armes nach Mastektomie und Ausräumung der Achsellymphknoten (Syndrom von Stewart und Treves 1948). Klinisch zeigt sich zunächst eine Induration des Ödems, dann folgen Blasen und multiple, oft papillomatöse Knoten.

Das *Fibrosarkom* (fibroplastisches Sarkom) als der eigentliche Vertreter dieser Geschwulstart kann überall an der Haut vorkommen, bevorzugt jedoch die Haut der Unterschenkel. Es besteht in bräunlichen, derben, knotenförmig die Haut überragenden, leicht schuppenbedeckten Herden; die plattenförmigen ulcerieren schneller und sitzen mit Vorliebe an Stamm und Kopf.

Das *Neurofibrosarkom* tritt als seltene Komplikation in einzelnen, meist tief gelegenen Neurofibromknoten des Morbus Recklinghausen auf, vor allem an Hals und Gliedmaßen. Es ist im allgemeinen gutartiger als die Fibrosarkome; wie die letzteren kann es jedoch in Lunge, Pleura und Wirbelsäule absiedeln.

Chondro- und Osteosarkome haben für die Haut keine Bedeutung. *Leiomyosarkome* sind nur in wenigen Fällen im Weltschrifttum bekannt geworden. Das sehr maligne *Sympathicoblastom* scheint zuzunehmen.

XXVII. Systemische bösartige Geschwülste der Haut

Neben den mehr solitären bösartigen Geschwülsten der Haut gibt es systemische, die nicht nur das Hautorgan betreffen, sondern bei denen – primär, sekundär oder gleichzeitig – innere Organe betroffen sind.

Der Grad der Bösartigkeit schwankt bei den hier zu besprechenden Formen erheblich, auch die Dignität als echte Geschwülste ist nicht immer sicher. Bei manchen systemischen Geschwulstkrankheiten (bei denen übrigens nicht nur tumoröse, sondern auch andere, wie ekzematöse, purpurische usw. Hauterscheinungen vorkommen) besteht die Möglichkeit reaktiver (z.B. viraler) Auslösung. Bei manchen Formen, wie z.B. bei den Reticulosen, läßt die Unterscheidung „primär – sekundär" bzw. „reaktiv" und „autonom" die Unsicherheit hinsichtlich der kausalgenetischen und nosologischen Einordnung erkennen.

Zu den Geschwülsten bösartig-systemischen Wachstums sind zu zählen:

1. Retikulosen
2. Retikulosarkomatose Gottron
3. Retothelsarkom und Retothelsarkomatose
4. Plasmocytome und Morbus Waldenström
5. Hauterscheinungen bei Leukosen
6. Bösartige Granulomatosen

   a) Lymphogranulomatose Paltauf-Sternberg
   b) Mykosis fungoides

Anhang

1. Retikulosen

Retikulosen sind geschwulstartige Wucherungen, die vom retikulären Bindegewebe ausgehen, das nicht selbständig, sondern nur in Verbindung mit anderen Geweben (Gefäßumgebung, Hautadnexe, parenchymatöse Organe usw.) vorkommt und, vor allem im Erwachsenenalter, auf verschiedene, meist noch unbekannte Reize reaktiv-hyperplastisch oder neoplastisch zu wuchern vermag.

Retikulosen sind also systemische Geschwulstkrankheiten ohne bislang erkennbare Ursache, mit einem meist multizentrischen Beginn, einer bald folgenden (oder von vornherein bestehenden) Generalisierung, einer Beschränkung auf das retikuläre Gewebe und einem monotonen histologischen Bild. Das Wachstum der retikulären Wucherungen erfolgt mehr gewebsdurchsetzend und -verdrängend als gewebszerstörend. Örtlicher Übergang in ein Sarkom kann vorkommen.

Die *reine primäre Retikulose der Haut* ist selten. Nach dem jeweiligen feingeweblichen Differenzierungsgrad können die orthoplastische und die metaplastische Retikulose der Haut unterschieden werden. Bei den orthoplastischen Retikulosen sind die proliferierten Zellen nur wenig oder gar nicht von normalen Reticulumzellen verschieden, bei den metaplastischen hingegen finden sich neben Anomalien des Zytoplasmas Zellen mit verbildeten Kernen, mehrkernige Elemente und Mitosen.

Entsprechend dem Reifegrad der feingeweblichen Erscheinungen können Retikulosezellen auch im strömenden Blut nachgewiesen werden (Monozyten-Leukämie). Dieser Befund ist freilich relativ selten, weil der Übergang ins strömende Blut durch den syncytial-afibrillären Charakter der Zellverbände erschwert wird.

Die orthoplastischen Retikulosen verlaufen langsam, innerhalb von Jahrzehnten, die metaplastischen nehmen innerhalb weniger Jahre tödlichen Ausgang. Die orthoplastischen jucken kaum, bei den metaplastischen wird unerträgliches Brennen angegeben. Die orthoplastischen bleiben meist auf die Haut beschränkt, während die metaplastischen nach primärem Befall der Haut anschließend das ganze retikuläre System befallen, insbesondere Lymphknoten, Milz, Leber und Knochenmark.

Im klinischen Bild beginnen die orthoplastischen Retikulosen mit infiltrierten, kaum über die Haut erhabenen ekzemähnlichen und psoriasiformen Plaques, die langsam an Ausdehnung zunehmen und zusammenfließen, um schließlich in eine Erythrodermie überzugehen. Auch poikilodermieähnliche Bilder kommen vor. Die Beschaffenheit der Haut ist oft teigig, auch Knotenbildungen kommen vor. Unter diesem Bild dokumentiert sich auch die metaplastische Retikulose der Haut, bei der – infolge des Juckens und Brennens – in dem teigigen Ödem und der infiltrierten Erythrodermie Kratzeffekte und ekzemähnliche Bilder vorherrschen. Auch Blasen können auftreten.

Die *sekundäre Retikulose der Haut* kommt in etwa 20% der primär an inneren Organen lokalisierten Retikulosen an der Haut vor. Die dabei zu beobachtenden klinischen Erscheinungen sind uncharakteristisch: es sind flüchtige, juckende Erytheme, Hautblutungen und ekzemartige Zustände. Nur selten finden sich dabei eigentliche Knötchen, die auf die Tumornatur der Grundkrankheit hinweisen könnten.

2. Retikulosarkomatose Gottron

Sie steht zwischen den (primär-metaplastischen) Retikulosen und der (metaplastischen) Retothel-Sarkomatose. Klinisch findet sich keine universelle Ausdehnung, keine diffuse teigige Schwellung und auch keine Erythrodermie, sondern eine *gruppierte Knotenbildung:* meist am Stamm (Brust) (Abb. 80) bestehen multiple, einzelne, aber auch arealweise konfluierende braun-rot-bläuliche Knoten und Platten, die z.T. auf der Kuppe petechiale Blutungen zeigen. Die Knoten haben wenig Tendenz zu geschwürigem Zerfall. Entsprechend dem Systemcharakter der (wenn auch nicht generalisiert ausgebreiteten) Krankheit kommen Lymphknotenschwellungen vor. Im peripheren Blut können gelegentlich Retikulose-Zellen nachgewiesen werden; im Mark, das oft längere Zeit unverändert ist, können ebenfalls reticulosarkomatöse Wucherungen vorkommen. Die Krankheit, die nach spätestens 2 Jahren tödlich endet, bevorzugt Männer nach dem 50. Lebensjahr.

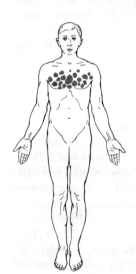

Abb. 81. Retikulosarkomatose Gottron, häufige (gruppierte) Anordnung

Wichtig scheint der autochthon-multizentrische Charakter der Krankheit zu sein, auch wenn die Blastomnatur nicht eindeutig geklärt ist. Nach Gottron kann es sich auch um eine infiltrierende, örtlich destruierende hyperplastische Proliferation des retikulären Gewebes mit malignem Verlauf handeln.

Dd sind außer den Retikulosen und der Retothelsarkomatose zu erwägen die myeloischen Leukämien, die malignen Granulomatosen, Sklerödem, carcinomatöser Lymphbahninfarkt (Lokalisation an der Brust!), Lymphosarkom, aber auch die knotige Form der Mastzellretikulose (Urticaria pigmentosa).

Therapeutisch sprechen die Knoten der Retikulosarkomatose Gottron gut auf Röntgenstrahlen an; doch ist die Besserung nur örtlich, da die Krankheit progredient und tödlich verläuft. Weder Nebennierenrindenhormone noch Cytostatica haben einen nennenswerten Erfolg.

3. Retothelsarkom und Retothelsarkomatose

Das Retothelsarkom der Haut geht von den sog. perivaskulären und periglandulären Indifferenzzonen aus, also Stellen mit reticulärem Bindegewebe unter Einschluß des subkutanen Fettgewebes. *Histologisch* können unreife zellige, reife fibrillenbildende und gemischtzellige Formen unterschieden werden. Die Geschwülste wachsen unter Zerstörung des praeexistenten Bindegewebes infiltrierend.

Klinisch handelt es sich um großknotige bis apfelgroße Tumoren, um kleinherdige Knoten oder um plattenförmige, umschriebene Infiltrate. Die Geschwülste wachsen schnell, zerfallen wenig und neigen zu – hämatogener oder lymphogener – Absiedlung. Neben der metastatisch entstandenen Retothelsarkomatose scheint auch ein primäres Auftreten in multiplen Herden möglich.

DD sind bei den geschwulstartigen Effloreszenzen die verschiedenen Formen der Retikulosen, der malignen Granulomatosen, bei den geschwürig zerfallenden (vor allem am Unterschenkel) banale Ulcera, Fibrosarkome, Angiosarkome und der Morbus Kaposi zu erwägen.

Retothelsarkom und Retothelsarkomatose sind bösartige Geschwulstkrankheiten, die zum Tode führen. Deshalb sind die *therapeutischen* Ergebnisse, trotz relativ hoher Strahlenempfindlichkeit der Tumoren und möglicher Operation, unbefriedigend und nur vorübergehend.

4. Plasmocytome und Morbus Waldenström

Plasmocytome, früher „Myelome" genannt, sind – da die Plasmazellen wohl z. T. vom reticulären Bindegewebe ausgehen – neoplastisch-reticulohistiocytäre Krankheiten. Sie befallen – stets in der Mehr- bzw. Vielzahl auftretend – das Knochenmark und verursachen hier kennzeichnende röntgenologische Veränderungen. *Extramedulläre Formen des Plasmocytoms* kommen vor im Bereich der oberen Luftwege, an Konjunktiven und an der Haut. Es handelt sich um gelbrote, violette oder livide Flecke, Papeln, Plaques oder Knoten mit mehr intradermalem Sitz, in anderen Fällen um subkutane derbe Tumoren. Ulceration tritt nur selten ein. Klinisch erinnern die Veränderungen an Retikulosarkomatosen, teils auch an die Mykosis fungoides. Die *kutanen Formen des Morbus Waldenström* bestehen in lividbraunen, flachen Tumoren, vorwiegend im Glutaeal-Femoralbereich. Hier bietet die feingewebliche Abgrenzung gegen Retikulo- und Lymphosarkome Schwierigkeiten. Neben den tumorösen Infiltraten finden sich oftmals unspezifische Hautveränderungen: Pruritus, ekzemartige und pruriginöse Effloreszenzen, vaskuläre Purpura, sklerodermische Veränderungen, Hautatrophie, (meist unspezifische) Erythrodermie.

Die *Diagnose* gründet sich auf den klinischen und histologischen Befund, auf das Ergebnis der Knochenmarkbiopsie und der Röntgenuntersuchung des Skelets sowie auf den Nachweis von Paraproteinen (monoklonalen Immunglobulin-Komponenten) mit der Immunelektrophorese. Bei Plasmocytomen finden sich Paraproteinämien der Immunglobulinklassen A, G, D oder E bzw. beim Bence-Jones-Plasmocytom eine Ausscheidung von Immunglobulin-Leichtketten (Bence-Jones-Proteine) im Urin. Der Morbus Waldenström ist durch eine große γ M-Paraproteinämie gekennzeichnet.

Die *Therapie* entspricht der des medullären Plasmocytoms bzw. Morbus Waldenström (vor allem Steroidhormone, Zytostatica).

5. Hauterscheinungen bei Leukosen

Sowohl bei der lymphatischen (häufiger) als auch bei der myeloischen Leukämie kommen – primär oder sekundär, spezifisch oder unspezifisch – nicht unbedingt tumoröse Hauterscheinungen vor.

Die Bildung primär in der Haut entstehender leukotischer Herde setzt voraus, daß der Haut unter pathologischen Bedingungen die Fähigkeit innewohnt, Leukosezellen zu bilden. Für ihre Entstehung kommt nur das reticuläre Bindegewebe der Haut in Frage, dem noch mesenchymale Potenzen innewohnen. Zu dem reticulären Bindegewebe ist auch das Fettgewebe zu rechnen, das unter pathologischen Bedingungen ebenfalls in der Lage ist, Leukosezellen zu bilden. Das reticuläre Bindegewebe der Haut hat also bei metaplastischer Blutzellbildung die Fähigkeit, lymphocytäre oder myeloische Elemente zu entwickeln.

Hinsichtlich der nosologischen Stellung der Leukosen ist noch umstritten, ob sie echte Tumoren, hyperplastische Wucherungen oder erregerbedingte Krankheiten (durch Viren) darstellen. Wahrscheinlich ist die Gruppe nicht einheitlich, d. h.: wohl nicht jede Leukose ist virusbedingt.

Lymphatische Leukämie

Sie ist eine Systemkrankheit und befällt vorwiegend das lymphatische Gewebe und das Knochenmark. Sie verläuft chronisch, oft über Jahre, mit möglichen Remissionen. Sie kann sowohl leukämisch, als auch aleukämisch, d. h. mit oder ohne Ausschwemmung pathologischer Zellen in das periphere Blut verlaufen. Dieser scheinbare terminologische Widerspruch erklärt sich vielleicht durch den Hinweis, daß die leukämische Blutbeschaffenheit nicht das wesentliche Symptom der Krankheit, sondern nur eines ihrer Merkmale darstellt; es ist nur *ein* Zeichen einer von vornherein generalisierten, das reticuläre Gewebe betreffenden Systemerkrankung, die oft ohne nachweisbaren Primärherd beginnt.

Die bei der *lymphatischen Leukämie möglichen Hautveränderungen* lassen sich nach folgendem Schema abhandeln:

a) *primäre lymphatische Leukämie der Haut:*
Tumoren,
Erythrodermien;

b) *sekundäre lymphatische Leukämie der Haut:*
Tumoren,
Erythrodermien,
Prurigo lymphatica;

c) *unspezifische Hauterscheinungen bei lymphatischen Leukämien:*
Ekzem,
Hautblutungen,
Prurigo non specifica lymphatica,
Erythrodermien;

d) *Lymphosarkom und Lymphosarkomatose:*
leukämische Formen,
aleukämische Formen.

a) Die primäre lymphatische Leukämie der Haut ist selten. Die bei ihr vorkommenden *Geschwülste* können zwar an jeder Körperstelle

197

sitzen, sie bevorzugen aber das Gesicht in Form wulstiger, fleischiger Formationen (Facies leontina).

Dd sind die Lepra, gewisse Formen der tertiären Syphilis, die Lymphadenosis cutis benigna, die Reticulosarkomatose Gottron zu berücksichtigen.

Die *Erythrodermien*, die oft ein ekzemartiges Vorstadium haben, zeigen plattenartige Verdickung (Infiltration), Rötung und auch Schuppung (vor allem im Endzustand). Histologisch sind sie meist spezifisch, d. h. es finden sich – wenn auch in geringerem Ausmaß als bei den leukämischen Tumoren – Infiltrate von dicht gedrängt liegenden, nacktkernigen Zellen mit wenig Mitosen, die normalen Lymphocyten sehr ähnlich sehen. Die Erythrodermie wird auch bedingt oder erklärt durch die weitgestellten und hyperämischen Gefäße, in deren Umgebung oft Extravasate ohne erkennbare Schädigung der Gefäßwände gefunden werden.

b) Die Tumoren und Erythrodermien unterscheiden sich nicht von dem unter a) Gesagten. Dazu kommt die sog. Prurigo lymphatica, eine weitgehend generalisiert auftretende, durch stark juckende (und zerkratzte) Knötchen gekennzeichnete Aussaat. Diese Hauterscheinungen entsprechen am meisten der Prurigo simplex subacuta.

c) Neben den – auch im histologischen Bild – spezifischen und der Grundkrankheit entsprechenden Hauterscheinungen gibt es solche *ohne* leukämische Infiltrate, also „unspezifische“, die wiederum ein breites klinisches Spektrum haben und oft mehr durch den Juckreiz und das Kratzen verursacht sind. Es kann zu ekzemähnlichen Bildern mit umschriebenen, lichenifizierten Herden kommen, ferner zu einer Prurigo, die nur durch die feingewebliche Untersuchung als „unspezifisch“ zu erkennen ist. Andere unspezifische Bilder sind bestimmt durch Hautblutungen (infolge der Schädigung der Thrombozytenbildung im Knochenmark). Die ekzematösen Bilder können bis zu einer (unspezifischen) Erythrodermie reichen. Als Besonderheiten sind zu nennen: das Auftreten eines Zoster (meist generalisatus) infolge der gegenüber Viren verminderten Resistenzlage. Auch nichtvirusbedingte Blasenkrankheiten können bei den unspezifischen Hauterscheinungen nachgeahmt werden: Morbus Duhring und Erythema exsudativum multiforme.

d) Lymphosarkom und (generalisiert) Lymphosarkomatose sind umschriebene, bösartige Tumoren, meist großknotiger und ulcerös zerfallender Form, bei denen die leukämischen Zellen in verschieden differenzierte reticulo-lymphoidzellige Proliferate umgewandelt sind.

Histologisch zeigt sich ein höherer Grad der Zellpolymorphie und ein ausgesprochen infiltrierendes und aggressives Wachstum.

Chronisch-myeloische Leukämie der Haut

Für die Hauterscheinungen der chronischen Myelose gilt – gegenüber denen bei der lymphatischen Leukämie – das gleiche mit folgenden Unterschieden:

1. aleukämische Formen sind wesentlich seltener; die Leukocytenwerte sind enorm erhöht;
2. Hauterscheinungen sind ebenfalls seltener und treten erst im späteren Verlauf der Krankheit auf;
3. die Hauterscheinungen sind häufiger spezifisch als unspezifisch. Die spezifischen bestehen in größeren, oft flachen Tumoren, die mehr als die bei lymphatischer Leukämie geschwürig zerfallen. Die unspezifischen bestehen in Flecken, Knötchen, umschriebenen Erythemen, Pusteln und Petechien;
4. die Hautveränderungen bevorzugen Stamm, Gliedmaßen und Mundhöhle;
5. Erythrodermien sind äußerst selten.

Nachbemerkung: Die *akute lymphatische Leukämie* kommt extrem selten vor; die *akute myeloische* verläuft so schnell, daß sie Dermatologen wegen des häufig einer Sepsis gleichenden Zustandes kaum zu Gesicht bekommen. Die Tumoren sind oft exanthematisch ausgesät, gleichen zunächst dem Erythema multiforme, können aber auch klein- und großknotig sein, und stärkeren, geschwürigen Zerfall zeigen. Histologisch sind sie fast immer spezifisch, d.h. leukotisch.

6. Bösartige Granulomatosen

Die Lymphogranulomatose Paltauf-Sternberg und die Mykosis fungoides sind multipel-systemische Geschwulstbildungen der Haut und anderer Organe, bei denen histologisch – im Gegensatz zu den Retikulosen und Leukosen – keine monomorphe, sondern eine polymorphe Zellbildung vorherrscht. Die vorwiegend von Zellen des retikulären Bindegewebes gebildeten Zellkomplexe werden durchsetzt von neugebildeten Blutgefäßen, sowie Granulocyten, Lymphocyten und Plasmazellen.

Der Begriff „Granulomatose" bestätigt nur die Ähnlichkeit der hier vorherrschenden Zellformationen mit einem granulomatösen Gewebe ohne Aussage darüber, ob ein echter entzündlicher Vorgang oder ein echtes Blastom unter dem Bild einer granulomatösen Entzündung vorliege.

a) Lymphogranulomatose Paltauf-Sternberg

Der Begriff *M.Hodgkin*, vor allem im englischsprachigen Schrifttum geläufig, ist historisch und sachlich nicht gerechtfertigt, hat sich aber als Synonym durchgesetzt.

Die Krankheit, die schon im Kindes- und frühen Erwachsenenalter auftreten kann, befällt das lymphatische Gewebe, auch die Milz und seltener das Knochenmark, vorwiegend also die Lymphknoten. Ihr primäres Auftreten an der Haut ist selten; nach dem Befall der Lymphknoten können etwa in der Hälfte aller Fälle spezifische (und noch häufiger unspezifische) Hauterscheinungen beobachtet werden.

Die *spezifischen Hauterscheinungen*, seien sie primärer oder sekundärer Art, bestehen meist in kleinen Tumoren. Sie können entweder autochthon und multilokulär an verschiedenen Stellen der Haut aufschießen, ebenso aber per continuitatem, von unter der Haut gelegenen spezifischen Prozessen her, auf die Haut übergreifen. Die Tumoren sind rötliche, unscharf ins Gesunde übergehende Plaques, deren Mitte halbkugelig vorgewölbt sein kann. Sie sind derb, neigen zu einer gewissen Gruppierung, können aber auch die Gestalt größerer, dann meist geschwürig zerfallender Solitär-Tumoren annehmen. Die Geschwülste können unter Hinterlassung einer stärkeren Pigmentierung oder einer atrophischen Poikilodermie sich narbig zurückbilden.

Die Knötchen können andererseits so klein sein, daß sie kaum als Tumoren erkennbar sind; wegen des intensiven (oft präexistenten und praemonitorischen!) Juckreizes werden sie indessen zerkratzt, ekzematisiert und möglicherweise lichenifiziert. Erst im histologischen Bild tritt dann ihre spezifische Natur zutage.

Die *unspezifischen Hauterscheinungen* sind entweder Folge des Juckreizes und des Kratzens (mit Impetiginisierung und Ekzematisation) oder sie treten in Formen auf, die weder durch den Juckreiz noch die Reaktion des Kratzens zu erklären sind. Bei den unspezifischen Formen sind alle möglichen Bilder von Purpura, Prurigo, Ichthyosis und Ekzem bis zur exfoliierenden Erythrodermie möglich. Zu den unspezifischen Veränderungen ist auch der generalisierte Zoster zu zählen.

Das periphere Blutbild zeigt häufig eine Eosinophilie, verbunden mit Lymphopenie und Leukocytose. Es besteht Fieber vom Typ Pel-Epstein.

Feingeweblich finden sich bei den *spezifischen* Hauterscheinungen umschriebene Granulome aus Reticulumzellen, Histiocyten, segmentkernigen Leukocyten, Plasmazellen, eosinophilen Leukocyten (oft stark wechselnder Anzahl) und Lymphocyten. Das Kennzeichen der Krankheit innerhalb der genannten Zelltypen stellen die sog. Sternberg'schen Riesenzellen dar, vorwiegend mehrkernige Zellen, deren Kerne zentral liegen und oft in Vierer-Formation angeordnet sind. Auch zweikernige und gelapptkernige Formen kommen vor. Die einkernigen Riesenzellen werden im amerikanischen Schrifttum als Hodgkin-Zellen bezeichnet: es handelt sich um Zellen mit einem großen, chromatinreichen, meist rundlichen und eingekerbten Kern, der von einem schmalen, oft schwach eosinophilen Plasmasaum umgeben wird.

Das feingewebliche Bild zeigt weiterhin Fibroblasten in unterschiedlicher Menge, ferner Nekrose und Vernarbung. Die Reticulumfasern (von denen auch die Sternberg'schen Riesenzellen sich ableiten) sind vermehrt. Rein zelluläre Formen (mit wenig Faserbildung) und großen polymorphen Riesenzellen, die in lockerem reticulärem Verbande liegen, können an ein Retothelsarkom erinnern (manche Autoren sprechen dann vom Hodgkin-Sarkom). (Hinsichtlich der unspezifischen Hauterscheinungen siehe unter Leukosen).

DD: Die Diagnose kann, falls nicht hautnahe Lymphknoten (oder perihiläre, röntgenologisch faßbare) vorhanden sind, sowohl bei den spezifischen als auch bei den unspezifischen Hauterscheinungen sehr schwierig sein. Alle Krankheitserscheinungen (einschließlich Blutbild, Fiebertyp) müssen im Verein von klinischer und histologischer Untersuchung bewertet werden.

Therapie: Die Kombination von Röntgenstrahlen, cytostatischer und hormoneller Behandlung (Steroidhormone) kann mitunter lange Remissionen erreichen. Die operativen Methoden haben bei den Frühformen ebenfalls Bedeutung.

b) Mykosis fungoides

Wenn auch über das Wesen dieser Systemkrankheit mit Blastomcharakter verschiedene Auffassungen bestehen, die von einer Deutung als Neoplasie des erweiterten retikulären Systems bis zur spezifischen Granulationsgeschwulst reichen, so ist sicher, daß die Mykosis fungoides eine *primäre Hautkrankheit* ist und erst sekundär, meist erst nach langem Bestand, andere Organe wie Lunge, Leber, Zentralnervensystem usw. befallen kann.

Das *klinische Bild* ist so vielfältig, daß eine Reihe anderer Dermatosen vorgetäuscht werden können. Die Mykosis fungoides wird in drei Stadien eingeteilt, denen ein _praemonitorisches_ mit starkem, oft unstillbarem Juckreiz ohne nennenswerte klinische Erscheinungen vorausgeht: 1) ekzematöses Stadium, 2) umschrieben infiltratives, lichenoid-erythrodermatisches Stadium; 3) Tumorstadium.

Das _1. Stadium_ ist klinisch meist uncharakteristisch, die noch umschriebenen Herde gleichen einem Ekzem mit geröteten, flachen Plaques, quaddelartigen Schwellungen, eventuell Blasen mit oft ausgeprägter Schuppung. DD sind nummuläre („seborrhoische") Ekzeme, Psoriasis, Parapsoriasis, ja sogar Pemphigus vulgaris (foliaceus) zu erwägen. Auf die richtige Spur hilft oft der gemessen an den klinischen Erscheinungen ungewöhnlich starke Juckreiz.

Das _2. Stadium_ ist bereits charakteristischer: es fallen stärkere Gewebsverdichtungen auf, die zu umschriebenen oder flächenhaften Lichenifikationen führen, denen das Nässen fehlt. Insgesamt fließen nun größere Areale zusammen, die Tendenz zur flächenhaften Ausbreitung und schließlich zur Erythrodermie ist deutlich. Aber auch bei fast homogener Ausbreitung fallen dreieckig oder polygonal geformte Aussparungen auf („Zwickel"), die recht kennzeichnend sind (Abb. 81). Bei einer Erythrodermie ist dd wichtig, daß die kupferroten bis bräunlichen Infiltrate (im Gegensatz zu Psoriasis, seborrhoischem Ekzem, Ichthyosen usw.) nicht überall das gleiche Niveau und die gleiche Infiltrationsdichte haben, was oft mehr der palpierende Finger als das Auge feststellen kann. Wenn der Charakter der follikulären Verhornung stärker betont wird, kann eine sog. Pityriasis rubra pilaris vorgetäuscht werden (mindestens über Jahre, bis die Mykosis fungoides unverkennbar geworden ist).

Das _3. Stadium_ ist gekennzeichnet durch Tumoren, die oft schwamm- und pilzartig protuberant sind und der Krankheit den Namen gegeben haben. Diese fleischig-rötlichen oder auch mehr braunen Tumoren erheben sich oft in lichenifizierten Bezirken und haben nach längerem Bestand auch eine gewisse Zerfallsneigung. Sind sie in der Vielzahl und beträchtlicher Größe vorhanden, können sie zu monströsen Entstellungen führen.

DD: Reticulo-Sarkomatose.
Wichtig ist, daß diese Stadien fließend ineinander übergehen, sich also zu den ekzematösen Veränderungen allmählich stärkere Infiltrate und zu den flächenhaften Lichenifikationen Tumoren gesellen. Das klinisch bunte Bild wird verstärkt durch den launischen Charakter des Krankheitsablaufs, der in Schüben vor sich geht, ferner sowohl Remissionen als auch Fortschreiten der Erscheinungen zeigt. Frauen scheinen mehr als Männer

202

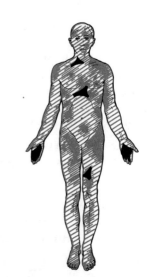

Abb. 82. Erythrodermie bei Mykosis fungoides mit:
1. Aussparungen z.T. zwickelförmig,
2. ungleicher Infiltration und 3. Tumoren

betroffen zu sein. Von einer *d'emblée*-Form spricht man, wenn Stadium 1 und 2 überschlagen werden und sofort Tumoren entstehen.

Feingeweblich schwanken die zu erwartenden Veränderungen in gleicher Weise wie die klinischen. Das Gewebsbild wird bestimmt durch die Granulomnatur der mykosiden Infiltrate. Mit der Proliferation reticulumzelliger Elemente verbinden sich verschiedene Zelltypen, wie Lymphocyten, eosinophile Leukocyten, Plasmazellen, Mastzellen und vereinzelte segmentkernige Leukocyten. Kennzeichnend für die Infiltrate der Mykosis fungoides sind Zellen mit großen rundlichen oder unregelmäßig geformten chromatinreichen Kernen und einem vielgestaltigen, meist unscharf begrenzten Plasma. Es handelt sich wohl um atypische Reticulumzellen, die als „Mykosis-Zellen" bezeichnet werden. Ferner kommen noch zahlreiche histiocytäre Zelltypen vor, die sich durch ihre Neigung zu Kernverklumpung, Pyknose und Karyorrhexis auszeichnen. Kernteilungsfiguren sind häufig, auch vielgestaltige Riesenzellen bis zu 10 und mehr Kernen. Insgesamt ist die Mykosis fungoides feingeweblich gekennzeichnet durch die Verschiedenheit der proliferierten reticulären Elemente, die Vielzahl der an der Granulombildung beteiligten Zelltypen und den starken Zell- und Kernzerfall. Durch die Versilberung wird ein neugebildetes argyrophiles reticuläres Fasernetz dargestellt.

Therapie: Alle Erscheinungen der Mykosis fungoides sprechen gut auf milde Oberflächenbestrahlung und auch auf UV-Licht an. Deshalb sind Klima (See oder Berge) von ausschlaggebender therapeutischer Bedeutung. Innerlich sind Steroidhormone im allgemeinen wirksamer als

203

Cytostatica, die mitunter sehr gut bessern, mitunter aber auch den ungünstigen Verlauf beschleunigen. Insgesamt gelingt es einer gezielten, alle Mittel ausschöpfenden Therapie im allgemeinen, einschließlich der Spontanremissionen, über Jahre, ja Jahrzehnte protrahierte Verläufe zu erzielen.

Anhang: In die Haut abgesiedelte bösartige Geschwülste

Abgesehen von den örtlichen oder Fernmetastasen vorwiegend ektodermaler bösartiger Hautgeschwülste, vor allem des verhornenden Stachelzellkarzinoms und des malignen Melanoms (des weitaus bösartigsten aller Tumoren) können auch von anderen Organen her Absiedlungen in die Haut erfolgen. Die wichtigste Rolle nimmt das *Mamma-Carcinom* ein, das in 3 Formen die Haut, meist regional beschränkt und auf die Gegend der Brust bezogen, in Mitleidenschaft ziehen kann:

1. in Form der *Lymphangiosis carcinomatosa*. Dabei handelt es sich, trotz Radikaloperation, um eine in den Lymphbahnen sich ausbreitende Metastasierung, die nur in Form einer zarten Rötung, meist über die Gegend und Umgebung der Amputationsnarbe ziehend, auffällt. Sie wird meist für ein Erysipel gehalten (Erysipelas carcinomatosum), bis der fieberfreie Verlauf, die Persistenz und Zunahme der Erscheinungen und das histologische Bild die Diagnose liefern.

2. Der *Cancer en cuirasse* ist klinisch wesentlich auffälliger: er besteht in einer Anreihung von verschieden großen Knötchen und Knoten bis zu deren Konfluenz in Form einer plattenartigen, über die halbe Brust ziehenden Infiltration, die zunehmend härter wird und den Brustkorb gleichsam wie ein Panzer einmauert. Es ist die schwerste Form der örtlichen Metastasierung, die einige Jahre nach Radikaloperation sichtbar wird (die bereits angelegten Absiedlungen wurden auch bei ausgiebiger Amputation nicht erfaßt).

3. Eine weitere Folge stellt sich nach längerem Bestand eines Lymphödems am Arm nach Ausräumung der Achsellymphknoten ein. Das *Ödem* wird nicht nur zunehmend elephantiastisch, sondern es erfolgt eine *sarkomatöse Umwandlung (Syndrom von Stewart und Treves 1948)*. Dieses Syndrom kann auch an den Beinen nach entsprechenden Eingriffen oder Prozessen im Inguinal- oder Beckenbereich vorkommen.

Von den *Krebsen der inneren Organe* können in wechselnder Häufigkeit, oft nur in Form einzelner Knoten, oft als massive Aussaat, Absiedlungen in die Haut erfolgen. Der Häufigkeit nach kommen Krebse ausgehend vom *Magen*, vom *Uterus*, von den *Lungen*, vom *Dickdarm* und den

Nieren, ferner auch von der *Prostata*, den *Hoden*, der *Blase*, der *Schilddrüse*, dem *Pankreas* und den *Ovarien* in Frage.

Bei allen diesen Geschwülsten ist das *klinische Bild* meist wenig kennzeichnend: die mehr oder minder großen, meist subkutanen Knoten sind von einer normal beschaffenen, auch normal gefärbten Haut überzogen. Vor allem finden sich in der Umgebung dieser Knoten keine entzündlichen Zeichen. Auch *feingeweblich* ist die Herkunft der Metastase nicht immer mit Sicherheit zu bestimmen: Hautmetastasen können im anderen Milieu die Kennzeichen der Ausgangsgeschwulst verlieren und ferner sich als eine stärker entdifferenzierte Geschwulst mit beschleunigter Wachstumspotenz darbieten. Mitunter ist das Stroma der Krebse in den Absiedlungen kennzeichnend, wie z. B. beim Mammacarcinom oder Seminom. Ein vermehrter Mucin-Gehalt in den Tumorzellen kann den Verdacht auf einen möglichen Primärtumor im Magendarmkanal lenken.

Große, helle, pflanzenähnliche Zellen erlauben den Schluß auf das Vorliegen eines hypernephroiden Carcinoms. Papilläre Strukturen lassen an den Sitz des Primärtumors im Ovar denken. Der Metastase eines Schilddrüsencarcinoms geht die Kolloidbildung verloren, der Absiedlung eines malignen Melanoms (das primär auch an inneren Organen lokalisiert sein kann, wenn auch wesentlich seltener) oft die Melaninbildung (amelanotische Form).

Sachverzeichnis